무병장수의 길

도자기 향훈 쑥뜸 요법

무병장수의 길
도자기 향훈 쑥뜸 요법

저자 : 임용백(林勇伯)

전파과학사

차 례

제 I 장 무병장수를 약속하는 도자기 향훈 쑥뜸

제 2 장 도자기 향훈 쑥뜸의 가정 실용

제 3 장 인체 부위별 쑥뜸의 효과

제 4 장 향훈쑥뜸의 적소(適所)

제 5 장 병증에 따른 향훈 쑥뜸의 명혈 / 217

제 6 장 도자기 쑥뜸에 대한 문답과 체험기

서 문

현대의학의 발전은 눈부십니다. 그러나 현대 의술로 고치지 못하고 원인조차 모르는 병들이 많이 있습니다. 그에 따라 절망에 빠진 환자들은 지푸라기를 잡는 심정으로 대체의학(전통의학)에서 소생의 길을 찾으려고 노력합니다. 그리고 그들 중 많은 사람은 생명을 되찾아 재활의 행복을 누리고 있습니다.

사실 많은 현대인들은 전통의학을 경시하는 경향이 있습니다. 이는 옳지 않다고 생각합니다. 왜냐 하면 현대의학의 발전 역사는 1세기 반 정도에 불과하지만, 동양의학은 석기시대 이전 인류 태초로부터 수천수만 년의 임상 경험을 통해 발전 계승시켜온 의술이기 때문입니다.

고대 동양의학에서의 침, 쑥뜸 그리고 약초를 이용한 약제는 전통 한의학의 3대 치유(治癒) 방법이라 할 수 있습니다. 이 중에 쑥뜸은 전문 지식이 없는 일반인들까지 실시해온 훌륭한 민간 자연치유법이었습니다.

석기시대의 인류는 돌 도구를 만들기 위해 돌을 깨뜨릴 때 발생하는 불똥에 마른 풀잎을 가까이 하여 점화시키는 방법을 알게 되었습니다. 그것은 성냥이 널리 보급되기 이전인 19~20세기 초까지도 이용되던 부싯돌 점화입니다. 부싯돌을 쳐서 불을 일으킬 때 가장 편리한 불쏘시개(부싯깃)는 애융(艾絨)이었습니다. '애융'이란 쑥잎을 말려 부드럽게 만든 식물 섬유입니다.

선조들은 부싯깃으로 애융을 사용해오는 동안 쑥뜸을 이용하여 온갖 병을 치료하는 방법을 발견하게 되었고, 그것이 발전 계승되어 현재 한방과 민간요법에서 적극적으로 활용하는 쑥뜸으로 발전했다고 생각합니다. 애용이라는 말은 1세기 전까지만 해도 흔히 쓰던 용어였지만, 오늘에 와서 이 단어를 아는 사람은 매우 드뭅니다.

필자는 전통 한의사 가문에서 태어나 어려서부터 한학과 한의학을 가까이 하며 성장했습니다. 그러나 젊은 시절에는 다른 길을 걷다가 불행히 난치병을 얻게 되었고, 현대의학으로 치유가 불가능함을 알게 되었습니다. 이후 필자는 전통의학을 이용하여 자신의 병들을 스스로 치료(자연치유)하려고 한의학을 독학하며 노력하던 중, 쑥뜸의 놀라운 효과를 경험하게 되었습니다.

필자를 그토록 괴롭히던 난치 고질병들은 쑥뜸으로 모두 치유되었습니다. 그러나 쑥뜸을 시술하는 동안 화상을 입고, 그 자리가 화농하여 상흔(傷痕)이 생기는 경험을 여러 차례 하게 되었습니다. 쑥뜸으로 인한 화상을 방지하려고 노력하면서 필자는 도자기 잔 안에서 쑥잎을 태워 간접적으로 쑥뜸 하는 것이 화상에 안전하면서 효과가 더 좋은 쑥뜸법 이라는 것을 알게 되었습니다.

이 책 〈도자기 향훈 쑥뜸 요법〉은 바로 화상 위험 없이 쑥뜸을 하여 온갖 병을 치유하고 예방하는 요법을 모든 사람에게 전하기 위해 집필하게 되었습니다. 책을 읽는 동안 독자들은 다수의 한의학 용어를 만날 것입니다. 이해를 돕기 위해 한자음 붙이기와 용어 설명에 성의를 다했습니다.

도자기 향훈 쑥뜸은 항상 조급하게 살아가야 하는 현대인들에게 영혼의 여유를 찾도록 하는 삶의 길(道)이기도 합니다. 많은 독자들이 간편하면서도 안전한 향훈 쑥뜸을 실천하여 자신과 가족의 건강을 지키며 행복한 삶을 누리시기를 간절히 기원합니다.

2011년, 정초(正初) 입춘(立春)
여수시 소호동 안심산 기슭 혜성양생 문화서재(慧省養生文化書齋)에서
양생작가 혜성거사(慧省居士) 임용백(林勇伯) 근배

이 책을 쓰게 된 동기

본서는 수천 년간 계승되어온 동양의학 선현들의 전통 쑥뜸 요법을 현대인의 무병장수와 불로장생을 위하여 필자가 새로 창안한 도자기를 이용한 향훈(香薰) 쑥뜸 요법에 대한 종합 건강서입니다.

인생 최상의 행복은 자신과 가족이 무병장수하면서 평안하게 생활하는 것이라 생각합니다. 청소년 시절에 부모님께서는 제가 가업(家業)으로 내려온 한의사의 길을 선택할 것을 바라셨으나, 우연한 계기로 교사가 되었고 결국 시인, 작가로 살아가게 되었습니다.

평소 나는 세상 견문을 좋아하여 틈날 때마다 국내외를 여행했습니다. 장기간 풍찬노숙(風餐露宿)을 마다 않고 건강을 제대로 돌보지 않은 부주의로 결국 온갖 질병을 얻게 되었습니다. 통풍, 비만, 고지혈증, 초기 당뇨, 불면증, 우울증, 울화병, 알코올 중독, 팔다리관절염, 복부 냉증, 하체 냉증, 비염, 피부가려움증, 만성피로, 도한(盜汗)과 자한(自汗)의 식은땀, 빈뇨증(頻尿症), 변비 등을 동시에 앓게 되었으며, 이들 만성 난치성 고질병들의 고통은 이루 말할 수 없었습니다.

결국 병마로 인한 여러 가지 개인사정으로 21년간의 교직생활을 청산하고 스스로 명예퇴직하고 말았습니다. 날마다 엄습해오는 갖가지 질병의 고통을 겪으면서 필자는 건강이 얼마나 중요한지 절실히 깨닫게 되었습니다. 이때부터 과거의 잘못된 건강 습관을 반성하면서 수많은 고통 중에 발견하여 보다 새롭게 창안한 도자기 쑥뜸으로 양생(養生 ; 건강관리)과 정양(靜養)을 하게 되었습니다.

십여 년 전 저의 부모님께서는 불치의 중병이 발생하여 집과 병원을 오가며 치료하시다가 별세하셨습니다. 특히 어머니께서는 폐암에 걸리셨고, 때늦은 수술로 많은 치료비만 들이고 끝내 생명을 보전치 못하셨습니다. 어머니의 투병을 안타깝게 지켜보면서, 나는 '병은 발생하기 전에 예방하는 것이 가장 중요함'을 절실히 깨달았습니다. 이때부터 저는 각종 난치병을 스스로 치료하고 건강을 회복하는 자연 양생의 길을 찾기 위한 노력을 본격적으로 시작하게 되었습니다.

그 동안 나는 동서고금의 각종 건강 양생법과 의서(醫書)들을 탐구하였습니다. 우연히 쑥뜸을 해보는 가운데, 그 경이로운 치료 효능을 경험하면서, 이 쑥뜸이야말로 몸과 마음의 건강을 회복하는 가장 좋은 처방이라고 확신하게 되었습니다. 결국 저는 지난 10년 이상 체험하고 연구한 건강양생법 중에 쑥뜸에 대한 종합된 내용을 책으로 만들기에 이르렀습니다.

본서는 누구나 집에서 간단히 실천할 수 있고, 쑥뜸에 의해 발생하는 화상을 보다 안전하게 방지하며, 즐거운 마음으로 실행할 수 있고, 뒤가 아주 개운하며, 그러면서 각종 질병 예방과 치료 효과가 지속적으로 강화시킨다는 사실을 독자에게 알리고 있습니다. 이 책을 집필하면서 나는 누구라도 가정에서 간편히 쑥뜸할 수 있도록 쑥뜸 방법과 용구를 거듭 개량했습니다.

필자는 이 안전한 쑥뜸 방법을 '도자기 향훈 쑥뜸 요법' 또는 간단히 줄여 '도자기 쑥뜸, '향훈 쑥뜸', 때로는 '향훈'이라 칭합니다. '향훈'(香薰)이라 한 것은 쑥잎이 연소할 때 발산되는 실로 오묘한 약효를 지닌 향기(香氣)와 따뜻한 훈기(薰氣)를 몸 전체나 환부에 방입, 흡수하기 때문입니다.

이 책을 국내에서 출판할 준비를 하고 있을 때, 2010년 아세안게임이 개최된 중국의 대도시 광주(廣州)에 있는 유명 출판사인 '화성출판사'(花城出版社)에서 우연한 기회에 본서의 내용을 알고 출판을 희망해왔습니다. 그리하여 2010년 6월, 이 책은 중국어판으로 먼저 출간되었습니다. 출간되자, 다행스럽게도 많은 중국인 애독자들이 이 요법에 좋은

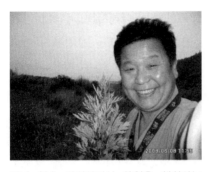

전남 여수 안심산에서 쑥잎을 채취하는 저자. 저는 지난 수년간 해마다 단오 날을 기다려 인근 청정한 해변과 산야에서 아내와 함께 쑥잎을 채취하고 있으며, 쑥잎은 집안에서 잘 말려두었다가, 3년 이상 묵은 것을 쑥뜸에 사용하고 있으며, 매일 쑥잎 차도 즐겨 마시고 있습니다.

반응을 보였으며, 6개월 만에 재출판까지 하게 되었습니다.

최근 국내 뉴스에 의하면, 우리나라 국민의 연간 총 의료비 지출이 약 65조원(국민 1인당 130만원)인데, 이는 연간국민소득(GDP)의 약 6.5%를 차지한다고 합니다. 나는 병고 중에 있는 사람들의 질병을 예방하고 치료하는 방법 중에서 도자기 향훈쑥뜸 요법이야말로 참으로 간편하고도 경제적인 특효의 자연요법이라고 믿습니다.

인체의 면역력과 자생력을 극대화시켜주는 도자기향훈쑥뜸 덕분에 그토록 병마와 싸워오던 나와 아내는 지난 5년간 병원과 약국에 가서 주사 1대, 약 1첩, 항생제 1알 쓰지 않고 매우 건강하게 생활하고 있습니다. 심신의 건강이 회복된 저는 새로운 삶을 사는 마음입니다. 매달 나가는 약 십오만 원 가량의 내 의료보험료는 자선(慈善)의 기쁜 마음으로 지출하고 있습니다.

공자님은 효경(孝經) 중에 말씀하시기를 "사람의 신체와 모발과 피부는 모두 부모에게서 받은 것이니 함부로 훼상하지 않음이 바로 효의 시작이다"(身體髮膚, 受之父母, 不敢毁傷, 孝之始也)라고 하였습니다. 그러므로 몸을 훼상하는 것은 곧 불효입니다. 평생 심신의 건강을 스스로 잘 지키는 것이야말로 효의 시작이라고 나는 생각합니다.

필자의 어머니께서 임종하실 때, 나는 어머니의 손을 잡고 흐르는 눈물을 삼키면서 "어머님을 기려서 세상에 이롭고 좋은 책을 꼭 쓰겠습니다."라고 말씀드렸습니다. 미소 가득한 어머님은 해맑은 눈물을 보이시면서 평안하게 별세하셨습니다. 지난 십여 년간 필자가 심혈을 기울

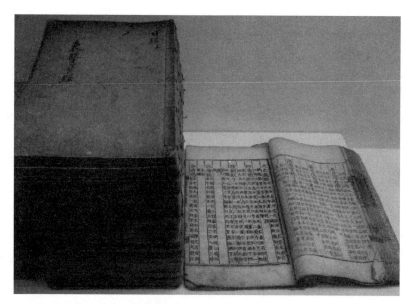

친조부이신 한의(韓醫) 임춘성공(林春成公)과 백부이신 한의(韓醫) 임상준공(林相俊公)께서 가전지보(家傳之寶)로 전해주신 약 400년 전 조선시대의 〈동의보감(東醫寶鑑)〉과 명나라시대의 〈의학입문(醫學入門)〉 원본(原本)

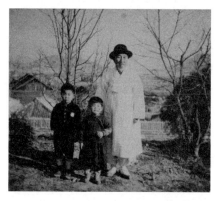

1954년 당시, 고향 여수에서 친조부님이신 당시 86세의 명한의(名韓醫) 임춘성공(林春成公)의 생전 모습. 문무를 겸비한 선비로서, 병고중의 선친에 대한 지극한 효행이 조정에 알려져 고종황제(高宗皇帝)로 부터 동몽교관(童蒙敎官)을 하사받으신 조부님은 슬하에 9남매를 두셨으며, 1955년 나의 출생 7개월 후에 별다른 병환 없이 며칠간 누워계시다가 평안하게 별세하셨다고 합니다.

여 집필한 이 책은 먼저 삼가 어머님과 아버님 영전에 바칩니다.

어머니와의 약속을 지키고, 생전의 부모님 은덕에 1만분의 1이나마 보답하려는 간절한 마음이 이 책을 쓰게 된 가장 큰 동기입니다. 동시에 선현들의 쑥뜸을 이용한 양생(건강관리) 경험과 나의 쑥뜸 양생 체험 결과를 세상 모든 사람에게 알려 조금이나마 도움이 될 수 있도록 나는 정성껏 집필했습니다.

이 책을 통하여, 필자의 고향

여수의 훌륭한 한의사(韓醫師)이셨던 친조부 임춘성(林春成) 공과 백부 임상준(林相俊) 공의 제세정신(濟世精神)과, 부친 임상석(林相錫) 공과 모친 민화출(閔花出) 여사님의 저를 낳아 길러주시고 가르쳐주신 하해와 같은 은덕에 깊이 감사합니다. 동시에 인류의 무병장수와 불로장생을 위해 쑥뜸 양생요법을 연구하여 후대에 전해주신 여러 선현님들께 엎드려 감사의 절을 올립니다.

한중문화교류 사업의 일환으로 2010년 6월에 출간된 본서의 첫 중국어판 〈艾灸養生書—無病長壽之道〉(쑥뜸양생서—무병장수의 길)가 출판되기까지 많은 조언과 함께 편집에 정성을 다해주신 중국 화성출판사(花城出版社) 안전민(顏展敏) 편집주임(編輯主任) 외 출판 관련 모든 분들과, 우리말로 이 책을 출판할 수 있도록 협조해주신 서울 전파과학사(電波科學社)의 손영일 (孫永一) 사장님과 직원 모든 분에게도 깊이 감사드립니다.

쑥뜸 양생을 연구하고 집필하는 기간 동안, 나와 아내는 거의 날마다 이 놀라운 도자기 쑥뜸을 정성껏 실천하고 체험하여, 마침내 온갖 병마사기(病魔邪氣 : 병을 발생시키는 나쁜 기운)를 모두 물리치고 심신의 건강을 완전히 회복하였습니다. 그러므로 이 책은 무병장수의 길상(吉祥) 어린 축복을 널리 세상에 전파하기 위해 저술하는 것입니다. 도자기 쑥뜸을 실천함으로써 독자 여러분의 무병장수, 불로장생과 아울러 가족 간의 심신건강과 인생의 온갖 행복이 늘 충만하기를 간절히 기원합니다.

축 발간

혜성거사 임용백 시인의 〈도자기 향훈 쑥뜸법〉 발간을 축하합니다.

祝發刊 慧省居士 林勇伯詩人的 [艾灸養生書-無病長壽之道]
難治痛風彼持病 二十年間經苦痛 艾灸秘法得神妙 規則實行療正常
效驗傳達通詩文 家庭使用擧要領 萬衆普及感責務 人類保全圖獻供

나의 오랜 지음지기(知音知己) 혜성거사 임용백 시인이여!

당신은 멀고 긴 방랑의 노독으로 고치기 어려운 통풍 등의 지병을 얻어 지난 세월 이십년을 말할 수 없는 고통 속에 홀로 시달렸었지요.

그러던 어느 날 쑥뜸 비법의 신묘함을 오랜 투병생활 중에 터득했다지요.

날마다 규칙적으로 정성껏 쑥뜸을 실행하여 마침내 난치 고질 지병들이 다 나아 이제는 심신의 건강을 완전히 정상으로 되찾게 되었구려.

마침내 그 놀라운 쑥뜸의 효험들을 시문(詩文)으로 세상에 널리 전하려고 가정에서 편리하게 사용할 수 있는 갖가지 요령들을 스스로 체험하고 창안하여 이 책에 모두 다 열거하셨구려.

만천하의 대중들에게 널리 보급하라는 책임과 의무를 절실히 느껴 발간하게 된 당신의 이 책이 부디 온 인류의 무병장수와 행복을 온전하게 지켜주도록 항상 공헌할 수 있게 되기를 한마음 한뜻으로 간절히 바라겠소.

2010년 5월, 여수시 한려동 자산 기슭에서…

송현(松玄)* 정병수(鄭炳洙)

---

* 송현 선생은 40여 년간 교직에 봉직하시고 고교 교장으로 퇴직하신, 한국문
단의 원로 수필가이며 한시(漢詩) 서예작가이십니다. 나와는 20년 넘게 서로
문학 인생을 교류하고 있으며, 여수에 사시는 금년 85세의 노익장 선배님이
십니다. 송현 선생은 내가 순천 송광사의 비석문 속에서 우연히 발견한 '혜
대보문'(慧大寶門, 큰 지혜로 살아가면, 인생 보물창고의 문이 저절로 열리게
된다는 뜻)'의 심오한 문구를 아주 좋아하시어서, 그분의 서예작품을 나에게
주셨습니다. 나는 서재에 그분의 작품을 걸어두고 늘 감사한 마음을 갖습니
다.

중국어 판 '서문'에 소개된 편집장의 글

전 세계에서 가장 쑥뜸을 즐기면서
그 즐거움을 모든 사람과 함께 나누는 사람
쑥과 사랑의 온정을 함께 나누며 즐거워하리!

본서 〈쑥뜸양생서(艾灸養生書)─무병장수의 길(無病長壽之道)〉의 발행은 실로 우연한 기회와 인연의 결과입니다. 한국 사람인 임용백(林勇伯) 선생은 시 쓰기와 여행을 열렬히 사랑하는 시인입니다. 근년 이 책이 되도록 대작(大作)을 준비한 임 선생을 만나 그의 말씀에 귀를 기울였지요. 그의 원고는 대부분 한문율시(漢文律詩) 형태로 썼는데, 글의 맨 끝부분에 한 장의 경락도(經絡圖)가 그려져 있었습니다. 그때 나는 이 경락도에 큰 호기심이 발동하였습니다.

일행선사(一行禪師)께서 "사람마다 모두 일단(一團)의 복잡한 사연 중에 기적(奇迹)이 있다."고 말씀하셨는데, 그의 원고 중에 손으로 그린 한 장의 경락도로 말미암아, 임 선생과 나는 한때 건강을 잃었다가 다시 회복하여 건강을 되찾은 인생경력에서 서로 공감하게 되었지요. 그의 격률(格率) 시문과 더불어 그간 그의 건강회복의 변화에 대하여 더욱 흥취를 느끼게 되었습니다.

이를 계기로 시간이 흘러 마침내 책을 출간하기에 이르렀습니다. 임 선생과 내가 필담을 나눌 때, 그는 '대우대현'(大愚大賢─가장 바보스러운 사람이 가장 현명하다)이라는 네 글자와, '우공이산'(愚公移山─우공이 티끌의 흙을 모아 마침내 산을 옮긴다)의 용기를 가져야 한다고 편집진에게 말씀했습니다. 그렇듯이 당초 불과 63페이지이던 한자격률시문(漢字格律詩文)이 무려 20만자의 중국어 문장으로 무려 300페이지에 이르는 정식 도서로 출간하게 되었습니다.

이 모든 것은 임 선생 부부께서 쑥뜸양생의 즐거움을 함께 나누려는 정성스런 분향정신(分享精神)에서 비롯된 것이라고 생각합니다. 임 선생의 조상님은 대대로 한의사(韓醫師)였는데, 그는 조상의 직업을 이어받지 않고 다른 길을 가게 되었답니다. 이 책을 쓸 때에는 몇 번이나 팽개쳐버리려다가 다시 책상 앞에 앉기를 11년간 계속하였다고 합니다.

의사가 아니면서도 양생서(養生書)를 쓰게 된 그에 대해 나는 깊은 경외심(敬畏心)을 갖습니다. 그는 쑥뜸의 신묘한 효험을 친히 체험하였고, 돌아가신 어머님과 엄중한 약속을 한 뒤 성심을 다하여 고금의 의서(醫書)들과 한국, 일본, 중국 등의 최신 쑥뜸 임상자료 등을 두루 찾아내어 읽고 조사하고 발췌하였으며, 오랜 체험과 수고 끝에 마침내 '총명인사과쑥뜸법(聰明人傻瓜艾灸法)'(사과傻瓜는 중국어로 바보의 애칭, 도자기향훈 쑥뜸요법)을 창안하게 되었습니다. 그의 간절한 마음이 담긴 이 쑥뜸 양생은 옛 노인과 선현들의 전통 자연요법을 계승한 것이며, 누구나 간편하게 집에서 할 수 있으므로, 그의 창안대로 쑥뜸을 생활화하면 모두가 무병장수의 길을 추구하게 될 것입니다.

꽃이 피고 지고 봄과 가을이 몇 차례 바뀌는 동안, 임 선생과 그의 부인을 만날 때마다 더욱 그분들의 쑥뜸 분향정신에 깊이 감화되었으며, 쑥뜸의 효과가 더욱 내 몸과 마음에 진동됨을 느낄 수 있었습니다. 이 책의 원고가 아직 완성되기도 전에, 그의 쑥뜸 전파로 인하여, 우리들은 쑥뜸 용구상점을 얼마나 많이 들렸는지 모릅니다. 책을 편집하는 동안, 출판사 주변의 많은 사람이 이미 쑥뜸의 효험으로 건강을 되찾게 되었습니다. 지금 우리 화성출판사 건물은 복도마다 시시각각으로 쑥뜸 향훈의 신비한 연기가 피어오르고 있습니다.

이 세상에서 성공의 최대 비결은 바로 '사랑의 법칙'입니다. 혹자는 이를 말하기를 '흡인력의 법칙'이라 했던가요? 중년의 임 선생은 나이가 지긋한 할아버지와 할머니의 마음을 가지고, 세상 사람들과 이 쑥뜸 양생 체험을 즐거이 나누려 합니다. 어린이가 맛있는 음식을 먹고 난 후 총총걸음으로 달려와 보고하는 모습처럼, 그는 심지어 현미밥이 어디에 좋다는 것까지도 이 책속에 담아 다른 사람과 그 행복을 나누고 있습니다.

임 선생이 한번은 친구들에게 우울증의 치유경험담을 알려주면서, 손짓 발짓으로 각 혈위(血位) 부위를 일일이 가르쳐주면서 열심히 설명해 주셨는데, 그의 아내가 통역을 다 끝마치기도 전에 다시 또 열렬하게 쑥뜸양생에 대해 설명했습니다. 나는 그의 진솔한 열강(熱講) 중에서 매우 인상적인 말 한마디를 기억합니다.

"여러분은 몇 나라 말을 온몸과 함께 혼용구사(混用驅使)하는 나의 강의를 들으면서 아주 재미있어 하지만, 내 마음속 깊은 곳에서는 10년 전 어머님이 별세하시던 때를 생각하며 슬퍼합니다. 유감스럽게도 나의 어머님은 단 한 번도 이 놀라운 쑥뜸 체험을 해보신 적이 없으셨답니다." 그의 침통한 표정에는 잠시 눈물이 어린 듯 했고, 다시 그는 열심히 쑥뜸 분향(艾灸分享 쑥뜸의 즐거움을 함께 누림) 강의를 계속하였습니다.

쑥뜸은 우리 선현들의 오랜 체험과 지혜의 결실로서, 수천 년의 역사를 가진 자연요법인데, 이 역시 훌륭한 인류 공동의 경험에 의한 문화유산입니다. 쑥잎의 독특한 맛과 향기는 수많은 현대인의 마음속에서 옛 기억들을 되살려줍니다. 그 옛날 시골 할머니께서는 쑥잎의 향훈을 태워 집안의 해충과 사기(邪氣)와 병마를 내쫓고, 쑥떡을 만들어 먹고, 이른 봄에는 여린 쑥잎 된장국을 끓여먹으면서 두통과 감기와 각종 부인병을 치료했습니다.

〈본초강목〉의 저자인 이시진(李時珍) 선생의 고향 민요에는 '家有三年艾(가유삼년애), 郎中不用來(낭중불용래) : 집안에 3년 묵은 쑥이 있으면 의사가 왕진 올 필요가 없으리라'는 내용이 있습니다. 또 황제내경(황제내경)에는 '대병의구(大病宜灸) : 큰 병은 마땅히 쑥뜸으로 치료함이 적합하다'고 이르고 있습니다. 또 맹자님께서는 "칠년지병, 구삼년지애(七年之病, 求三年之艾)' : 7년간의 오랜 병은 3년 동안 말린 쑥잎을 구하여 쑥뜸을 하면 나을 수 있느니라."고 말씀하셨습니다.

아주 강한 생명력을 가진 쑥을 이용한 쑥뜸은 예로부터 중국을 비롯하여 한국과 일본 등의 나라에서 널리 응용되어 왔으며, 첨단 의료과학으로 치닫는 현대에 이르러서도 바이러스성 간염과 에이즈, 암 등의 예방과 치료를 위해 각종 임상실험을 하고 있습니다.

이러한 쑥뜸 양생은 매우 저렴하면서 효험이 큰 치료방법인데도 사람들이 별로 관심을 갖지 않는다는 것은 현대인들이 생존 본능을 잃어버린 것과 같습니다. 쑥뜸은 과거에는 모두가 아는 상식이었는데, 신세대 사람들은 그런 상식을 거의 모르고 있다고 생각합니다.

오늘날 동양의학에 대한 관심이 고조되고 있습니다. 이런 때에 임 선생의 책이 출간되어 널리 전파됨으로써, 모든 사람이 쑥뜸 자연요법을 함께 누리고, 나아가 새로운 애호자가 더욱 늘어나 상식화되기를 기대합니다. 참으로 간편하게 건강을 수호하는 법보(法寶)로서 이 책은 그 역할을 다 할 것이라고 생각합니다.

이 책의 전언(前言)으로서 내가 특별히 말하고 싶은 것은, 쑥뜸은 아주 간단하면서도 신기한 효과를 지니고 있기 때문에, 매우 신속하게 주위 사람들에게 전파되고 있다는 사실입니다. 한국의 한 여성은 쑥뜸의 효험에 심취하여 온밤 쉬지 않고 쑥뜸을 즐기다가 어지러워 혼절(昏絕)까지 했다고 합니다.

본서는 독자들에게 늘 이성적(理性的)으로 쑥뜸하기를 권장하고 있습니다. 만물의 규율에 근거하여, 만병을 모두 통치할 수 있는 방법은 세상에 없다고 생각합니다. 각자가 자기 체질과 신체 상황에 맞게 적절히 쑥뜸 하는 것이 좋습니다.

임용백 선생이 말씀하는 바와 같이, 적시(適時)에 적량(適量)을, 삼가 중용(中庸)의 도(道)를 지켜가면서 쑥뜸에 임한다면, 저자의 진실하고 정성스런 마음을 함께 나누면서 건강의 즐거움도 누리게 될 것입니다.

이 책은 쑥뜸 입문서로서도 읽을 수 있습니다. 그의 진실한 체험의 글은 마치 상쾌한 봄바람에 풍욕(風浴)을 하는 듯 온화하므로, 생활 수필서로서도 아주 재미있게 읽을 수 있습니다. 독자 여러분, 이 책을 읽고 많은 유익함이 있기를 기대합니다.

2010년 5월 6일

중국 화성출판사 편집주임 안전민 글

(中國 花城出版社 編輯主任 顔展敏 書)

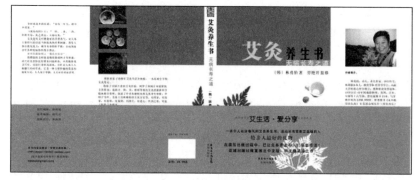

〈쑥뜸양생서―무병장수의 길〉(艾灸養生書―無病長壽之道)의 중국어판 표지. 중국 광주의 화성출판사(花城出版社)에서 2010년 6월 발행한 초판 1만부는 중국 전역과 세계 각국으로 보급 전파되고 있으며, 2011년 증보된 제2판이 나올 것입니다.

나의 와병 체험기

—다음은 필자가 건강을 잃고 낙심하고 있던 2001년 8월 1일 점심나절에
지리산 밤재의 한 식당에서 쓴 그날의 일기입니다.—

일주일 이상 오른쪽 발목이 퉁퉁 부은 상태로 전주시 호성동의 집필실에 혼자 외롭게 앓아누워 지냈다. 시를 쓰며 천하를 주유하던 나…… 그 사이 골병이 잔뜩 든 탓일 게다. 항생제를 먹어도, 우슬과 골담초 등 관절염을 치료하는 한약을 달여 먹어도, 화상으로 인하여 물집이 생기도록 뜨거움을 참아가며 쑥뜸을 하고, 부항으로 검붉은 어혈과 피고름을 쏟아보아도, 침(鍼)에 대한 책을 보고 익혀 스스로 침을 놓아보아도, 해마다 온갖 고통이 몇 차례고 찾아와 괴롭힌다. 이 불청객들 중에 유난히 고통스런 고질병의 하나인 통풍(痛風)은 힘줄과 근육과 뼛속을 쑤시는 극심한 고통을 주면서 좀처럼 낫지를 않는다. 어디든 마음만 먹으면 표연히 먼길을 떠났던 나에게 발병이 났으니, 이젠 아리랑 민요 속에 '나를 버리고 가신 님'이 되어 버렸다.

지난 2000년 1월 2일에는 어머님께서 1억 7천만 원이나 되는 막대한 치료비를 들여가면서, 현대 의술과 의사를 믿고 전국 최고의 병원에서 폐암 수술을 받으셨으나, 고생만 하시다가 작고하셨다. 그 이후로는 나의 병환이 아무리 고통스러워도 의사를 만나기가 정녕 싫었다.

교직에 있을 때에 비해 몇 배나 더 많은 의료보험료를 매달 내면서도, 요 며칠 동안 나는 밤새 혼자 끙끙 뒤척이면서, 무더운 열대야와 전쟁을 치렀다. 오늘은 절뚝거리며 겨우 차를 운전하여 조심스럽게 목숨을 건 귀향길에 나섰다. 지금 나는 여수로 가는 중간 지점인 봉성리

(鳳城里)를 향한다.

산수 좋은 이곳에는 나의 오두막 별장이 있다. 이곳에서 자가 치료를 해보면 지난번처럼 좀 나을 것 같았다. 관촌-임실-오수를 거쳐 남원을 지나 지리산 밤재를 향한다. 교룡산성(蛟龍山城) 쪽에서 갑자기 하늘에서 일직선으로 전광(電光)이 찌르더니, 엄청난 뇌성벽력이 친다. 소낙비가 올 모양이다. 무리한 운전으로 아파오는 발목을 추스를 겸 밤재 기사식당에서 식사를 하고 잠시 쉬면서 이 글을 쓴다.

교직을 떠난 후 고달픈 작가의 길을 선택한지 2년 반이 지났다. 그동안 아무도 문병 간호조차 오지 않는, 세상의 인연들과 스스로 단절하고 은거독신(隱居獨身)으로 세상을 살아 왔다. 1시간쯤 후에 봉성리 오두막에 닿으면, 암반 약수로 목욕재계하고 녹차와 한약을 달여 마시면서 조용히 심신을 추스르기로 했다.

이제까지 나를 안전하게 보호해준 조국 산하의 수호신과 천지신명 하느님께 다시 한 번 경건히 발원 기도하면서, 신비한 자연치유력으로 하루빨리 활력을 되찾고 행복한 미래를 향해 건강한 일상을 되찾을 수 있기를 간절히 기원해본다. 내 인생의 귀중한 깨달음을 시혼(詩魂)의 사리(舍利)로 만들어 황홀히 지는 노을처럼 이 땅의 후세들에게 아낌없이 남겨주고 싶다.

제 **1** 장

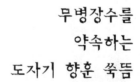

무병장수를
약속하는
도자기 향훈 쑥뜸

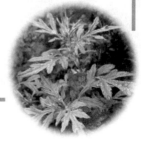

쑥뜸은 쉽고 효과적인 자연치유의 길(道)

현대인들은 일상생활에서 건강관리를 무엇보다 중요하게 여기고, 그를 위해 노력합니다. 서로를 축하하는 술자리 등에서 우리는 '9988234~99세까지 88하게 살다가 2~3일간 방안에 누어 있다가 평안히 별세(死)하는 것'라는 말을 즐겨 외치고 있습니다. 건강을 위하는 노력은 현대인만 아니고 지구상에 나타난 최초의 인류도 마찬가지였을 것입니다. 현대의학이 우리생활을 지배하기 이전의 우리 선조들은 지금 우리가 '건강관리'라고 하는 말을 양생(養生)이라고 표현했습니다. 그래서 한의학이나 자연치유에 대한 문헌에서는 양생이라는 단어가 많이 나옵니다.

무병장수와 불로장생의 길은 멀고 어려운 곳에 있지 않고, 가깝고 쉬운 곳에서도 실현할 수 있다고 생각합니다. "도는 가까운 곳에 있는데 모두들 먼데서 구하고, 일은 쉬운 곳에 있는데 모두 어려운 곳에서 구한다."란 맹자님의 말씀이 있습니다. 맹자님은 우리들에게 가르쳐 주시기를 "가장 좋고 쉬운 길은 바로 근방에 있는데, 사람들은 항상 가까운 것을 버리고 멀리 있는 것을 구하기를 좋아하며, 쉬운 것을 버리고 어려운 것만을 취하므로, 늘 도로무공(徒勞無功) 헛수고만 하고, 공연히 마음과 힘과 시간과 금전만 낭비하게 되느니라."고 하셨습니다.

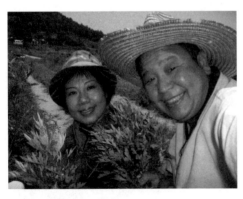

매년 단오절이 오면 여수 안심산에서 나는 아내와 함께 쑥잎을 채취합니다.

간단하게 실천할 수 있는 도자기 향훈 쑥뜸을 실행해 보신 후에는 건강회복이 어렵지 않다는 것을 자연히 알게 됩니다. 인간 천혜의 수명 즉 천수(天壽)는 약 120세라고 합니다. 그러나

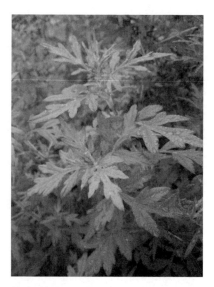

우리는 현대 물질문명의 온갖 공해와 환경오염으로 인한 각종 질병과 사고 때문에 너무나 많은 사람이 천수를 다하지 못하고, 평균 수명조차 제대로 지키지 못한 채 병마에 시달리다 사랑하는 가족과 이별하고 세상을 떠나갑니다.

세 살 버릇 여든까지 간다는 옛말처럼, 우리는 평상시의 생활습관이 자신의 건강과 성격과 운명을 만듭니다. 과거에 대해 반성하고, 현재의 병고를 스스로 극복하여 활로를 얻고 희망찬 인생을 살아가야 하겠습니다.

쑥의 한자는 애(艾)이며 쑥잎은 애엽(艾葉)이라 합니다.

향훈 쑥뜸은 모든 인간이 타고나는 자연치유력과 면역력을 증강시키고 촉진해줍니다. 필자는 날마다 도자기 쑥뜸의 온열(溫熱) 기운을 통하여 몸과 마음을 편안하게 진정 이완시키고 있습니다. 또한 매일 간단한 운동을 하고, 발아현미와 보리 및 콩을 배합한 잡곡밥과 녹황색 채소와 과일들을 고루 섭취하며, 쑥잎 등 천연약초차 그리고 발효 식초를 적당하게 마시고 있고, 쑥잎 온욕(溫浴)도 즐기면서 활기 넘치게 심신의 희열을 체험하며 무병장수의 생활을 하고 있습니다.

쑥뜸 양생이란?

동양의학에서는 우리의 생명을 음양의 기가 순환하는 소우주라고 칭합니다. 쑥뜸 양생이란 쑥뜸을 통하여, 인체가 천부적으로 가지고 있는 자연치유력을 극대화시켜서 인체의 음양과 평형을 조절함으로써 온갖

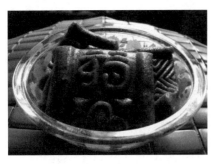

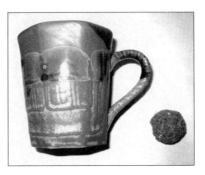

여수 서시장(西市場)에서 산 쑥떡입니다. 복(福)자형 꽃문양이 새겨진 이 쑥떡은 거문도산(巨文島産) 쑥잎 분말과 찹쌀을 배합하여 만든 것인데, 향긋하고 맛이 좋았습니다. 간식이나 제사용 떡으로 안성맞춤인 우수한 천연식품이었습니다.

도자기 향훈 쑥뜸용 찻잔과 애융경단입니다.

병마(病魔)와 사기(邪氣)들을 쫓아내어 자기의 생명력을 스스로 기르고 강화시키는 생활방식입니다.

이 쑥뜸 양생은 인류 문화를 계승해온 선현들의 지혜와 경험과 홍익인간정신(弘益人間精神)의 산물입니다. 쑥뜸 양생이야말로 가족과 친우들이 상생화해(相生和諧)하고 상통상애(相通相愛)하면서 살아가도록 하는 가장 쉽고 저렴하며 실용적이고 효험이 탁월한 전통 민간 자연요법을 실행하는 것입니다.

중국의 가장 오랜 의서 중 하나인 〈황제내경(黃帝內經)〉에 이르기를, "일침 이구삼약(一鍼二灸三藥)인데, 침소불위(鍼所不爲)는 구지소의(灸之所宜)요, 대병의구(大病宜灸)라. 무릇 병을 치료함에 있어서 제1은 침이요, 제2는 쑥뜸이요, 제3은 약초(=탕약)인데, 침으로 치료를 할 수 없는 병은 쑥뜸이 적합하며, 큰 병은 마땅히 쑥뜸을 해야 한다."라고 하였습니다. 이 말은 쑥뜸이 큰 병 또는 난치병을 치료할 수 있는 독특한 효능이 있음을 한마디로 설명한 것입니다.

쑥뜸용 애융(艾絨) 만드는 법

'애융(艾絨)'이란 완전히 건조된 쑥잎을 분쇄하여 고운 솜털처럼 만든 것을 말합니다. 애융을 현미경으로 보면, 꼬불꼬불한 섬유로 가득합니다. 부드러운 섬유질의 애융에 불을 붙이면 꺼지지 않고 잘 타면서 다른 식물에서 느낄 수 없는 독특한 쑥향을 발산합니다.

저는 매년 음력 5월 5일 단오절 즈음에 인근 청정 해변이나 산야에서 쑥잎(애엽)을 줄기와 함께 채취하여 그늘에서 말립니다. 햇볕에서 말리면 빨리 마르기는 하지만 응달에서 건조시킨 것보다 약효가 적은 것으로 알려져 있습니다.

잘 건조시킨 쑥잎은 종이봉지나 종이상자에 담아 2~3년간 건조한 곳에 보존합니다. 그러면 쑥잎은 서서히 발효가 일어나 황금색으로 보입니다.

도자기 쑥뜸을 하기 위해 애융을 만들 때는, 보존한 쑥잎을 적당량 들어내어 잎만 손으로 훑어 믹서기에 넣고 돌리거나, 절구에 찧은 것을

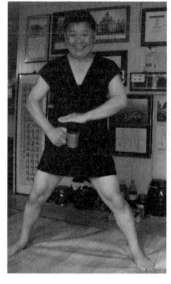

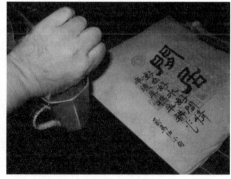

매일 아침 맨손체조를 하고 나서 전신의 주요 경혈에 도자기 쑥뜸을 교차로 1~2회 실시합니다. 오른쪽은 합곡과 삼간 등 손바닥(手掌) 부위에 대한 향훈쑥뜸입니다.

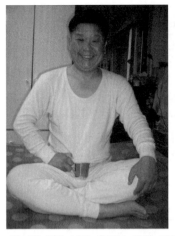
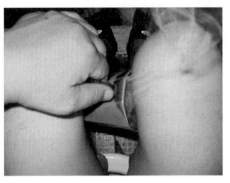

침상에 앉아 내의 속에서 신궐, 기해, 관원혈 등 복부에 향훈 쑥뜸을 합니다. 오른쪽 사진은 화장실에서 양쪽 허벅지 부위의 혈해혈과 복부 주요 경혈에 향훈 쑥뜸 중입니다. 이것을 실천하면 전신의 기혈이 잘 통하고, 복부비만증이 줄어들 뿐만 아니라 대소변의 소통이 좋아져 각종 독소의 배출이 신속히 이루어집니다.

철망채로 거른 것을 사용합니다. 이렇게 만든 애융은 도자기 쑥뜸만 아니라 쑥잎 차로도 활용합니다. 또한 쑥잎을 따내고 남은 쑥대는 달여서 그 물을 차로 마시기도 하고, 욕조 물에 섞어 '약초목욕'도 평소에 틈틈이 즐기면 심신의 건강에 아주 좋습니다.

만일 직접 쑥을 말려 애융을 만들 수 없다면 건조시킨 쑥잎을 전국의 한약건재상 어디서나 구입할 수 있습니다. 2년 정도 저장했던 중국산 한약재 쑥잎(애엽)은 500g에 2,000원 정도(2010년 가격)로 판매하고 있습니다.

쑥뜸의 신비한 효과

쑥뜸이란 3년 이상 건조한 상태로 발효시킨 쑥잎을 태워 그 향훈과 열기를 14경락의 주요 경혈과 신혈(新穴 : 손발과 귀 부위에 있는 새로 발견한 경혈) 및 아시혈(阿是穴 : 손가락으로 눌렀을 때 압통이 있는 지점) 등에 적절하게 자극을 주어, 인체의 면역력과 자생치유력 및 신체 음양의 평형을 조절해줌으로써 각종 질병을 예방하고 치료하는 전통 자연치유법입니다.

쑥뜸은 특히 기혈이 부족하고 체질이 허약하며 체내에 한기(寒氣=한독寒毒)가 깊이 서려있는 고질 난치병 환자에게 적합합니다. 쑥뜸은 원기가 쇠약한 노인과 병약자에게 더 큰 효과를 발휘합니다. 쑥뜸은 체내의 냉한독기와 병마사기(病魔邪氣)들을 모두 쫓아내고, 어혈을 풀어주고, 전신의 경락을 활성화시켜 체내의 양기를 보충하고 신속하게 각종 질환을 치유시켜주는 효능이 있습니다.

그러므로 백구무병(百灸無病)이라는 신의(神醫) 편작(扁鵲)의 말씀과 같이, 대부분의 질병은 쑥뜸으로 예방과 치료가 가능합니다. 특히 아시혈을 쑥뜸하면 통증이 신속히 사라지면서 치유가 이루어집니다.

쑥뜸은 각종 신경마비와 운동장애 증상에 대해서도 놀라운 치유력이 있습니다. 쑥뜸의 효과는 실시 후 4~5일까지 지속되어, 인체 각 조직의 신진대사를 촉진시키고 적혈구와 백혈구의 수량을 증가시켜 항균 및 면역력까지 강화합니다.

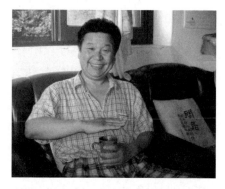

손과 발, 귀는 인체의 축소판입니다. 이곳 주위의 경혈과 신궐, 관원, 백회, 족삼리, 명문, 곡지, 합곡, 중완, 단중 등 인체의 중요 경혈과 아시혈 등을 교차하면서 매일 1~3장(본서에서 소개하는 애융경단의 연소 시간은 20~25분) 쑥뜸을 실시합니다. 대자연이 산과 들에 무진장으로 주신 보물 약초인 쑥잎을 활용하여 건강과 행복을 안겨주는 쑥뜸 참선(參禪)의 삼매경(三昧境)에 도달해 보시기 바랍니다.

말린 쑥잎을 이용한 쑥뜸은 기원전 2세기경부터 중국을 비롯한 한국, 일본, 베트남, 티베트, 몽고 등의 나라에서 침과 함께 이용되어 왔습니다. 뜸을 뜨는 부위는 침을 놓는 경혈과 거의 일치합니다. 뜸을 시술하면 뜸자리가 화상을 입는 경우가 허다합니다. 그래서 어떤 사람들은 인삼 뿌리나 생마늘 및 생강을 얇게 썬 절편을 뜸 부위에 놓고 그 위에 뜸봉을 올려놓기도 합니다.

쑥잎(애엽 艾葉)은 만병을 예방하고 퇴치하는 신의약초(神醫藥草)입니다. 〈본초강목〉 등 기록에 의하면, 쑥잎의 약성은 따뜻하고 뜨거우며, 맛은 쓰고 맵습니다. 귀경(귀경)은 비경, 간경, 신경으로 들어가서 전신의 12경락을 두루 유통시켜줍니다. 또한 차가운 한기(한독)를 흩어지게 하고 전신의 경락을 따뜻하게 보하여 주면서, 혈액순환을 촉진하고, 아울러 통증을 멈추게 하고, 양기를 북돋아주며, 함몰된 것을 일으켜주고, 허탈을 보강해주면서 습한 열기와 사악한 기운을 체내에서 신속하게 쫓아내 줍니다.

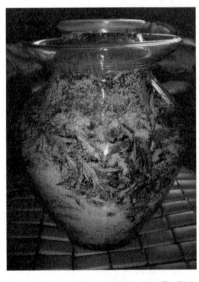

천연 쑥잎 진액을 발효시켜 식초를 만드는 중입니다. 갈색 설탕 1에 신선한 쑥잎 2의 비율로 섞은 것을 약 2~3개월 발효시킨 후에 철망이나 채로 걸러낸 액즙을 병에 보존하면 됩니다. 매일 작은 잔으로 1잔씩 온수와 혼합하여 마시든지, 음식을 만들 때 조미료로 사용하면, 맛과 효험이 말할 수 없이 좋습니다.

쑥의 종류와 약효 성분

쑥은 전 세계의 대륙에서 무성하게 자라는 다년생 초본식물로서, 식물학적 분류에 의하면 국화과(菊花科 ; Asteraceae, Compositae)에 속하며, 더 세분하여 쑥속(Artemisia)으로 분류됩니다. 쑥의 학술명이 된 아르테미시아는 그리스(희랍希臘) 신화에서 숲과 어린이를 보호하는 여신의 이름인 아르테미스(Artemis)에서 따온 것이라 합니다.

우리나라 식물도감을 찾아보면, '쑥'이라는 이름을 가진 종류가 50~60여종에 이릅니다. 쑥은 세계적으로 그 종류가 다양하여 분류학적으로 완전히 정리되지 못하고

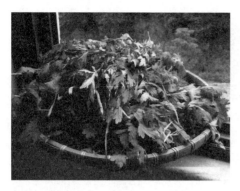

쑥의 한자어는 애(艾)입니다. 따라서 쑥은 애초(艾草), 쑥잎은 애엽(艾葉)이라 부르며, 약으로서의 신비한 효능 때문에 의초(醫草)라 불리기도 하고, 쑥뜸용으로 쓴다고 하여 쑥뜸할 구(灸)자를 넣어 구초(灸草)라는 이름도 가지고 있습니다. 또 말린 쑥잎을 쑥뜸 시에 연소가 잘 되도록 찧거나 비비거나 믹서기로 잠깐 돌려서(너무 오랫동안 돌리면 믹서기의 모터가 가열되어 부싯깃 역할을 하는 애융 덩어리에 화재가 일어날 수 있으니 반드시 주의를 요함) 솜털처럼 만든 것은 애융(艾絨)이라 부르며, 이것을 지름 약 2cm의 경단이 되도록, 두 손으로 잘 비벼서 도자기쑥뜸하기에 알맞도록 둥글게 만든 것이 1장의 애융경단(艾絨瓊團; 연소시간은 약 20~25분)입니다.

있는 듯합니다. 일반적으로 '쑥'이라 불리는 식물은 영어로 wormwood(또는 mugwort), 일본어로는 '요모기(よもぎ; yomogi)'라 부릅니다. 쑥의 영어 이름이 wormwood인 것은 중세기 영국에서 기생충(벌레; worm)을 구제(驅除)하는 초목(wood)으로 이용되었기 때문이라고 설명하고 있습니다.

이 책에서는 쑥뜸, 약용 및 식용으로 사용되는 참쑥(애엽艾葉 또는 진애眞艾)을 주로 이야기 합니다. 일반적으로 우리와 친숙한 참쑥은 독특한 쑥향을 풍기며, 키가 1.2m(드물게 1.5m)까지 자랍니다. 잎의 뒷면에는 은백색의 털이 덮여 있으며, 잎면 전체에 기름(방향유)을 분비하는 작은 샘(grand)이 가득합니다.

쑥은 햇볕이 잘 드는 곳이면 길가, 바위틈, 경사지 등 어디서나 잘 자라는 잡초입니다. 쑥은 너무나 잘 번식하고 성장하는 잡초이기 때문에 '쑥대밭, 쑥밭'과 같은 일상용어도 생겨나게 되었습니다.

쑥은 우리나라와 중국에서는 기원전부터 신비한 약효를 가진 식물로 중요하게 이용해왔습니다. 특히 우리나라에서는 춘궁기에 참쑥의 어린잎을 식용해 왔습니다. 오늘날에도 참쑥 잎을 넣은 쑥떡, 쑥 송편, 쑥국 등은 사랑받는 우리의 전통식품입니다.

쑥은 수천 년 동안 쑥뜸, 약용, 식용, 모기 및 파리, 지네 등 해충과

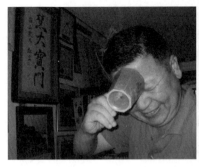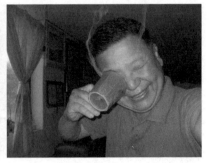

눈을 감고 평안한 마음으로 인당 부위와 안구 부위 및 태양혈과 영향혈 등의 안면 부위를 향훈 쑥뜸하면, 눈의 피로와 두통이 사라지고, 학습능력과 기억력이 증진되면서, 만성비염과 코 막힘, 초기 감기 등이 예방 치유됩니다.

독충퇴치, 부싯깃 등으로 이용되어 오면서, 다양한 쑥 용어가 생겨났습니다. 일반적으로 사람들이 '약쑥'이라 부르는 것은 식물학적인 어떤 특정 종류를 말하지 않고, 약용으로 사용되는 종류 전부를 통칭합니다.

쑥잎은 만병을 치료하는 신의초(神醫草)

예로부터 쑥잎은 동서양을 막론하고 선현들의 사랑을 받아왔습니다. 고려 보각국사(普覺國師) 일연(一然 : 1206~1289)이 쓴 〈삼국유사(三國遺事)〉의 고조선 건국 신화가 생각납니다. 곰인 웅녀(熊女)와 호랑이인 호녀(虎女)가 암굴에서 쑥과 마늘을 먹으며 인간으로 환생하기를 기원하면서 수련하던 중, 호녀는 도중에 포기하여 달아나 버리고, 웅녀는 모든 고통을 참아내며 아름답고 건강한 처녀가 되어 천자(天子 ; 하느님의 아들)인 환웅(桓雄)과 결혼하여 한민족(韓民族)의 시조인 단군(檀君)을 낳았다는 전설입니다.

예로부터 중국과 한국에서는 단오절에 쑥잎을 줄기채 채취하여 말려 두었다가 평상시나 이사를 갔을 때 집 주위에 쑥잎의 향훈을 연소시켜서 액운을 쫓아내고, 온역(瘟疫 : 전염병)과 각종 병마와 사악한 기운(사기 邪氣)들을 물리쳤습니다.

조선 중기의 학자 성현(成俔)의 저서 〈용재총화〉(慵齋叢話, 1525년)와 조선 후기의 학자 홍석모(洪錫謨)의 저서 〈동국세시기〉(東國歲時記, 1849년)에 기록되기를, 매년 단오 날 궁중에서는 대신들의 관모(官帽)에 꼽는 장식 소품으로 쑥호랑이(애호艾虎)를 만들어 하사(下賜)하였는데, 이는 재앙들을 쫓아내고 신하들의 건강을 축원하는 뜻이라고 합니다.

11세기 서양 의서(醫書)인 Lacnunga의 기록에 의하면, 단오절과 비슷한 시기인 6월 23일 성(聖) 요한절에 쑥잎의 양기가 가장 강렬한데, 이때 채취한 쑥잎으로 쑥관을 만들어 머리에 얹으면 병마와 불행이 없어지며, 집안의 독기까지 막아주는 마법의 약초라고 칭송하고 있습니다. 쑥을 영어로 'mugwort'라고도 하는데, 그 어원은 마법의 약초, 또는 마법사의 약초라는 뜻이라고 합니다. 또 다른 별칭으로 'motherwort'가 있는데, 이는 어머님의 약초, 즉 부인병에 좋은 약초라는 뜻입니다. 이와 같이 쑥잎은 오랜 세월동안 수많은 임상체험으로 검증된 만병의초(萬病醫草)인 것입니다.

'도재이(道在邇 : 길은 가까이 있다)'라는 맹자님의 말씀처럼, 중원 천하를 통일한 진시황은 그토록 갈망하던 장생불로초를 결국 찾지 못하고 49세의 나이로 단명했습니다. 그가 구하려 한 장생불로초는 멀리 있는 약초가 아니라 바로 천지간에 가장 가까이, 가장 흔하게 널려있는 쑥잎이며, 불로장생은 이를 얼마나 잘 활용하느냐에 있다고 저자는 생각합니다.

예로부터 신선들이 사는 신령한 산을 봉래산(蓬萊山)이라고 부르는데, 사전을 찾아보면 봉래의 원래 뜻은 쑥봉, 쑥래입니다. 그러므로 쑥잎이 무성히 자라는 우리 주변의 청산은 모두 불로장생의 신선이 사는 봉래산이라 불러도 된다고 생각합니다. 앞으로 인류는 이

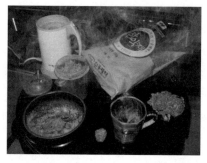

뚝배기라고 불리는 대완 도자기와 일공(一孔) 도자기 찻잔을 활용하여 매일 정성스런 마음으로 1~3회 향훈 쑥뜸을 합니다.

무한한 천혜의 자원이요 마법의 약초인 쑥잎을 보다 합리적이고 과학적이고 실용적으로 개발하여 무병장수의 길을 다 같이 가기를 희망합니다.

도자기향훈쑥뜸을 평소 고요히 정양하는 생활의 기쁨으로 삼으면,

'양생정양자, 다장수고종명향천수, 무병중평안, 임종여미석양'

(自養生靜養者,多長壽考終命享天壽,無病中平安,臨終如美夕陽)

— 스스로 양생하면서 고요히 정양하는 자는

대부분 장수하여 오복천수를 누리다가 무병 중에 평안히

아름답게 노을지는 석양처럼 생을 마치리라. —

약용으로 쓰는 대표적인 쑥의 종류

쑥의 종류는 세계적으로 대단히 많지만, 쑥뜸에 가장 많이 이용되는 것은 우리나라 산야에서 가장 흔히 볼 수 있는 참쑥입니다. 참쑥은 바로 이른 봄에 여인들이 들에서 캐어 쑥잎 된장국이나 쑥떡의 재료로 사용하는 종류입니다. 참쑥의 어린잎은 하얀 솜털로 덮여 있어 은백색으로 보이며, 손끝에 매우 부드러운 촉감으로 잡힙니다. 약용으로 사용되는 중요한 쑥 종류에는 다음과 같은 것들이 알려져 있습니다.

참쑥(*Artemisia lavandulaefolia*) : 애엽(艾葉), 진애(眞艾)

사철쑥(*A. capillaris*) : 인진, 인진쑥, 애탕쑥, 면인진(綿茵蔯), 더위지기

개똥쑥(*A. annua*) : 황화호(黃花蒿)

개쑥(*A. keiskeana*) : 국화잎쑥, 개제비쑥, 맑은대쑥

더위지기쑥(산쑥)(*A. iwayomogi*) (*A. megalobotrys*)

뺑쑥(*A. feddei*)

물쑥(*A. selengensis*)

싸주아리쑥 : 강화도에서 자란 참쑥을 건조한 것을 말합니다.

산쑥(*A. montana*)

쑥(약쑥, 사자발쑥)(A. princeps) (A. vulgaris)
인진쑥(사철쑥) (A. messerschmiktiana)(A. sacrorum)

쑥뜸용 쑥은 청정 해변이나 산야에 자생하는 참쑥입니다. 강화도와
백령도에서 생산한 싸주아리쑥, 사자발쑥은 참쑥 종류에 포함합니다.

인진호(인진쑥=사철쑥 계통)이나 개똥쑥(인진호와 모양이 아주 비슷함)은
주로 탕약제나 약차용으로 쓰고, 쑥뜸에는 근맥(筋脈)을 손상한다고 하
여 사용하지 않습니다.

중국, 한국, 일본 등 동북아시아산의 농약성분과 기타 오염원이 전혀
없는 천연양광이 풍부한 청정해안과 산야에 자생하는 쑥잎이 대체적으
로 약효가 아주 좋습니다.

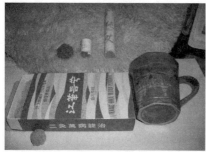

강화도산의 쑥뜸용 애용입니다. 강화도산
의 쑥잎은 흔히 '싸주아리'라는 별칭으로
불리며, 황금색이 나는 이 애용은 50g에
4000원이나 하여, 중국산보다 약 20배 비쌉
니다. 그러나 싸주아리 쑥은 궁중 진상용
으로 올릴만큼 약효가 높았다고 하며, 대
한침구사협회에서 추천하는 최우수 제품이
기도 합니다. 이구만병능치(二灸萬病能治)
라는 문구가 특별히 눈에 띄었습니다.

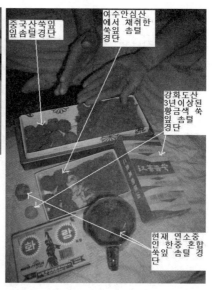

중국산쑥잎
잎솜털경단

여수안심산
에서 채취한
쑥잎 솜털
경단

강화도산
3년이상된
황금색 쑥
잎 솜털
경단

현재 연소중
인 한중 혼합
쑥잎 솜털 경
단

개똥쑥의 항암 약효

개똥쑥(황화호黃花蒿)은 잎이 가늘고 섬세하며 향기가 매우 짙은 것이
특색인데, 노란 꽃이 피며 외견상 사철쑥인 인진쑥과 거의 유사한 야생

39

쑥의 일종입니다. 그 약효는 인진쑥과 거의 같다고 생각합니다.

2008년 10월 17일 SBS, YTN, 조선일보 등의 보도에 의하면, 세계적 저명 의학저널인 〈Cancer Letters〉에 실린 미국 워싱턴대학교 연구진의 논문에 발표된바와 같이, 종전에 말라리아 치료제로 쓰였고, 동북아시아의 노변과 강가에 지천으로 자생하는 개똥쑥의 전초(全草) 추출물에서 모든 암의 예방과 치료에 적용되는 범용 항암 치료제를 개발하여 임상실험을 마치고 신약으로 개발 중이라고 했습니다.

개똥쑥의 추출물에 소화불량, 이질, 피로회복, 면역력 조절, 뇌성마비, 소아경련, 청열, 조열(調熱), 양혈(養血), 도한(盜汗), 결핵열병, 만성 간혈열, 산욕열(産褥熱 : 분만으로 인하여 생긴 여성생식기의 상처를 통해 세균이 감염되어 고열을 내는 질환. 과거에는 산모 사망의 가장 큰 원인이었음), 신경성 열병, 황달, 오한, 천식, 개선(疥癬), 지혈, 독충 해독, 하기(下氣), 개위(開胃) 및 진통의 약효가 있다는 것은 이미 알려진 일입니다.

기존 화학 항암제를 투여하면 암세포가 5~10개 사멸될 때마다 1개의 정상세포도 사멸되는 데 반하여, 개똥쑥의 추출물에서는 암세포 12,000개가 사멸될 때마다 1개의 건강세포가 사멸된다는 놀라운 보고도 있었습니다. 백혈병 및 전립선암과 유방암 등 각종 암세포를 마치 미사일 폭탄처럼 정확하게 사멸시킬 뿐만 아니라, 기존 화학 항암제보다 1200배나 강력하면서도 인체에 부작용이 거의 없는 저렴한 새로운 항암제를 개발 중이라는 보도를 접하고서, 나는 한약제로서 이미 2000년 전에 알려진 놀라운 효능을 지금에 와서 현대 의학으로 재규명(再糾明)한 워싱턴대학교의 연구진에 진심으로 찬사를 보내는 바입니다.

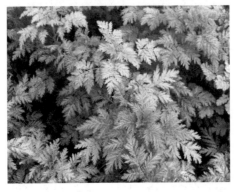

개똥쑥의 추출물에서 항암 치료제가 개발되고 있습니다.

쑥잎의 약효와 성분-말라리아 특효약의 주성분

쑥잎에는 쓴맛을 가진 아브신틴(absinthine)과 아나브신틴(anabsinthine)이라는 두 가지 물질과 투존(thujone)이라는 향내를 가진 화학물질, 시네올(cineole)이라는 기름 성분(정유精油) 등이 포함되어 있습니다.

말라리아(학질虐疾)는 열대지방에 사는 모기로부터 전염되는 병인데, 1997년 독일 튀빙겐 대학교의 연구진이 아프리카에서 말라리아 환자 70명에게 쑥잎 차를 5일간 음용시킨 결과, 환자 64명이 완치되었으며, 그중 말라리아 특효약인 키니네(quinine)에 내성(耐性)이 있는 환자 14명 중 13명이 완치되었고(치료효율 약 92%), 이와 같은 임상 결과로 인하여 쑥잎은 국내외, 열대지방을 여행할 때 필수적으로 가져가야 할 말라리아 약 대용품으로 세상에 널리 전해졌습니다.

쑥잎은 말라리아 특효약인 키니네보다도 부작용과 내성이 거의 없고 약효가 더 좋습니다. 쑥잎의 주성분인 아르테미시닌(artemisinin)의 치료 효과가 우수하기 때문에 쑥잎 속에서 주성분을 추출 정제하여 암을 비롯한 다양한 병을 치료하는 구세제민(救世濟民)의 약으로 이용하게 되었습니다.

중국에서는 1,000년도 더 이전부터 개똥쑥을 말라리아 치료약으로 이용해왔습니다. 모기에 의해 전염되는 말라리아는 지금까지 지구상의 모든 전쟁과 전염병으로 죽은 사람들보다도 이 병으로 죽은 사람이 더 많으리라는 속설(俗說)도 전해오며, 기원전 3세기에 세계를 정복하려던 알렉산더 대왕도 33세의 젊은 나이에 말라리아로 죽었다고 합니다. 오늘날에도 열대 아시아와 아프리카 및 아메리카 대륙에서 매년 약 2억 5,000만의 사람들을 괴롭히고 있습니다. 1960년대에 중국의 육군은 '525계획'이라는 이름으로 개똥쑥의 잎 성분을 연구하는 연구 프로그램을 실시했습니다. 이 계획에서 관계 학자들은 '말라리아 원충'(plasmodium)을 죽이는 약효를 가진 화학물질을 분리하는데 성공했습니다. 이 화학물질에

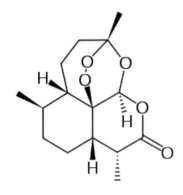

는 쑥의 학명 *Artemisia*을 따서 '아르테미시닌'(artemisinin)이라는 명칭을 붙이게 되었습니다.

아르테미시닌은 현재 말라리아 치료약으로 사용하는 약제들 가운데 가장 효과가 빠르게 나타나는 약의 하나로 인정되고 있습니다. 최근의 연구에 의하면, 아르테미시닌과 철분이 배합되면, 암세포의 사멸 효력이 배로 증강되었다고 합니다. 아르테미시닌은 34,000개의 백혈병 암세포를 사멸시키

아르테미시닌의 화학구조. 쑥잎에서 추출한 아르테미시닌은 말라리아를 가장 빨리 치료하는 약의 하나로 알려져 있습니다.

는 동안 단지 1개의 정상세포를 죽였으므로, 인체의 정상세포는 거의 해가 없다고 합니다.

알려진 쑥잎의 여러 약효

다른 인공 화학 항암제의 경우, 암세포 사멸 시에 정상세포가 사멸되는 비율은 5 : 1이나 됩니다. 따라서 일반 항암제를 투여하면 마치 값비싼 독약을 먹는 것처럼 탈모, 전신부종, 사지무력증, 안면 창백, 구토, 만성 식욕부진, 간 해독능력 장애유발 등의 부작용이 많이 나타납니다. 이상은 미국 워싱턴 대학교의 헨리 라이(Henry Lai) 박사의 연구결과입니다(의학전문잡지 Life Sciences, 2005. 1. 28). 그 외에 일본 도쿄 대학 교수 소도(小島) 박사도 항암성분을 쑥잎에서 추출하여 항암정제를 제조하였습니다.

건강한 사람이라도 대기 환경오염, 유해 화학물질, 전자파, 방사선과 자외선, 전염성병균 침투, 각종 스트레스 등의 현대병과 노화의 주원인이 되는 활성산소유리기(活性酸素遊離基 ; 이후는 활성산소로 약칭함)에 의

해 날마다 암세포가 5,000개가량 발생하고 있으나, 인체가 가진 면역력이 이 암세포들과 각종 질병의 원인을 자연히 치유하기 때문에 건강상태를 정상으로 유지한다고 합니다. 활성산소유리기는 인체 내에서 짝을 이루지 못한 불안정한 전자이며, 날마다 테러리스트들처럼 침투하여 인체의 정상화를 교란시키는 것들입니다.

평상시 주요 경혈에 쑥뜸을 두루 해주면, 쑥잎의 약효가 전신에 흡수되어 기혈이 원활하게 소통되어 원기가 회복됩니다. 또한 쑥뜸 시에 원적외선의 조사온열요법(照射溫熱療法)에 의해 활성산소의 재결합반응이 촉진되어 항산화작용(抗酸化作用)을 함으로써 인체 세포들의 정상적인 안정화, 노화방지 및 면역력 증진에 큰 효과를 나타낼 수 있습니다.

쑥뜸을 시작하면 4~5일 사이에 백혈구와 적혈구 수가 평상시의 2~5배로 증가하여 자연치유기능을 강화시켜주고, 인체 생리작용과 신진대사를 촉진시켜줍니다. 특히 피를 맑게 해주는(콜레스테롤 양을 줄이는) 작용이 탁월하며, 혈관벽을 강화시키고 혈압을 조정해주며, 혈액순환이 잘 되도록 하여 여러 질병을 예방하고 치료해줍니다.

또한 쑥잎과 쑥뜸은 체내에 인터페론(항바이러스, 항균, 항암성 단백질)을 생성시켜 면역력을 강화시켜주고, 방사선 오염물질을 신속하게 분해하며 각종 공해물질을 체외로 배출시켜주는 강력한 해독제이기도 합니다.

그러므로 자고로 편작(扁鵲)과 같은 명의들이 칭송하였듯이, 쑥잎은 만병능치(만병을 능히 고칠 수 있고)하고, 백구무

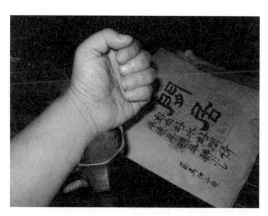

손목 부위의 신문, 통리, 영도혈 등에 향훈 쑥뜸을 해주면, 울화병과 자살충동 등을 유발하는 우울증과 각종 스트레스로 인한 불안 초조감을 해소시켜주고, 정신을 맑게 안정시켜주며, 허약한 심장을 강화시켜줍니다. (제3장의 쑥뜸 요혈 편을 참조하기 바랍니다.)

병(百灸無病 ; 백일간 기도하듯 정성껏 쑥뜸을 계속하면 거의 모든 병이 없어짐)한 신선(神仙)이 베풀어준 약초라 하겠습니다.

쑥잎은 병후 회복, 자양, 보혈의 강장식품이며, 허약체질 개선과 각종 부인병을 치료해주는 성약(聖藥)이고, 동시에 각종 외상치료의 의초(醫草)로서 코피, 토혈, 하혈, 치질혈, 혈변을 방지하고 신속하게 지혈시켜줍니다. 이른 봄 신선한 쑥잎을 채취하여 쑥잎 된장국이나 쑥떡을 만들어 먹고, 또는 쑥차를 달여 마시면, 각종 질병의 예방과 치료에 아주 좋습니다.

쑥잎과 쑥뜸은 장마철에 실내의 습기를 제거하는 데도 쓰이고, 모기와 파리, 지네 등의 해충과 독충을 쫓아내고 실내의 공기를 정화시켜주는 약초이며, 각종 피부질환과 미용 온탕 약제에도 사용합니다. 쑥잎과 쑥뜸은 참으로 많은 종류의 만성질환과 전신병을 예방하고 치료해 줍니다.

쑥뜸으로 예방 치료할 수 있는 병들

체내의 악취제거, 동맥경화, 혈압조절, 구내염, 숙취, 고지혈증의 지방 분해 촉진, 비만방지, 경신(輕身 ; 몸이 가벼워 짐), 태반을 편안하게 하고 자궁을 따뜻하게 해주며 기혈을 순조롭게 유통시켜줍니다. 간과 담 등 오장육부를 이롭게 해주며, 가려움증을 그치게 하고 습진, 종창, 개선 (옴) 등 각종 피부병, 복부 냉통, 복부창만, 사지무력증, 무기력증, 식욕부진, 소화불량, 만성이질, 설사, 근육 경련, 사지경련, 안면 경련, 근육 경련, 사지마비, 안면마비, 전신마비, 중풍, 반신불수, 구안와사, 월경불순, 생리통, 붕루(崩漏＝월경과다증), 냉대하증에 효험이 있습니다.

쑥은 각종 정신신경계의 건강에도 도움을 줍니다. 기타 불안초조감, 강박관념, 공포감, 양기가 허약하여 헛것(귀신)이 보이는 증상, 다몽(多夢), 불면증, 진정(鎭靜), 진경(鎭痙), 전간(癲癇,간질), 전광발작(간질발작), 시궐(尸厥), 졸도, 사지궐냉, 인사불성의 가사상태, 전신강직, 산통(疝痛=아랫배가 쑤시고 아픈 증상), 두통, 치통을 다스리는데 이용합니다. 위암, 간암, 췌장암, 폐암, 자궁종양, 뇌암 등 각종 암과 혈액암의 일종인 백혈병 치료에도 사용합니다.

그 외에 매독, 임질, 통풍, 해수(기침병), 발한, 해열, 기관지염, 천식, 폐결핵, 폐렴, 감기, 이뇨, 임신중독증, 전신부종, 근육마비, 각종 염증, 신장결석, 황달, 각종 호흡기질환, 각기병, 보혈강정 작용, 과식, 소화촉진, 구토, 눈의 충혈, 일사병, 열사병, 딸꾹질, 만성위염, 비듬, 원형탈모증, 대머리, 불임증, 사마귀, 자한, 도한, 연주창(나력), 오심, 요통, 위염, 급체, 기체, 이명, 이롱(난청), 실어증, 언어장애, 중이염, 축농증, 인후종통, 치질, 자상, 토사, 곽란, 통경(痛經, 생리통), 편도선염, 만성피로와 피로회복, 학질(말라리아), 간염, 간장 해독, 이뇨, 각종 체내 이물질 배출, 숙변, 독소 체외 배설 촉진, 지방간, 간헐열, 건위, 결핵신열, 화농성 종창, 발기부전, 불감증, 어혈제거, 타박상, 풍습관절통, 전신동통, 동상, 산후통, 담낭염, 담낭결석, 신장염, 방광염, 방광결석, 담즙 분비 촉진, 간경화, 복수, 신경쇠약, 화상치료, 피부세포 재생 촉진, 노화방지, 건망증, 치매, 담, 흉통, 울화병, 우울병, 심화병, 기생충 구충제, 항균, 살균작용, 변비증, 이뇨, 척수신경마비, 열병, 독충(벌, 지네 등)의 해독, 악창, 대장염, 방사선 피해 세포 손상, 항염증, 비위를 튼튼히 해줌, 허한통증(虛寒痛症), 인사불성, 장 운동 활발, 각종 성인병, 산후풍, 혈독, 원기 부족, 시력 강화, 신진대사촉진, 전신세포의 자생력 강화, 자연치유력과 면역력 증강 등입니다.

자고로 중용(中庸)에서 過猶不及(과유불급 : 과한 것은 오히려 부적절하다)라고 했습니다. 아무리 좋다고 해도 각자의 체질 상태에 맞지 않게 너무 오랫동안 쑥뜸을 많이 하거나, 쑥잎 차를 많이 마시는 것은 금물이라고 생각합니다.

쑥뜸은 일반인들이 알고 있는 거의 모든 병에 대해 부작용 없이 치유를 도와줍니다. 매일 정성스럽게 도자기 향훈 쑥뜸을 실천한다면 만

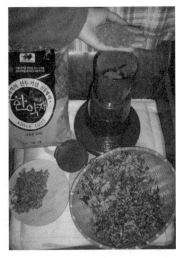

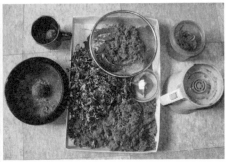

묵힌 쑥잎은 믹서기로 30초~1분쯤 갈아 섬유질만 골라 애융을 만듭니다. 애융은 직경이 약 2.5cm되도록 만드는 것이 적당합니다. 믹서기를 오래 돌리면 애융에 불이 붙을 염려가 있습니다.

병을 예방하고 치료해줄 것입니다. 쑥뜸으로 치료할 수 있는 병들에 대한 구체적인 내용은 제 2장과 제3장에서 살펴주시기 바랍니다.

쑥잎 채취의 적기와 가공법

쑥뜸할 때 최상의 약효가 있는 쑥잎은 1년 중에 가장 양기가 극성한 단오날(음력 5월 5일)에 해풍과 양광(陽光)이 풍부한 청정한 산야나 섬 등에서 채취한 것이라고 합니다. 이런 곳에서 자란 쑥은 농약이 살포되지 않았을 것입니다.

쑥잎은 그늘에서 건조시키는데, 곰팡이가 생기지 않도록 합니다. 이렇게 말린 것을 통풍이 잘 되는 한지(韓紙)로 싸서 2~3년간 보관합니다. 장기간 보관하는 동안 천천히 발효된 쑥잎은 황금색이 됩니다. 이렇게 묵힌 쑥잎을 믹서기에 넣고 30초~1분쯤 잠깐 돌려 애융으로 만듭니다. 손으로 만져보아 솜처럼 부드러우면 됩니다. 만일 쑥잎을 절구통에서 찧어 애융을 만들 때는 절구 공이의 과격한 마찰열로 인하여 애융에 불이 붙지 않도록 조심해야합니다. 옛날 부싯돌로 불을 일으키던 시절에는 불이 잘 붙는 부싯깃으로 마른 쑥잎을 활용했습니다.

이런 애융을 경단처럼 뭉쳐서 도자기 쑥뜸에 사용하면 됩니다. 애융은 화력(火力)이 좋고, 한번 불을 제대로 붙이면 꺼지지 않고 완전히 연소합니다.

쑥잎을 차로 마실 때

쑥잎을 차로 달여 마실 때는 잎과 줄기 전초(全草)를 맑은 물에 끓입니다. 맑은 물 2리터에 약 20~30g(한응큼)의 쑥잎을 넣습니다. 쑥잎 양은 체질과 입맛에 따라 조정합니다. 이런 쑥잎은 1~3차까지 달여서 수시로 음용합니다.

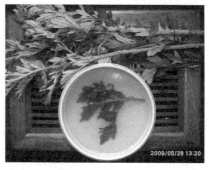

쑥잎 차는 쑥잎 전체를 달이거나, 애융 또는 말린 쑥대를 달여 음용합니다.

쑥뜸을 알린 유명 저서들

〈황제구법(黃帝灸法)〉
〈편작구법(扁鵲灸法)〉
〈의학입문(醫學入門)〉
〈본초강목(本草綱目)〉
〈침구대성(鍼灸大成)〉
〈동의보감(東醫寶鑑)〉
〈침구경험방(鍼灸經驗方)〉
〈백세 건강을 위한 현대인의 한방 클리닉―쑥뜸경혈침구요법〉

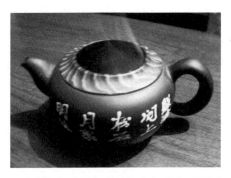

〈평생건강을 위한 뜸(炙)의 이론과 실제〉: 현재 97세의 한국 당대 최고의 쑥뜸과 침술의 대가인 구당(炙堂) 김남수 옹의 저서

〈우주와 신약〉(1980), 〈신약〉(1986): 지리산의 신의도인(神醫道人)이며 죽염의 창시자인 인산(仁山) 김일훈 선생의 저서

도자기 향훈 쑥뜸은 간단합니다. 애용, 도자기 찻잔 또는 뚝배기 대완도자기나 차를 담는 도자기 주전자인 자사차호(紫砂茶壺)가 있으면 됩니다.

〈万病じ效くお炙療法(만병에 효과가 있는 쑥뜸요법)〉: 현대의학을 연구하는 의사로서 일본 교토 의과대학 교수. 쑥뜸을 직접 체험하고 연구 실천하면서 무려 108세까지 무병장수한, 일생의 대부분을 쑥뜸 연구와 쑥뜸 치료에 바친 하라시멘타로(原志免太郞) 박사의 저서. 그는 1932년에 출판한 저서에서, "나는 원래 현대의학을 연구하는 사람으로 사람의 몸에 쑥뜸한다는 것이 상식적 판단으로는 도저히 이해가 되지 않는 야만적인 행동으로 보였으며, 어리석고 무식한 방법으로 생각되었다. 그래서 처음에는 이러한 짓이 일본의 치욕이라 생각하고 여러 방법으로 쑥뜸을 없애는데 앞장서 왔다. 그러나 이제 쑥뜸이야말로 인류에게 건강을 줄 수 있는 최선의 것으로 확신하고 있으며, 쑥뜸 보급을 위하여 최일선에 서서 선전하게 되었으며, 이 일에 나의 평생을 바치기로 하였다."고 기록하였습니다.

그는 60년간을 임상실험을 한 결과, 쑥뜸요법이야말로 인류 건강을 위한 최선의 치료법임을 확신하였습니다. 그의 저서 〈万病じ效くお炙療法(만병에 효과가 있는 쑥뜸요법)〉은 무려 50판을 거듭하였다고 합니다.

〈治療養生保健 謝錫亮炙法〉(치료양생보건 사석량쑥뜸법): 현재 중국의 저명한 쑥뜸의 대가요, 한의사(漢醫師=중의中醫)인 사석량(謝錫亮) 선생의 저서.

필자는 십 수년 동안 동서고금의 각종 저명 의서들을 탐독하였으며, 그 사이에 일본 중국 미국 등을 50회 이상 직접 방문하여 중요 의서들을 참조했습니다. 또한 스스로 쑥뜸을 실천하고 연구하면서 한국과 중국, 일본, 미국 등 세계 각국의 애독자들이 알기 쉽게 읽을 수 있도록 이 책을 집필하였습니다.

피톤치드 효과를 겸하는 향훈 쑥뜸

도자기 향훈 쑥뜸은 천혜의 삼림 속에 식물이 발산하는 향기, 즉 식물살균정화소(植物殺菌精華素)인 피톤치드(phytoncide) 효과와, 약초 향기요법인 아로마 요법(aroma therapy), 음이온, 원적외선, 온열 효과, 천연영기요법(天然靈氣療法) 등을 모두 종합적으로 활용하는 만병자력예방치료법(萬病自力豫防治療法)입니다.

피톤치드는 식물이 발산하는 천연살균물질이며 삼림의 향기입니다. 숲의 수목과 약초 등 모든 식물은 주변의 해충과 병균으로부터 자신을 보호하기 위해 살균성 휘발성 정유(精油)나 기체를 발산하는데, 이를 '피톤치드'라 부릅니다.

수천 년 이래로 우리의 선현들은 쑥잎을 태운 훈향으로 집안을 소독하고, 쑥차와 쑥뜸을 통해 각종 질병들을 예방 치료하였으며, 빈소나 제사 때, 사당이나 사원 참배 시에는 언제나 향불(향나무로 만든 단향檀香)을 피웠습니다. 송편을 찔 때는 솔잎을 넣어 송편이 부패 변질되는 것을 예방하였습니다. 또한 매실의 살균력을 활용하여 천연방부제로 도시락 속에 넣어 부패와 식중독을 방지했습니다. 찹쌀밥을 대나무 잎으로 포장하여 찐 종자(粽子)라는 것은 식중독과 부패를 방지하는 중국의 단오절 전통음식입니다.

생선회에 즐겨 먹는 와사비, 추어탕에 첨가하는 산초(山椒=花椒 : 화초, 椒皮 : 초피), 그리고 각종 요리에 넣는 마늘, 양파, 겨자, 생강 등의

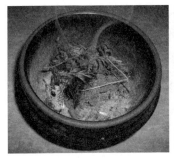
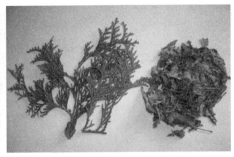

애용 경단에 편백나무(또는 측백나무) 잎과 가지 1개를 올려놓고 도자기 향훈 쑥뜸을 하면 실내공기 정화와 살균 및 해독작용에 아주 좋습니다. 밑바닥에 구멍을 뚫을 필요가 없는 구경 15~20cm, 높이 8~9cm의 뚝배기(대완도자기)는 두 발바닥과 용천혈, 뒷덜미 고개, 복부 등을 쑥뜸하기에 간편하고 좋습니다.

향신료는 살균 해독작용과 식중독의 예방 및 치료, 면역력 증강 등에 활용해왔습니다.

또한 노송나무(측백나무과 편백나무)로 만든 '히노키(ひのき Hinoki)' 욕조(浴槽)는 예로부터 일본의 황실에서 탈모 예방과 피부 미용 등의 목적으로 사용되어 왔습니다. 중국 운남성에서는 오늘날까지도 모기 등의 해충을 퇴치하는 데에 장목(樟木)을 채취하여 집안에 늘 보존해두고 활용하고 있습니다.

결핵환자나 암환자 등 만성난치병환자들에게 숲속을 산책하며 삼림욕을 하도록 권하고, 숲 부근에서 정양하게 하는 것은 바로 초목들이 가진 천연의 살균해독작용과 자연치유력을 활용하는 피톤치드 요법들입니다.

1930년대에 러시아의 토킨(Tokin) 박사는 여러 식물이 발산하는 휘발성 기체나 방향 정유 속에 포함된 '테르펜'(terpene)이라는 성분이 결핵균과 기타 병원균을 살균하여 치료효과를 나타내고, 심신 안정에도 효과가 있다는 점을 최초로 과학적으로 증명했습니다. 그는 "숲에서 나는 식물들의 향기로운 냄새가 바로 피톤치드이며, 이것은 식물이 자기를 방어하기 위해 내뿜는 천연 살균물질로서 인체에 유익한 방향물질이다."라고 정의하였습니다.

중세 유럽에 흑사병(黑死病 : 쥐의 벼룩으로부터 옮겨지는 페스트균에 의한 무서운 전염병)이 창궐하였을 때, 향수제조용 화초나 약초재배 농민들과 향료공장에서 일하던 마을사람들은 전혀 피해가 없었다는 피톤치드의 사례가 오늘날까지 전해옵니다. 이와 같이 피톤치드는 삼림식물이 인간에게 주는 무료 보약입니다. 또한 피톤치드를 발산하는 식물을 태우거나 훈증을 하면, 피톤치드는 자동으로 분해 발산하여 마치 항생제처럼 강력한 항균 및 살균효과를 나타냅니다. 이 물질은 인체에 대해 내성이라든가 부작용이 전혀 없습니다.

피톤치드의 광범위한 효능은 실로 다양합니다. 피톤치드에 대한 연구발표 자료 중에서 찾아낸 주요 효능은 아래와 같습니다. 심리 안정, 불면증이나 우울증의 예방치료, 진정, 마음을 개운하게 하는 작용, 스트레스 완화, 말초혈관과 심장 및 폐 기능 강화, 기관지염을 비롯한 천식과 폐결핵 치료, 피부 소독, 각종 방충, 병균의 살균, 실내외공기 정화, 공기 중의 유해물질 제거, 인체 유해 병균을 선택적으로 살균하면서도 인체에는 해가 전혀 없음, 신진대사 촉진, 두뇌가 상쾌해지고 정신이 맑아짐, 신체의 평형과 균형 조절, 소화 촉진, 식욕증진, 악취 제거, 탈취효과, 과민성 피부병, 각종 피부질환 개선, 면역력 증진, 유행성 독감의 감염원인 바이러스, 식중독, 폐렴균 등에 대한 우수한 살균력이 있습니다.

또 강한 항암능력이 있으며, 기억력 증진, 학습능력 향상, 피로 회복, 숙면 효과, 혈압 조절, 청혈작용, 고지혈증, 혈전증을 방지하며, 각종 피부염증과 상처의 소독 치료가 가능하며, 항산화작용을 하는 음이온 방출, 실내습도 조절 등이 있습니다.

수목 중에 피톤치드의 함량이 최고인 수종은 일본 원산인 측백나무과의 편백나무 또는 노송나무라고 칭하는 히노키이며, 측백나무, 향나무, 삼나무, 소나무 등 침엽수들도 피톤치드 함량이 우수한 수종입니다. 그 외에 약초식물 중에 피톤치드를 가장 많이 발산하는 것은 당연히 쑥잎입니다. 따라서 3년 묵은 쑥잎으로 애융 경단을 만들어 향훈 쑥뜸을 하는 것은 최고의 피톤치드 치료 효과가 있을 것입니다.

애융을 큰 시가(권련)처럼 제조한 순애조(純艾條)나, 기타 유효한 약초들의 분말을 배합하여 만든 약애조(藥艾條)를 구하여, 길이 약 2~3cm가량 조금씩 절단하여 도자기 쑥뜸을 해도 치료 효과는 거의 같습니다.

쑥뜸 향훈의 아로마 치료 효과

쑥잎이 연소할 때 발산하는 향훈과 열기를 일본 과학자들은 원적외선이라고 칭하고, 중국 의학과 기공(氣功)에서는 기(氣), 서양의학에서는 에너지, 도가(道家) 풍수학(風水學)에서는 기운(氣運)이라고 칭합니다. 비록 명칭은 서로 같지 않지만 동일한 뜻으로 말하는 것입니다.

인체에 유익한 약초의 꽃, 잎, 뿌리, 줄기 등에서 방향 정유(芳香精油 essencial oil)를 추출하여, 그 향기에 몸을 노출하거나 호흡함으로써 인체 면역력을 향상시키고, 심신의 안정과 건강을 도모하는 것을 향기요법(아로마 요법 Aroma therapy)이라 칭합니다. 이는 피톤치드 요법과 같은 자연요법의 하나입니다. 이 같은 자연요법은 수천년전 고대 중국의 의서 속에 이미 기록된 바입니다.

서양 의학의 아버지라고 불리는 그리스의 히포크라테스(Hippocrates, BC. 460~377) 역시 약초 향기 성분을 이용한 약초 목욕 등으로 병을 치료하였다는 이야기가 후세에 기록되었고, 이 외에 그리스나 로마의 병사들이 전쟁 중에 항시 몰약(沒藥)을 휴대하고 다니면서 외상 등을 치료하였다는 등 아주 많은 사례들이 있습니다.

특히 중세 유럽에서는 불면증 해소와 집중력 향상을 위하여, 또는 독감, 흑사병, 콜레라(곽란, 복통, 설사 후 생명을 잃게 되는 수질오염을 통한 급성 전염병) 등의 방역에 약초 향훈 훈증 살균요법을 사용하였는데, 이것이 향기요법의 발전 계기가 되었습니다. 향기요법은 각종 한약재에서 추출한 천연 방향 정유를 피부 표면에 흡수시켜 신체 내부의 지방을 분해하고, 노폐물과 독소 배출을 촉진하는 방법입니다.

향기요법은 고대 궁중에서 실내 공기 정화, 신선방술(神仙方術), 명의
들의 비방(秘方)으로 이용되기도 했습니다.

방향성 약초식물(허브 ; Herb)에서 추출한 천연성분인 휘발성 방향 정
유는 인체 내분비 호르몬의 분비를 촉진하는 유익한 작용도 해줍니다.
1928년 프랑스의 화학자 Gattefosse는 향수공장에서 실험 중에 실수로
화상을 입었습니다. 그때 그는 우연히 환부를 훈의초(라벤더 Lavender) 정
유를 담은 통에 담그고 나니 극심한 통증이 사라지고, 소독 후에 자연
히 치유되었습니다. 이후 기타 방향 정유도 같은 소독, 살균, 진정, 진
통, 소염 등의 효능이 있음을 발견하였습니다.

이와 같은 요법을 이용하여 같은 프랑스의 의사 Jean Valnet 박사는
제2차 세계대전 군의관으로 활동하던 당시에, 방향 정유를 사용하여 병
사들의 화상과 각종 부상을 치료하였으며, 전쟁 후에 수많은 환자들을
역시 같은 방법으로 치료하였고, 그는 이 경험을 근거로 1964년에 저서
〈Aroma therapy〉(향기요법)을 출간하였습니다.

영국의 미용 교수 마우리(Maury) 여사는 피부 재생 및 노화방지 안마
미용술을 응용하여, 개인의
체질 건강상태에 적합한 방향
정유를 선택하여 적절하게 사
용하면 미용과 건강에 효과가
있다는 것을 증명하였습니다.
마우리 교수는 1964년 〈인생
과 젊음의 비밀〉(The secret of
life and youth)이라는 저서를
발간하여 전 세계에 방향 정
유와 현대 미용건강요법을 전
파하는데 일생을 바쳤습니다.

오늘날의 인공 향료에는 독
성과 부작용이 많은데, 천연

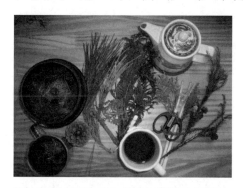

애용 경단 위에 말린 황화호(개똥쑥), 인진호,
칡꽃, 야생 녹차 잎, 말리화(茉莉花 = 쟈스민 혹
은 청향등淸香藤이라 칭함) 차잎, 금은화, 삼나
무잎, 편백잎, 향나무잎, 솔잎, 박하, 자소엽, 곽
향, 정향 등을 선정하여 소량 첨가하거나, 라벤
다 에센셜오일(훈의초 방향정유)을 약 3방울
배합하여 향훈쑥뜸을 하면 질병 치료만 아니라
공기정화와 살균소독 효과까지 얻습니다.

약초 방향정유와 약초향기요법은 부작용이 없으므로 더욱 사람들의 관심을 얻게 되었습니다. 방향 정유를 이용한 향기요법의 효능은 아래와 같습니다.

노화방지, 피부미용, 공기정화, 스트레스 해소, 살균소독, 전염병 등 각종 질병예방, 남녀 생식기질환, 하복부 냉증 개선, 체내 한독과 냉습기 신속 체외 배출, 혈액순환과 지방분해 촉진, 심신평안, 긴장완화, 피로회복, 집중력과 학습능력 향상, 불면증, 우울증 예방치료, 상처소독, 진통, 진정, 소화촉진, 생리통, 각종 정신신경 질환 등.

도자기 쑥뜸을 이용한 음이온 요법

공기 중에는 음이온과 양이온이 있는데, 이것이 균형을 이룰 때 우리는 건강한 생활을 할 수 있습니다. 양전기를 띤 양이온은 주로 수소 이온과 금속 이온이며, 사막의 모래바람이나 대도시의 각종 탁한 공기 오염물질과 공장지대의 공해 속에 많이 들어 있습니다. 양이온에 과량 노출될 때에는 신체의 세포를 마치 쇠붙이에 녹이 슬듯이 산화시켜서 노화를 촉진하며, 불안한 심신 상태를 조성하며 각종 질병을 쉽게 유발시킵니다.

우리 인간은 음이온이 풍부한 맑은 공기를 마시면서 동시에 양이온을 흡수하며 성장한 식물을 섭취해야 건강하게 생활할 수 있습니다. 음이온은 인체에 유익한 생명의 에너지가 다량 함유된 기체 이온입니다. 초목의 광합성작용이나 폭포수나 시냇가, 또는 분수가 있는 정원, 호수, 해변, 삼림 중에서 삼림욕을 할 때 음이온을 풍부하게 받습니다. 또한 청정한 숲이나 해변에서 도자기 쑥뜸을 할 때는 음이온이 가장 풍부하게 발생하여 우리의 건강을 돕습니다.

2005년에 방영된 KBS TV의 인기 프로그램 '생노병사' 중에 소개된 저명한 독일 의학자의 연구 발표에 따르면, 음이온이 풍부한 지역에 사는 사람들의 평균수명은 85세인데 반해, 음이온이 부족한 지역에 사는 사람들의 평균수명은 50세에 지나지 않았으며, 그 중간지역은 약 70세였다고 했습니다.

서울 등 대도시의 도심에서 측정한 음이온은 거의 제로(0) 상태라 합니다. 건강한 삶을 누리기 위해서는 공기 1cc당 800~1,000개의 음이온이 필요한데, 삼림 속의 음이온 측정치는 약 1,000~2,200개입니다. 삼림욕을 병행하면서 도자기 쑥뜸을 함께 할 때 얻는 음이온의 효능은 다음과 같습니다.

공기 정화, 산성 혈액과 활성산소를 중화시켜서 무독화하며, 인체를 가장 건강한 약알칼리성 체질로 변화시켜 항산화작용으로 노화를 방지하고, 항암, 혈액순환개선, 혈압조정, 정신안정, 체내 피로 축적물질을 연소 분해시켜 피로회복, 신진대사촉진, 자율신경 이완작용, 심신 평안, 엔도르핀의 분비촉진으로 행복감과 희열감 및 진통, 진정작용, 체력증강, 면역력 증진, 자연치유력 강화, 과민성 피부 개선, 미용, 청혈, 살균작용, 동맥경화와 뇌세포 노화현상인 치매 방지, 악취 제거, 체내외 유해 독소 분해, 공기오염 방지, 살균작용, 스트레스 해소, 생명력 소생, 회춘, 고지혈증, 고혈압, 당뇨병, 불면증의 해소 등 온갖 질병의 예방과 치료에 큰 도움을 줍니다.

도자기 쑥뜸을 통한 원적외선 치료 효능

적외선(赤外線)은 햇빛의 가시광선 중에서 적색 바깥에 있는, 우리 눈으로는 볼 수 없는 광선입니다. 이 적외선 스펙트럼 중에서 파장이 가장 길고 가시광선과 가장 먼 영역의 열작용이 제일 큰 전자기파를 원적외선(遠赤外線 far infrared ray)이라 부르고 있습니다. 파장이 25㎛(마이크로 미터) 이상으로 적외선 중 가장 긴 파장을 가진 이 원적외선은 눈에는 보이지 않으면서도 체내에 깊이 흡수되어 열에너지 작용과 함께 파동(波動)작용을 하여 인체를 구성하는 분자들을 함께 진동시킴으로써 신진대사가 원활이 일어나도록 해주는 것으로 알려져 있습니다.

향훈쑥뜸 시에 연소하는 쑥으로부터 방출되는 원적외선은 피부 속약 4cm 깊이까지 침투하여 인체에 온열작용을 해줌으로써 모세혈관이 확장되어 전신의 혈액순환을 촉진합니다. 원적외선은 도자기와 옹기류(세라믹 제품), 옥석, 모래, 황토 등을 가열하거나, 쑥뜸 시에 자연히 방출됩니다. 도자기 쑥뜸을 했을 때 나타나는 원적외선의 효능은 다음과 같습니다.

1. 온열작용이 있어 적정한 체온을 유지해줍니다.
2. 숙성작용이 있어 신진대사를 활발하게 함으로써 인체의 성장을 촉진합니다.
3. 자양작용이 있어 영양분을 균형 있게 전달합니다.
4. 건습작용이 있어 체내의 수분을 적정하게 유지하여 줍니다.
5. 해독 정화, 중화작용이 있어 체내의 독소와 유해한 중금속 등 노폐물 배설을 촉진하고, 악취를 제거합니다. 또한 주변 공기를 정화시켜주고 각종 오염물질을 중화시켜 환경을 개선해줍니다.
6. 피하조직의 세포에 깊숙이 침투하여 온도를 상승시켜줍니다.
7. 1분에 약 2000회의 공명(共鳴),공진(共振)의 파동작용으로 세포조직의 활성화와 노화를 방지하여 줍니다.
8. 정혈(淨血) 및 청혈(淸血)작용이 있어서 피를 깨끗하고 맑게 해주며, 병독이 침범하기 쉬운 산성체질을 건강한 약알칼리성 체질로 전환시켜 줍니다.
9. 소염진통작용이 있어 각종 통증을 완화시켜주며 염증을 신속히 제거해 줍니다.
10. 세포생성작용이 있어 모세혈관을 확장시켜주고, 세포에 영양분을 공급하여 괴사된 세포를 재생시켜줍니다.
11. 항균 및 항암작용으로 각종 세균 병독과 종양 및 암세포 등을

섭씨 40도 이상의 고열에서 괴멸시켜주기 시작합니다. 그러므로 인체에 유익한 적정 온도 조건을 갖춘 온돌방, 황토방 또는 딱딱한 침상에서 도자기 쑥뜸요법을 적당량 정성껏 매일 실행한다면, 암세포와 바이러스 같은 병독세균들이 점점 소멸되고, 약 100일 후에는 쾌유되면서 몸과 마음이 날로 건강해집니다. 또한 원적외선 방출 조건에서 행하는 도자기 쑥뜸은 체중, 혈압, 비만 등을 균형 있게 조절해주고, 음양(陰陽)의 평형을 유지시켜줍니다.

12. 기혈을 활발하게 통하여 주는 작용이 있어, 기혈 순환을 촉진시켜주며 어혈을 신속하게 제거해 줍니다.

13. 발한 및 배설 촉진작용이 있어 중금속과 농약 등 유해독소를 몸밖으로 신속하게 발산시켜줍니다.

14. 만성피로의 회복작용과 숙면작용이 있어서 불면증을 치료해주는 등 몸과 마음을 쾌적하고 가뿐하게 해줍니다.

15. 심신을 평안히 해주는 작용이 있어 체내의 한독과 냉증을 제거해주고, 풍한사기(風寒邪氣)가 침범하지 못하게 하여, 각종 성인병을 예방하고 날로 건강하고 튼튼해져서 연년익수(延年益壽), 사랑하는 가족과 행복한 인생을 가능하게 해줍니다.

16. 쑥뜸에서 발산되는 피톤치드와 아로마(약초향기)는 실내 공기의 정화, 환부 소독, 각종 병균 살균, 항균, 항암, 항바이러스 작용을 하여 전염성 질병의 예방과 치료 작용이 있으며, 혈액의 정화작용, 산성혈액을 약알칼리성 혈액으로 전환시켜주어 병약한 산성 체질을 건강한 약알칼리성 체질로 전환시켜줍니다.

17. 정신 안정 작용, 면역력 강화 작용, 심신 안정과 행복감을 증가, 폐 기능 강화, 진통 및 진정작용 등이 있습니다.

18. 전자파와 수맥파(水脈波)를 차단하여 학습능력과 두뇌활동에도 아주 좋은 영향을 줍니다.

19. 쑥잎 숯불의 양기가 수면을 양호하게 해주고 활력을 증진시켜 주며 체질을 개선시켜줍니다.

20. 태양광이 부족하고 음산하며 한습냉기(寒濕冷氣)가 가득한 건물 안은 병마사기가 만연합니다. 이러한 곳에서 잠을 자면 한독(寒毒)이 전신을 습격하여 감기 등 각종 질환에 쉽게 감염됩니다. 냉기와 한독은 남자의 경우는 입과 얼굴이 비틀어지는 구안와사(口眼喎斜) 등 중풍 후유증과 통풍(痛風)을 유발하고, 여자의 경우는 수족냉증, 냉대하증, 자궁종양, 자궁암 등의 각종 고질병을 가져옵니다.

21. 원적외선은 탈취, 방균, 곰팡이 번식 방지, 안심, 안면 작용이 있어 각종 의료용구나 찜질방, 낭방기구, 온돌 등에 활용하고 있습니다.

쑥뜸을 하는 마음가짐

쑥뜸에는 직접뜸(직접구直接灸)과 간접뜸(간접구間接灸)이 있는데, 직접뜸은 말린 쑥을 적당한 크기의 쑥기둥(쑥봉, 애봉艾峰)을 만들어, 해당 경혈 위에 놓고 태워서 그 열기를 피부에 직접 자극하여 가벼운 화상이나, 때로는 고름이 나고 흉터가 생기도록 만드는 중증 화상을 입히기도 하는 전통 쑥뜸방법입니다.

전통적인 직접구는 온열감이 강렬하여 피부 속으로 깊이 침투하도록 하기 때문에, 또한 화상의 상처로 인한 히스토톡신(Histotoxin ; 이종단백질)의 생성으로 면역치료효과가 탁월하다고 하지만, 쑥뜸자리가 화상을 입어 상처가 생기기 쉽습니다. 최근에는 미용과 미관상의 문제로 화상을 입지 않도록 하는 간접구 방식의 쑥뜸을 많이 합니다.

쑥뜸을 할 때는 늘 마음을 스스로 안정시켜서 일체의 근심, 걱정이 없어야 하고 성내는 일이 결코 있어서는 안 됩니다. 쑥뜸의 온열 효과는 혈관 확장과 혈류 촉진 및 생체기능을 활성화시켜주며 쑥뜸의 생화학적인 영향은 난치병을 예방 치료해주고, 쑥뜸 때 발생하는 연기 속에

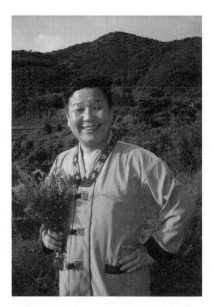
향훈 쑥뜸을 하는 동안 엔도르핀과 다이도르핀이 분비되어 생체 기능을 활성화시킵니다.

는 약 200가지 유효한 화학성분이 있습니다. 이 물질들은 피부의 모공과 호흡기를 통하여 깊이 흡수되어 체내의 각종 유해 세균들을 살균하고 생체조직을 보호합니다.

또한 쑥뜸 시에 호흡을 깊게 하면 심폐기능이 저절로 향상되고 피곤함이 이내 사라지며, 두뇌가 맑아지며 각종 스트레스가 해소됩니다. 근심과 불안, 공포감 등은 불면증과 우울증, 신경쇠약 등의 정신질환을 유발하여, 인체의 정상적인 기능을 상실시키고, 면역력을 약화시켜 여러 가지 병이 발생하게 합니다.

쑥뜸을 실행하고 난 후에는 현대의학이 발견한 경이로운 호르몬 중에 엔도르핀과 다이도르핀(Diadorphin : 깊이 감동을 받을 때 분비되는 호르몬), 기타 각종 뇌하수체 호르몬 등이 자동적으로 분비되어 생체 기능을 활성화시켜 만병을 능히 예방하고 치료해줍니다.

기적의 호르몬인 이 엔도르핀과 다이돌핀은 스트레스와 피로를 사라지게 하며, 아편보다 강력한 진통 진정효과가 있으며, 유해 병균 및 종양세포와 싸워 이겨냅니다. 이와 같이 신묘한 쑥뜸 양생을 하면서 범사에 감사하고 항상 기뻐하며 살아가는 사람에게는 자연치유 능력을 가진 호르몬들이 자동으로 샘솟아나 심신이 더욱 건강하고 생명력이 충만한 행복한 삶을 살아갈 수 있습니다.

침과 뜸(침구鍼灸)이 발달해온 역사

침구(鍼灸)의 유래는 석기시대부터입니다. 동북아시아의 선조들은 모닥불 가에서 우연히 돌을 불에 달구어 환부에 뜸(폄석구砭石灸라 함)을 했습니다. 또 뾰쪽한 돌이나 소의 뼈로 만든 기구로 전신의 경락을 자극하여 병을 치료하려고 했습니다. 중국에서 가장 오래된 약 2200년 전의 의서인 〈황제내경〉에 쑥뜸의 기원(起源)이 기록되어 있습니다.

이르기를 "북방 사람들은…, 추운 날씨에 한독이 체내에 스며들어 내장이 차가와져서 만병이 발생하는데, 그 치료는 쑥뜸으로 불사르는 것이 좋다. 쑥뜸을 하는 사람들이 북방에서 내려와서부터 쑥뜸이 비롯되었다."라는 기록이 있습니다. (北方者…藏寒生滿病, 其治宣灸焫, 故灸焫者, 亦從北方來)

단군신화(檀君神話)에 등장하는 쑥

고조선의 시조인 단군의 건국신화에도 쑥에 대한 얘기가 나옵니다. 천신(天神)인 옥황상제(玉皇上帝) 환인(桓因)의 아들인 환웅천왕(桓雄天王)은 널리 인간 세상을 두루 이롭게 하기를 원하여 하늘에서 내려 와 태백산 신단수(太白山 神檀樹) 아래에서 풍백(風伯), 우사(雨師), 운사(雲師) 등 도사(道士)들과 수하 3천명의 무리를 거느리고 신시(神市)를 열었는데, 어느 날 호랑이와 곰이 찾아와서 인간으로 환생하기를 간절히 청원하여, 환웅천왕은 마늘과 쑥잎 각 한 다발씩을 하사하고 명하기를, 어두운 동굴에서 백일기도하듯이 인내하며 소원이 성취될 때까지 이것으로 연명하라고 했답니다.

호랑이는 도중에 참아내지 못하고 바라는 바 뜻을 이루지 못한 채, 도중에 포기하여 뛰쳐나가버렸고, 끝내 인내하면서 시련을 극복한 곰은 아름다운 처녀 웅녀(熊女)가 되었으며, 마침내 이를 어여삐 여긴 환웅천왕과 혼인을 맺게 되었으니, 바로 이들 부부 사이의 아드님이신 한민족(韓民族)의 건국시조(建國始祖) 단군(檀君)이 탄생하였습니다.

단군이 한민족의 나라를 세우신 그 때가 바야흐로 기원전 2333년이고, 나라 이름은 고조선(古朝鮮)이요 도읍지는 평양이라고 합니다. 단군은 1908세까지 장수(長壽)를 누리다가 아사달산의 산신이 되어서 은거하니 아무도 그 종적을 알 수가 없다고 전해옵니다.

고대 의서들의 쑥과 쑥뜸 기록

〈동의보감〉과 〈본초강목〉 등에서 "쑥뜸을 잘 하면 만성병과 백가지 병을 치료할 수 있다"고 하였고, "쑥뜸을 활용하면 기혈을 다스리고, 차갑고 습한 기운을 내쫓아 경락을 고르게 하여 오장육부의 병을 다스린다."고 하였습니다.

전국시대의 신의(神醫) 편작(扁鵲)이 괵국(虢國)을 방문하였을 때, 괵국 태자가 갑자기 혼수, 가사, 기절(昏睡, 假死, 氣絶) 상태여서, 그의 제자에게 돌침(폄석구)을 놓게 하였더니 곧 깨어나 소생하였다는 이야기가 전해오고 있습니다.

약 2500년 전인 춘추시대 말기 이후의 선현들은 노자, 장자, 공자와 같은 제자백가 의 천인지합일사상(天人地合一思想)인 "靈樞經曰, 人與天地相應者也"(영추경에 말하기를 사람과 하늘과 땅은 서로 응하고 있다)와 음양오행설 그리고 기철학(氣哲學)—莊子曰, 人之生卽聚氣, 死卽散氣 장자가 말씀하기를, 사람의 삶은 곧 기의 모임이요, 죽음은 곧 기의 흩어짐이다—을 철학적 배경으로 침구의학을 발전시켰습니다. 그때 이후 침구의학은 역대의 의술대가(醫術大家)들에 의해 연구되었으며, 현대 인류의 건강증진과 질병퇴치 방법으로 찬란히 발전하게 되었습니다.

고려시대 일연국사(一然國師)의 〈삼국유사(三國遺事)〉에는, 기원전 2333

년에 고조선을 건국한 우리 민족의 시조이신 단군의 모친인 웅녀께서는 동국 속에서 쑥잎과 마늘을 사용하여 수련한 끝에 인간으로 환생했다는 전설이 기재되어 있습니다.

기원전 770~221년에 나온 〈황제내경〉(黃帝內經)은 중국에서 가장 오래된 의서로서, 춘추전국시대의 음양백가사상(陰陽百家思想)과 의술(醫術)을 집대성하고 있습니다. 바로 이 황제내경에 경락과 침구의 이론이 집약적으로 기록되어 있습니다. 그리고 중국 호남성 장사(長沙)의 마왕퇴한묘(馬王堆漢墓) 속에서는 기원 전 168년의 〈11경맥침구경〉이 최초로 발견 되었습니다.

150~219년 동한(東漢) 시대의 의학자인 장중경(張仲景)의 저서 〈상한론(傷寒論)〉에 의하면 경락 이론이 실제로 적용되고 있었습니다. 또 256~282년 진나라 시대의 의학자 황보밀(皇甫謐)의 저서 〈침구갑을경(鍼灸甲乙經)〉에는 12경락과 349경혈 침구법이 소개되었습니다. 589~907년 수나라와 당나라 시대의 의서인 〈황제내경명당경(黃帝內經明堂經)〉에는 전신의 경혈도가 최초로 기술되었습니다.

당나라 시대의 의선(醫仙)으로 불리는 손사막(孫思邈, 581~682)은 625년의 그의 저서 〈천금요방(千金要方)〉과 〈천금익방(千金翼方)〉 중에 각종 질병의 침구치료법과 쑥뜸을 해서는 안 되는 혈, 침을 놓아서는 안 되는 혈, 아시혈 등을 상세하게 기술하였습니다. 그는 이 책에서, "사람의 목숨은 천금보다 귀하다. 단 1장의 약방문 처방이 귀중한 목숨을 구제할 수 있다."고 말했습니다.

564년, 고구려 시대에 중국 오나라 사람 지총(知聰)이 〈내외전(內外典)〉, 〈침구명당도(鍼灸明堂圖)〉 등을 휴대하고 입국했습니다. 그후 그는 일본으로도 의술을 전파하였습니다.

신라는 692년에 의사 양성학교를 설치하였습니다. 이때 일본의 기기남마려(幾記男麻呂)가 유학했으며, 그는 귀국 후에 침구박사가 되었습니다.

930년, 고려 태조 왕건시대에는 태의감 혜민국(太醫監 惠民局)을 설치하여 의사들을 양성하였습니다.

1026년, 송나라 시대의 의학자 왕유일(王維一)은 그의 저서 〈동인경(銅人經)〉 중에 동인침구도경(銅人鍼灸圖經)을 표준화하였고, 354경혈을 기재하였습니다.

1165년, 남송(南宋) 의학자 왕집중(王執中)은 저서 〈침구자생경(鍼灸資生經)〉 중에 14경락과 195개의 질병을 주치하는 359경혈을 표시하였습니다.

1237~1313년, 고려의 침구 명의(鍼灸名醫) 설경성(薛景成)은 원나라의 황제(世祖 : 세조＝쿠빌라이칸)과 원나라의 황제 성종(成宗)의 중병(重病)을 치료하여, 찬성사(贊成事)라는 벼슬을 하사받았습니다.

조선시대 의학자들의 연구

1433년, 조선 의학자 노중례(盧重禮)는 저서 〈향약집성방(鄕藥集成方)〉 중에 1416종의 질병과 침구치료법을 기술하였습니다.

1445년, 조선 의학자 노중례(盧重禮)의 저서 〈의방유취(醫方類聚)〉는 동방의학을 집대성한 백과사전적인 의서이며, 각종 질병에 대한 침구 치료법을 기술하였습니다.

1575년, 명나라 신종(神宗) 시대의 의학자인 이천(李梴)은 동양의학의 필수 입문서인 〈의학입문(醫學入門)〉 19권을 저술하였습니다.

1590년, 명나라의 명의요 약학자인 이언문(李言聞)은 〈기애전(蘄艾傳)〉을 저술하였고, 그의 아들 이시진(李時珍 1518~1593)은 〈본초강목(本草綱目)〉과 〈기경팔맥고(奇經八脈考)〉를 저술하여, 쑥잎과 쑥뜸의 치병 효험들을 상세하게 기술하였습니다.

1600년, 조선 선조시대의 명신(名臣) 영의정 유성룡(柳成龍)은 명나라의 〈의학입문〉 침구 편을 발췌, 이를 보완하여 〈침구요결(鍼灸要訣)〉을 저술하였습니다.

1601년, 명나라 의학자 양계주(楊繼洲)의 저서 〈침구대성(鍼灸大成)〉은 침구 이론을 총망라한 백과사전입니다.

1610년, 조선의 명의인 의성(醫聖) 허준(許浚)은 선조대왕의 왕명에 의하여 16년간에 걸쳐 〈동의보감(東醫寶鑑)〉 25권을 완성하였습니다. 이 저서에서 그는 한국과 중국의 침구법을 정리하여 상세하게 기술하였습니다.

1664년, 조선의 명의로서 침구 어의(鍼灸御醫)인 허임(許任)은 그의 명저 〈침구경험방(鍼灸經驗方)〉에 간단한 자가 활용 경혈 침구요법과 체험 이론을 기술하였습니다. 그의 저서는 간편성과 경제성, 치료효과의 우수성 때문에 지금에 이르기까지 환영받는 처방이며, 일본과 청나라에까지 광범위하게 전파되어서 세 나라의 백성들을 널리 구제하였습니다.

조선의 승려 사암도인(舍巖道人 1644~1742)은 저서 〈사암침구요결(舍岩鍼灸要訣)〉에 특수한 침구보사법(鍼灸補瀉法)의 치료 방안을 창안 발표하였습니다.

1817년, 청나라의 의학자 이학천(李學川)은 저서 〈침구봉원(鍼灸逢源)〉에서 14경락, 361경혈을 소개하여 지금까지 널리 침구의학에 통용되고 있습니다.

1894년, 고종시대의 이제마(李濟馬)는 저서 〈동의수세보원〉(東醫壽世保元)에서 사상의학체질(四象醫學體質)을 제창하였습니다.

1912~1932년 사이에 일본의 최장수 만평가문(萬平家門)의 6인이 100세를 넘도록 장수한 비결이 알려졌습니다. 그들은 매일 족삼리(足三里) 등에 쑥뜸을 실천하여 하체의 기력을 왕성함으로써 건강을 유지하였습니다. 이러한 역사적 사실에 학문적 호기심이 발동한 현대 의학자로서 일본 교토 대학교 의학부 교수인 하라시멘타로(原志免太郎) 박사는 60여 년간 직접 임상 실험을 한 결과, 쑥뜸 요법이야말로 인류 건강을 위한 최선의 치료법임을 확신하고, 〈만병에 효과가 있는 쑥뜸요법 ; 万病じ效 〈お灸療法〉이라는 저서를 출간, 무려 50판을 거듭 보급하게 되었습니다. 그는 108세까지 평생을 다 바쳐 일본의 학생과 국민을 대상으로 보

건 쑥뜸 운동을 헌신적으로 활발하게 전개하였습니다.

오늘날 침구의학은 동양은 물론 서양에도 널리 보급되어 질병 치료에 자주 쓰이고 있으며, 1977년 UN의 WHO(세계보건기구)는 침구에 의한 질병 예방 퇴치운동과 더불어 1984년에는 361개 현행 경혈 명칭(한중일 공용 한자명)과 국제 영문부호와 48개의 아시혈을 공인하였습니다.

현대의학의 난제들을 극복할 수 있는 쑥뜸 요법은 과학적인 연구를 통해 놀라운 효능이 계속 구명되고 있는 중입니다.

명나라 이시진(李時珍)의 〈본초강목〉에 기록된 쑥뜸의 효능

중국 호북성 황강시(黃岡市) 기춘현 기주진(蘄州鎭)의 장강 북안 대별산(大別山) 남쪽 기슭은 풍광이 수려하고 백가지 약초가 풍부한 곳입니다. 명나라의 이름난 명의 이시진은 이곳에서 30여 년간 심혈을 경주하여 〈본초강목〉을 저술하였습니다.

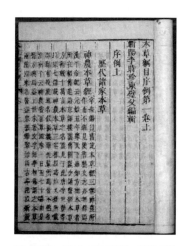

그의 부친 이언문(李言聞) 역시 구세제민(救世濟民)의 명의였으며, 쑥잎 연구가로서 〈기애전(蘄艾傳)〉이라는 저서를 남겼습니다. 기애(蘄艾)는 그의 고향 기주에서 자라는 쑥으로서, 황해쑥(黃海艾) 또는 애엽(艾葉)으로 통칭되고 있으며, 중국 최상의 쑥잎입니다. 이시진은 부친의 연구를 계승하여 〈본초강목〉에 쑥에

명나라의 명의 이시진이 1590년에 저술한 52권으로 된 〈본초강목〉 필사본입니다. 그는 30여년에 걸쳐 필생의 역작으로 이 의서를 저술했습니다. 〈본초강목〉에는 부친의 가르침과 함께, 의학고서(醫學古書) 8000여권을 열람참고(閱覽參考)한 내용, 당대의 명의(名醫)를 비롯하여 수도거사(修道居士) 및 양생대가(養生大家)들을 직접 방문하여 구한 민간 경험 처방 등이 실려 있습니다. 그는 세상을 주유하며 깊은 산속과 광야에서 약초들을 채집, 평생 1,882종의 각종 약재들을 분류 연구하였으며, 그에 따른 훌륭한 의약 처방들을 기술하여 불후(不朽)의 명저를 완성했습니다.

대한 기록을 상세히 했습니다.

"艾葉産于山陽 採以端午, 治病灸疾,功非小補"(쑥잎은 산의 양지바른 곳에서 자란 것을 단오 날에 채취하는 것이 좋고, 쑥뜸으로 질병을 치료하는 그 보양(補陽)의 공이 아주 큽니다.)

"三年熟艾或陳艾臼粉碎製造艾絨用艾灸, 淡灰黃色佳品, 生艾拙速乾燥用艾灸時, 熱毒强烈傷筋脈"(3년 이상 오래 묵은 쑥을 절구통에 분쇄하여 애용으로 만들어 쑥뜸에 쓰는데, 담회황색이 가장 좋은 품질입니다. 생쑥을 졸속으로 건조하여 쑥뜸을 하면 열독이 강렬하여 근육과 힘줄이 상합니다.)

또 이시진의 고향 기주에는 이러한 민요가 있어 전해옵니다.

"走遍千戶懸蘄艾, 出城千里聞藥香, 家有三年陳艾, 郞中(=漢醫師的方言)不用來"

(천호가 넘는 집집마다 기주의 쑥잎을 채취하여 널어두고 있네. 성 밖을 나서면 천리 길 곳곳마다 그으한 쑥잎의 약 향기가 바람결에 실려 오네. 집안에 3년 묵은 쑥잎이 있으면, 낭중(한의사를 뜻하는 사투리)이 진료를 올 필요가 저절로 없어진다네)

세계화되는 쑥뜸 치료법

오늘날 세계에서 쑥뜸이 가장 널리 보급된 나라는 바로 일본입니다. 약 1,100년 전인 천경(天慶) 2년(939年), 천황은 범국민 쑥뜸 포고문을 발표하였는데, 그 주된 내용은 "봄과 가을에 쑥뜸을 실시합시다. 이로써 모든 질환을 예방하고, 각자 맡은바 업무에 따라서 마땅히 근면하게 일할 수 있습니다. 몸에 질환이 있으면 생업을 폐하게 되고, 몸도 가눌 수 없게 됩니다. 쑥뜸을 몰라서는 아니 되며, 부녀자와 갓난아이들도 역시 마찬가지로 쑥뜸을 하면 좋습니다(春秋施灸, 以防疾患, 人固應勤于所業, 然有所患則業廢身蔽, 不可不知, 婦孺亦然)."

또한 1937년, 일본 정부는 당시 저명한 의사 대전문지(代田文誌) 박사를 선도로, 연령별 범국민 건강 쑥뜸운동을 전개하였는데, 갓난아이들은 주로 신주혈에 쑥뜸을 하여 발육을 촉진하고 아울러 각종 소아질환을 예방하였습니다. 17세 전후 청소년들에게는 풍문혈을 주로 쑥뜸하여 감기 등 호흡기질환을 예방토록 하였으며, 24세 전후 청년들에게는 삼음교혈을 주로 쑥뜸하여 남녀 생식기질환을 예방하였습니다. 30세 전후의 장년층에게는 족삼리혈을 쑥뜸하여 비위와 소화기의 질환을 예방하였으며, 45세 이후의 노인층 역시 족삼리혈과 곡지혈을 쑥뜸함으로써 중풍, 고혈압 등의 노인질환을 예방하도록 하였습니다.

건강생활에 지대한 관심을 가지고 노력하는 사람이 장수한다는 최근의 학설도 있지만, 쑥뜸이야말로 세계 최장수 국가인 일본의 주요한 장수 원인 중의 하나라고 생각합니다. 그동안 한국에서는 수천 년간 전통 민간의술로서 침술과 함께 그 명맥을 유지하고 발전해왔으나, 오늘날은 한의사만의 고유 전문 의료분야로서 한의사가 아닌 사람이 타인에게 영리 목적으로 쑥뜸을 함부로 시술하는 것을 엄격하게 의료법으로 금지하고 있습니다.

하지만 수천 년간 선현들의 체험과 지혜로 전수되어온 전통 민간요법인 이 쑥뜸을 무조건 법으로 가로막는 것 보다는 자신과 가족 간에 전통 민간쑥뜸요법을 통하여 비교적 안전하고 부작용이 거의 없는 간접뜸 치료인 도자기 쑥뜸 요법은 개인과 가정의 보건 양생차원에서 선양되어 널리 보급되어야한다고 필자는 생각합니다.

2011년 현재 97세의 노익장 침구사인 서울 남산의 구당(灸堂) 김남수(金南洙) 옹은 그의 부친으로부터 전수받은 입신 경지에 이른 일구이침술(一灸二鍼術)로 지난 70년간 약 50만 명을 치료해주었다고 합니다. 그분의 아시혈을 활용한 화상 침구치료 장면과 무극8혈구법[(無極八穴灸法 : 무극보양뜸―백회, 폐유, 고황, 곡지, 중완, 족삼리, 기해(여자는 중극), 관원(여자는 수도)] 쑥뜸 장면을 KBS TV(2008년 9월 13일, 9월 14일 추석특집 전국 방영)와 여수 MBC 강연(2010년 8월 19일)에서 경청했습니다.

그때 나는 1400년 전 당나라의 대의(大醫) 손사막 선생께서 102세로 세상을 떠나기 전까지 부귀빈천을 가리지 않고 행한 제세구민 의료활

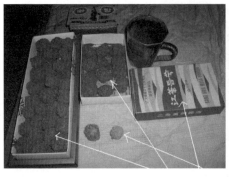

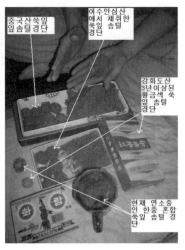

도자기 쑥뜸과 약초 차, 발효 식초, 쑥떡, 약초 목욕 등에 쓰는 참쑥과 야생산쑥(뺑쑥). 이 두 가지 쑥잎을 혼합 채취하여 2~3년간 말렸다가 믹서기로 분쇄하여 준비한 쑥뜸용 애융 경단입니다.

여수 청정해안에서 채취하여 말려두었다가 분쇄한 쑥뜸용 애융경단과 중국수입산(식약청검사기준을 모두 통과한 품질이 양호한 애엽)의 애융 경단입니다.

동을 생각하며, 현대판 쑥뜸대가 손진인(孫眞人) 손사막(孫思邈) 선생의 재현을 본 것 같은 신선한 충격과 감동을 받았습니다.

한국은 이제 남녀 평균수명이 거의 80세에 이르렀습니다. 그러나 구조적으로 볼 때 완전한 심신건강체를 이루고 사는 노년층은 갈수록 적어지고, 대부분의 노인층은 수십 년간을 난치성 만성병에 시달리다가 여생을 마치고 있습니다. 현대의 만성병인 암에 의한 사망률은 전체 사망 질환 원인 중 3분의 1을 넘어 최고 사망률에 이르고 있고, 그 뒤를 잇는 것이 뇌혈관 질환입니다.

연일 보도되는 청장년과 저명인사의 자살 기사는 자살이 마치 유행병처럼 만연한 것처럼 느껴집니다. 자살은 정신과 의지가 병들어버린 일종의 신지병(神志病)으로서, 원기부족과 아울러 탐진치[貪瞋痴 ; 만족을 모르고 탐내는 욕심, 남을 원망하고 성내는 마음, 희망과 정사 분별력(正邪分別力)을 잃어버린 어리석은 마음]의 3독(三毒)으로 인한 질환인 울화병과 우울증의 결과입니다. 각박하고 경쟁이 치열한 현대사회에서 성공강박증과 각종 생존경쟁의 스트레스에서 오는 고통과 불안감과 비관이 주요 원인입니다. 놀랍게도 전국적으로 하루에 평균 37명, 1년 동안에 약 13,000명이 삶을 포기하여 자살을 선택한다고 합니다.

간단한 도자기 쑥뜸으로 수많은 질환들을 가장 간편하고 경제적으로 예방하고 치료하면서 지족상락(知足常樂 ; 자기 분수와 만족을 알면 생활이 항상 즐거움)의 생활철학을 가지기 바랍니다. 수천 년을 계승되어온 우리의 전통 자연치유요법인 쑥뜸 양생이 얼마나 귀중하고, 절실한지 다시 한 번 실감하게 됩니다.

저명 의서에 소개된 쑥뜸법과 요령

1. 〈편작심서〉에는 "병이 없을 때에도 항상 관원(129), 기해(130), 명문 (114), 중완(133)혈에 쑥뜸을 해주면, 수백 세까지 불로장생은 못할지라도, 백여 세 정도의 장수는 가능하나니라. 질병이 없을 때에도 쑥뜸을 실시하는 사람은 인체의 정기를 촉진하고 발양(發陽)시켜 질병에 대한 면역력을 증가시켜주고, 병마와 사기(邪氣)의 침입을 제압하여 막아주나 니라."고 기록되어 있습니다.(괄호 안의 숫자는 제4장에서 참조하실 무병장수 139 요혈과 기타 32 보건혈을 나타냅니다.)

2. 〈의학입문〉에서는 "고황혈(61), 족삼리혈(21), 용천혈(72)에 자주 쑥 뜸을 하면 모든 병의 치료가 가능하며, 몸을 더 편안하게 하려면 단전 인 관원혈(丹田, 關元穴129)에 늘 뜸을 해야 한다."고 하였습니다.

3. 장자께서 그의 저서에서 말씀하시기를 "공자님께서는 이른바 병이 없는데도 스스로 늘 쑥뜸을 행하였느니라." (여기에서 무병자구無病自灸는 유비무환有備無患의 뜻입니다.) 〈회남자〉(准南子, 전하前漢 회남왕의 저서)에 서는 "어질고 훌륭한 의사는 병독이 아직 침입하지 않았을 때 미리 치료해주어서 병이 없어지고, 성인(聖人)은 환란(患亂)이 닥치기 전에 미리

환란을 다스려서 환란이 없어지느니라."고 했습니다.

4. 〈황제내경〉에서는 "배꼽인 신궐혈(131)에 쑥뜸을 하면 모든 병을 방지하고 장수하느니라. 여기에 관원혈(단전129)과 기해혈(130), 중완혈(133), 족삼리혈(21)을 배합하여 매일 쑥뜸하면 불로장생을 누릴 수 있느니라."고 이르고 있습니다.

5. 〈동의보감〉 등에서는, "배꼽(신궐131)에 따뜻한 쑥뜸을 자주하면 오래 살 수 있으며, 이곳을 덥게 쑥뜸하면 아이를 잘 낳게 하는 처방이 되나니라."라고 기재되어 있습니다.

6. 〈황제내경〉에서는 "쑥뜸으로 안마하듯 누르면, 곧 그 열기가 환부(患部 : 압통점인 아시혈)에 이르고, 그 열기가 환부에 이른 즉 곧 통증이 멎는다."라고 하였습니다.

7. 〈의학입문〉에서는 "약과 침으로 낫지 않는 모든 병에는 반드시 쑥뜸을 떠야 한다."라고 하였습니다.

8. 〈명의별록(名醫別錄)과 본초경집주(本草經集註)〉의 저자이며, 산중재상(山中宰相)이라고도 불리던 은거진인(隱居眞人) 도홍경(陶弘景. 452~536)은 이르기를 "쑥잎은 맛이 쓰고 따뜻하며, 독이 없고 백병을 주치하느니라."라고 하였습니다.

9. 〈본초종신(本草從新)〉의 저자인 청나라 시대의 저명한 의학자 오의락(吳儀洛)이 이르기를 "어떤 병이든 약과 침으로 나을 수 없으면, 반드시 쑥뜸을 활용하라. 생쑥잎은 따뜻하고 묵은 쑥잎은 뜨거우며, 순양의 성질이 있어 능히 양기가 끊어진 것을 돌이켜 북돋아주고, 12경락을 통하게 해주며, 내복하여 복용하면 삼음(三陰)을 주행시켜주고 기혈을 다스려주며 한기와 습기를 쫓아내고 자궁을 따뜻하게 해준다. 또 모든 출

혈을 지혈시켜주고 따뜻한 가운데 울체된 것들을 열어주며, 월경을 원활하게 조절해주고, 태반을 편안하게 해주며, 쑥뜸의 불기운이 인체의 모든 경혈에 능히 침투하여 기혈을 잘 통하게 하여 백병을 없애주느니라."고 하였습니다.

※ 생온숙열(生溫熟熱) : 당년에 채취한 새 쑥잎의 성미는 따뜻한데, 3년 이상 묵은 쑥잎은 성미가 뜨겁습니다. 그러므로 오래 묵은 쑥잎으로 향훈 쑥뜸을 하면 체내의 한독과 냉한 습열을 몰아내는 데에 더 좋은 효과가 있습니다.

10. 〈황제내경〉의 〈영추(靈樞)〉에 이르기를 "침으로 나을 수 없는 병은 쑥뜸이 적합하느니라." 양기가 부족하고 체내에 한독이 많아 쇠약한 체질자에게 침 치료의 효과가 미약하면 쑥뜸으로 치료하면 효과가 아주 좋습니다.

* 뜸의 장수(壯數)는 이런 의미입니다.

쑥뜸봉 1개의 타는 힘이 어른 한 사람의 힘과 같다 하여 '장(壯)'이라 합니다. 단 본서에서 말하는 1장은 약 2cm의 애융 경단이 완전 연소하기까지 걸리는 약 20~25분간의 쑥뜸을 말합니다.

11. 〈천금비방(千金備方)〉에 이르기를 "배가 몹시 부르거나 고플 때, 취중에, 날것과 차고 굳은 음식을 먹은 후에 쑥뜸을 하는 것은 다 좋지 않습니다. 또한 생각과 근심을 지나치게 하거나 성을 많이 낸 직후에는 쑥뜸을 하지 않는 것이 좋다."고 하였습니다.

12. 조선의 명의 허임(許任)의 〈침구경험방(鍼灸經驗方)〉과 허준(許浚)의 〈동의보감(東醫寶鑑)〉에서 말하기를, "쑥뜸을 한 직후에는 돼지고기, 물고기, 술, 밀가루 국수, 찬음식, 찬물을 먹지 말아야 합니다. 찬바람을 접하지 말고 또 화를 많이 내지 말아야 합니다. 또한 곧바로 찬물에 들어가 목욕을 하지 말아야 합니다.(참고로 알려드립니다. 도자기 쑥뜸을 마친

후 외출할 때 대중 앞에 쑥뜸 냄새가 나는 것을 원하지 않을 때는 바로 온수 목욕을 해도 쑥뜸의 효능에 지장이 없습니다.)

그 중에서도 닭고기를 먹는 것이 제일 나쁘고, 곧바로 남녀가 성교를 하면 더욱 좋지 않습니다. (쑥뜸을 정성껏 하고 나면 정력이 비아그라 먹은 것보다 좋아지는데, 이때 함부로 정력을 훼손하지 않는 것이 불로장생의 비결이기도 합니다. 따라서 의학 선현들의 말씀을 순종하는 것이 현명한 양생법이라 생각됩니다. 매일 쑥뜸 정양을 통하여 정력을 저축하면, 온몸이 저절로 튼튼해지고 건강해집니다.)

13. 〈동의보감〉에서 쑥뜸(아주 뜨거운 직접구)이 마땅치 않는 48경혈(經穴)이 있습니다. 인체에는 361개의 경혈이 있는데, 그중 다음 48개 경혈에는 강렬한 직접 쑥뜸(직접구)이 마땅치 않습니다.

아문(瘂門), 풍부(風府), 천주(天柱), 승광(承光), 두유(頭維), 찬죽(讚竹), 정명(睛明), 소료(素髎), 화료(和髎), 영향(迎香), 하관(下關), 인영(人迎), 천유(天牖), 천부(天府), 연액(淵腋), 유중(乳中), 구미(鳩尾), 복애(腹哀), 견정(肩貞), 양지(陽池), 중충(中衝), 소상(少商), 어제(魚際), 경거(經渠), 척중(脊中), 은백(隱白), 누곡(漏谷), 조구(條口), 지오회(地五會), 독비(犢鼻), 음시(陰市), 복토(伏兎), 비관(髀關), 신맥(申脈), 위중(委中), 음릉천(陰陵泉), 은문(殷門), 심유(心俞), 승부(承扶), 승읍(承泣), 계맥(瘈脈), 사죽공(絲竹空), 음문(陰門), 이문(耳門), 석문(石門), 기충(氣衝), 뇌호(腦戶), 백환유(白環俞)

** 지난 5년간 필자의 도자기 쑥뜸 체험상, 위의 48경혈은 가급적이면 쑥뜸을 삼가하는 것이 좋으며, 그중 일부 혈은 잠깐 동안 간접구인 온열 도자기 쑥뜸을 하는 것은 별로 관계가 없습니다. 다만 이 금구혈(禁灸穴)들은 과유불급(過猶不及 : 과한 것이 오히려 미치지 못하는 것)이니, 중용을 잘 지켜 적당량 잠깐 하는 것이 지혜롭고 바람직한 쑥뜸 양생방법이라고 필자는 생각합니다. (각 경혈의 위치는 제4장 참조)

14. 진연지(陳延之)의 저서 〈소품방(小品方)〉에 의하면, "쑥뜸과 침술을

아는 의사는 능히 이를 실행하여 병자를 고칠 수 있으며, 보통사람도 쑥뜸을 알면 집안에서 편리하게 쓸 수 있나니라. 경혈을 아는 전문 의사는 쑥뜸과 침술을 당연히 실행할 수 있으나, 의사가 아니더라도 글을 해득하는 사람은 경혈도를 보고 쑥뜸 치료를 할 수 있으며, 경혈에 대한 전문지식을 전혀 모르는 사람도 환부와 아픈 곳의 아시혈을 찾아 쑥뜸을 실행하면 모두 쑥뜸 치료방법을 아는 사람들이니라."

"모든 길은 로마로 통한다."는 옛 말처럼, 쑥뜸은 누구나 쉽게 알 수 있으며, 간편하고 돈 들이지 않으며, 거의 부작용 없이 만병을 스스로 예방하고 치료하는 가장 효과가 좋은 양생법입니다.

15. 〈황제내경(黃帝內經)〉에서 말하는 "以痛爲腧"(이통위수 ; 아픈 곳을 따라서 침구혈을 취함)는 환부(患部) 주변의 압통 부위가 곧 쑥뜸의 혈위라는 취혈법(取穴法)입니다. 이것은 인간의 원초적인 자연 반응을 이용하여 자연치유력을 강화하는 가장 알기 쉬운 감각 취혈 치료법입니다.

16. 명나라 시대의 〈의학입문(醫學入門)〉에 이르기를, "화병과 사기(邪氣)로 인하여 생긴 병자는 쑥뜸을 실행하면 좋아지리니, 마치 보사법(補瀉法)처럼 사악한 기운에 따라오는 화기를 모두 발산할 수 있느니라. 열독병마와 사기로 인하여 생긴 병자의 울화병과 열독의 기운을 가진 것을 모두 외부로 발산하느니라." 그러므로 열병자 역시 쑥뜸으로 예방과 치료가 가능합니다. 이것은 마치 이열치열(以熱治熱 : 열로써 열을 다스림), 이화제열(以火制熱 : 쑥뜸 불로서 열병을 다스림)의 쑥뜸 보사법입니다.

17. 일본 강호(江戶)시대의 명의였던 후등간산(后藤艮山)의 저서 〈애조통설(艾條通說)〉에 이르기를, "쑥뜸 불은 인체에 조열(燥熱)을 발생시키지 않습니다. 조열이란 번열(煩熱 : 속이 답답하여 생기는 열)과 갈증 및 열독을 유발하는 증상입니다. 쑥뜸은 진액(津液 : 주로 타액)을 상하게 하거나 진기를 소모시키지 않습니다. 양기를 보하여주고 음기를 온화하게 하는

공덕이 있습니다. (심신 음양 평형 조절작용)

그러므로 음허화왕자(陰虛火旺者＝오심발열자五心·發熱者와 양열실증자陽熱實症者 : 화기와 사기가 왕성한 울화병자) 모두 쑥뜸 치료가 가능합니다.”
오심이란 손바닥, 발바닥 그리고 심장 한가운데가 열이 나고 몹시 답답한 번열증을 뜻합니다.

18. 〈편작심서(扁鵲心書)〉 중에는, “쑥뜸요법으로 신궐혈을 쑥뜸해주면, 정기(正氣)가 충만하여 오장육부를 보호하고, 신체의 기혈과 음양의 평형이 조화를 이루게 하며, 혼백이 평안해져 안정을 이루고, 추위와 더위가 침범치 못하고, 신체가 튼튼하게 변화되나니, 인체의 중심인 배꼽 부위 신궐혈 바로 그곳에 쑥뜸의 효능이 있나니라. 이 쑥뜸법을 널리 사용하면 백가지 병들이 모두 사라지고, 해를 더할수록 기력을 북돋아주느니라.”

19. 〈순경(循經)〉에서 이르기를, “중완혈을 쑥뜸하면, 일체의 비장과 위장질환에 치료되지 않는 병이 없나니라.”

20. 〈천금방(千金方)〉에서 이르기를, 고황혈을 쑥뜸하면 수척하고 병약하거나 허로손상(虛勞損傷)을 입은 사람을 주치할 수 있나니라.”

21. 쑥뜸으로 마음의 병을 치료 :〈동의보감〉 양생편(養生篇)에 기록된 태백진인(太白眞人)의 양생의 도(道)입니다. “병을 치료하려면 먼저 마음을 치료해야 하느니라. 마음속에 있는 일체의 허망한 잡념과 욕심과 불평불만과 분노와 화기를 모두 비워버리고, 과거의 죄과들을 반성하고 참회한 후 개과천선하고, 생활방식을 도법자연(道法自然 : 자연의 법칙을 따라 사는 것이 곧 도)에 순응하여 따르게 되면, 이후에는 자연히 심경이 변하여 평안해지고 온화해진다. 대자연의 시간 속에 풀잎에 맺힌 아침 이슬처럼 모든 행함이 무상함을 크게 깨닫게 되나니, 그리고 나면 인생

의 모든 어려운 문제들이 저절로 해결되며, 마음과 생각이 맑아져 지혜
로워지고 자연히 병도 낫게 되느니라."

제 2 장

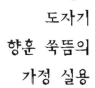

도자기
향훈 쑥뜸의
가정 실용

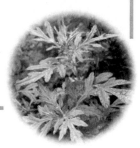

도자기 쑥뜸 용구 제작 및 사용방법

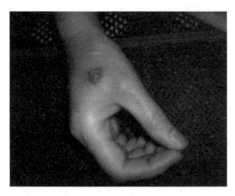

필자의 만류에도 불구하고 아내가 직접구를 하다가 입은 합곡혈 부위의 화농 상처 모습입니다. 이 화농 상처는 이종단백질인 히스토톡신 (Histotoxin)을 형성하여 마치 천연두를 예방하는 우두(牛痘) 접종처럼 면역력을 증강시켜준다는 것을 잘 알고 있습니다. 그러나 화상의 고통을 무릅쓰고 쑥뜸을 한다는 것은 권할 일이 아닙니다.

과거에 필자는 직접구(直接灸)의 효과가 좋다는 것을 알고 실행하였으나, 자주 화상(火傷)과 화농상(化膿傷)을 입어야 했기 때문에 직접구를 별로 하지 않았습니다. 그래서 전복껍질을 활용하여 간접구를 해보았으나, 이 방법 역시 화상을 입어 몹시 고생한 경험이 있습니다.

1) 일공(一孔) 도자기 쑥뜸 용구 - 제1 제작 방법

1. 높이 8~10cm, 지름 6~8cm의 손에 들기 편한 도자기 잔을 선택합니다.

2. 바닥에 신문지나 천을 두툼하게 깔고 찻잔을 뒤집어 놓습니다.

3. 콘크리트 못의 뾰쪽한 부분을 잔의 밑바닥 중앙 근처에 대고 망치로 가볍게 두들겨 지름 1~2mm되는 작은 구멍을 뚫습니다.

작은 구멍은 쑥뜸의 재가 쉽게 누출되지 않도록 하고, 동시에 공기를 통풍시켜 화력을 좋게 쑥 경단이 완전연소하게 합니다. 도자기 쑥뜸 시에 발산되는 온열 기운은 레이저 침이나 원적외선 침과 같은 구실을 합니다. 쑥뜸의 화력은 전신의 경혈과 환부인 아시혈 등에 곧바로 침투하여 질병의 예방과 치료효과를 발휘합니다.

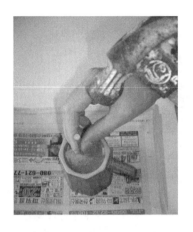

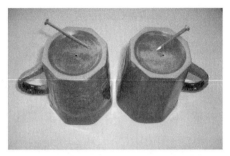

도자기 잔 밑바닥의 중앙 근처에 콘크리트 못을 대고 망치로 가만가만 두들겨 구멍을 뚫습니다.

2) 일공 도자기 쑥뜸 용구 - 제2 제작 방법

제1 방법으로 도자기 찻잔에 구멍을 뚫다 너무 크게 구멍이 나면, 그냥 버리지 말고 질 좋은 황토와 시멘트와 모래를 섞은 몰탈(황토를 구할 수 없을 때는 단지 몰탈만 사용해도 가능)을 혼합하여 물을 약간 넣고 잘 비벼서 도자기 잔 바닥에 약 1cm 두께로 평평하게 다진 다음 이쑤시개를 못 구멍에 꼽아 두고 이틀 정도 지나 잘 건조되었을 때 이쑤시개를 뽑아내면 훌륭한 쑥뜸용 도자기

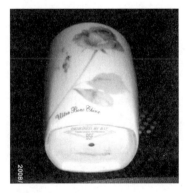

이것은 슈퍼마켓에서 구입한 수저통 도자기입니다. 밑바닥에 2개의 대소 구멍이 있습니다. 쑥뜸 때 간편하고 그 효력은 거의 같습니다. 다만 도자기 수저통에 손잡이가 없어서 다소 불편하고, 구멍이 좀 커서 재가 구멍으로 쉽게 새어 나옵니다.

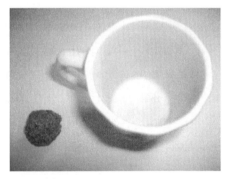

쑥뜸 용구를 제작할 사정이 안 되면, 집안의 도자기 잔을 그냥 바로 사용하여 향훈 쑥뜸을 합니다. 단 통풍 구멍이 없으므로 공기 유통이 좋지 않아 때때로 경단이 완전 연소하지 않으면 쑥뜸 효력을 백분 활용치 못할 수 있습니다.

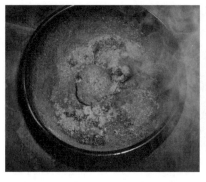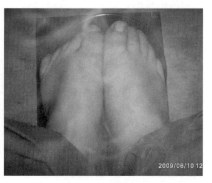

곰탕그릇으로 많이 사용하는 뚝배기를 사용할 때는 작은 구멍을 뚫지 않고 그 냥 직접 활용합니다. 뚝배기 대완 도자기 는 지름 15~20cm, 높이 8~9cm 크기이 기 때문에 공기 대류가 잘 되어 연소 상 태가 아주 좋습니다.

다리 부위, 회음부, 등, 복부, 아시혈 부위 처럼 넓은 경혈 부위를 한꺼번에 쑥뜸할 때는 뚝배기 대완 도자기가 편리합니다.

잔이 됩니다. 필자는 제2의 방법으로 만든 1,000원 짜리 도자기찻잔을 3 년이 넘도록 아무 탈 없이 사용하고 있습니다.

향훈 쑥뜸 때 주의사항

항상 화상과 화재 등 안전에 각별히 주의하시기 바랍니다. 따라서 언 제나 몸 가까이 수건과 나무젓가락, 1잔의 물을 준비하여 두십시오. 도 자기 쑥뜸이 비교적 안전하지만, 상하좌우 자유롭게 도자기 쑥뜸을 하 다가 실수하여 도자기 안에 담긴 연소하는 애융 경단이 밖으로 튀어나 올 때, 재빨리 수건이나 나무젓가락으로 도자기에 도로 집어 담습니다. 비상시에는 그 한 잔의 물로 불을 끌 수 있을 것입니다.

2) 쑥뜸 도자기 잔이 너무 뜨거울 때는 화장지나 손수건으로 잔을 감싸고 사용하면 됩니다. 뜨거운 것이 두려울 때는 10분 정도 사용할 수 있는 직경 1cm 정도의 경단을 뭉쳐 사용합니다. 쑥뜸 부위가 뜨거

워지면 즉시 다른 경혈로 이동하면서 여러 중요 혈위에 교차로 이동하면서 실시합니다.

필자와 아내는 전혀 화상을 입지 않고도 하루에 3~10장(약 1~3시간 30분)씩 주요 경혈에 두루 향훈 쑥뜸을 즐기며 건강하게 생활하고 있습니다.

3) 눈 부위를 쑥뜸할 때는 안전을 위하여 되도록 눈을 감고 뜸을 합니다. 민감한 생식기 부위와 젖꼭지 부분에는 직접 쑥뜸(직접구)을 절대 하지 마십시오. 그러나 간접구인 도자기 쑥뜸은 괜찮습니다.

목 동맥, 겨드랑이 안쪽 임파선, 허벅지와 사타구니 임파선, 손목 관절 동맥 부위에는 고열 쑥뜸이 결코 마땅치 않습니다. 소아와 임산부 및 고혈압 환자가 일반적인 방법으로 쑥뜸할 때는 늘 조심해야 하지만, 온화한 도자기 쑥뜸은 무방합니다.

4) 〈동의보감〉에 이르기를, 쑥뜸 후 원기가 아주 충만할 때 부부가 곧바로 합방하는 것은 마땅치 않다고 하였습니다. 원기를 함부로 손상하지 말고 되도록이면 축적하여야 건강이 날로 좋아집니다.

5) 겨울철에 이불 속에 누워서 쑥뜸할 때는 긴장이 풀려 자기도 모르게 잠이 들 수 있습니다. 그러므로 누워서 쑥뜸할 때는 반드시 쑥뜸 완료 후에 잠들기 바랍니다. 곁에서 돌보아주는 사람이 있으면 좋습니다. 필자는 지난 5년 동안에 두 번이나 잠이 들어버려 이불과 전기장판을 태워 하마터면 화재나 화상이 날 번한 경우가 있었으니 각별히 주의하시기 바랍니다.

6) 도자기 쑥뜸은 가능한 손수 꾸준히 실천하는 것이 좋은 '자연 자력 양생 쑥뜸요법'입니다. 쑥뜸의 요체(要諦)와 비결은 쑥뜸 구(灸)자의 의미 그대로, 오래토록 불을 사르도록(久+火) 꾸준하게 실행하는 것입니

다. "속히 이루려고 욕심을 부리면 이룰 수 없다(욕속부달欲速不達)"는 옛말처럼, 성급히 건강을 회복하려고 너무 오랜 시간 너무 뜨거운 직접 쑥뜸을 하는 것은 마땅치 않습니다.

점진적으로 자기 체질에 맞게 적당량 쑥뜸을 하기 바랍니다. 처음에는 매일 1~2장, 체질이 적응되면 매일 3~5장, 중환자의 경우는 각자의 체질과 증상에 따라서 하루 1~10장을 적절하게 실천합니다.

7) 기가 허약한 사람이나, 체질 허약자들이 쑥뜸 과정 중에 나타나는 몇 가지 호전반응(好轉反應)에 대하여는 제6장 1.도자기쑥뜸의 문답편에서 상세히 설명하였으니 참조하기 바랍니다. 만약 쑥뜸 중에 호전반응이 발생한다면 놀라지 마시기 바랍니다. 이는 쑥뜸에 반응하여 인체에 오랫동안 축적된 독소가 배출되는 신체의 명현(자각)반응으로서 병세가 점차 나아지는 과정이라고 이해합시다.

개인의 체질에 따라 쑥뜸의 강약과 용량을 적절하게 조절하거나, 잠시 휴식을 취한 뒤에 다시 쑥뜸을 하면 호전반응의 증상들이 사라지면서 마침내 병근(病根)이 뿌리 뽑혀 점차 낫게 됩니다.

8) 누워서 쑥뜸할 때는 몸에 착 붙는 색깔이 짙은 순면 내의를 입고 하는 것이 좋습니다. 처음에는 직접 피부에 도자기 쑥뜸을 하다가, 도자기가 뜨거워지면 내의 위에 도자기를 올려놓고 안전하게 쑥뜸합니다.

9) 애융 경단의 불꽃이 미약할 때는 입으로 불씨를 살살 불어서 살려주거나, 공기가 유통할 수 있는 틈을 만들어 주면서 향훈쑥뜸을 실시합니다.

10) 애융 경단을 만들 때는 애융을 합장(合掌)하듯이 잘 비벼서 지름 2cm 정도의 둥근 경단으로 뭉칩니다. 이 경단 1장의 연소 시간은 20~25분입니다.

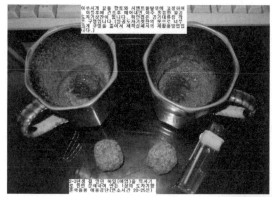

◀ 높이 8.5cm, 위 구경 8cm, 아래 구경 6cm의 손잡이가 달린 팔각형 도자기 찻잔으로 제작한 일공 도자기 쑥뜸 용구입니다.

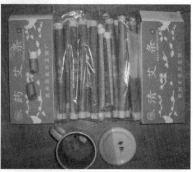

▶ 큰 담배(권련)처럼 생긴 이것은 현재 중국에서 널리 통용되는 '순애조(純艾條)'와 '약애조(藥艾條)'입니다. 2~3년 묵은 쑥잎을 권련처럼 말아 만든 이것은 쑥뜸을 할 때 2~3cm 길이로 절단하여 겉 종이는 떼버리고 둥글게 애융으로 만들어 도자기에 넣고 향훈 쑥뜸을 합니다.

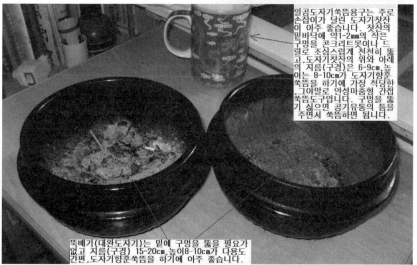

구멍을 뚫지 않고 바로 사용할 수 있는 지름 15~20cm, 높이 8~9cm의 뚝배기 대완 도자기 용구입니다. 수족장, 복배부 및 좌훈구(坐薰灸)로 향훈, 지압, 폄석, 안마, 괄사, 원적외선 온열요법을 종합적으로 구사합니다.

11) 도자기 잔 안에 쑥뜸재와 쑥잎의 정유 찌꺼기가 쌓여 있을 때는 깨끗이 씻어주거나 나무젓가락으로 털어냅니다. 밑바닥 구멍이 막혀 있으면 이쑤시개로 뚫어줍니다.

12) 애융에 습기가 있을 때는 햇볕에 1~2시간 건조시켜 사용합니다. 애융 경단이 완전 연소해야 쑥뜸 효과가 증가합니다.

13) 쑥뜸 연기가 사라지고 쑥 숯불만 남았을 때는 무연 쑥뜸(무연구無煙灸)을 합니다. 쑥뜸의 연기를 싫어하는 사람은 도자기에 열기가 남아 있는 동안 이 '무연 도자기 쑥뜸'을 실천하십시오.

14) 쑥뜸 중에 일이 생겨 쑥뜸을 중단해야 할 때는, 반드시 쑥뜸 불을 꺼서 화재나 다른 위험을 방비해야 합니다.

15) 쑥뜸 후에 옷과 몸에서 짙은 쑥향이 우러나옵니다. 쑥향을 좋아하지 않는 사람은 쑥뜸전용 면내의를 입고, 침상에 면포나 요를 깔고 사용하면 좋습니다. 외출 전에 목욕을 하고 청결한 옷으로 갈아입으면 그리 염려하지 않아도 됩니다.

세라믹 도자기의 향훈 효능이 좋은 이유

도자기는 섭씨 1,000도 이상의 고온에서 제조합니다. 쑥뜸 시에는 도자기로부터 원적외선이 함께 방출됩니다. 그러므로 쑥뜸 용구로 도자기 잔을 선택하면 향훈 온열 치료효과가 더 강하게 작용할 것입니다. 또한 도자기 쑥뜸은 보온성이 높고, 공기 중에 음이온을 방출하므로 실내 공기정화와 살충 및 탈취 효과를 나타냅니다. 뿐만 아니라 만성피로감과 스트레스를 해소시켜주고, 혈액순환을 촉진하여 기혈을 원활하게 잘 통하게 합니다. 그리고 불면증을 방지하고, 평안한 숙면과 명상 효과를

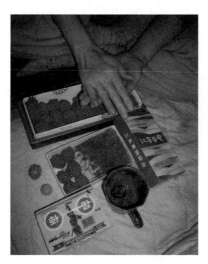

증진시키는 것으로 알려져 있습니다.

도자기 쑥뜸의 다른 효과인 발한 촉진작용과 해독작용은 체내의 유해 독소와 노폐물을 빨리 체외로 배출시켜줍니다. 이러한 효과들은 상처가 빨리 낫게 하는 자연치유력을 증진시켜줍니다. 아울러 신진대사를 촉진시켜 과민성 피부염을 치유하고, 피부재생 효과를 증진시켜주기도 합니다.

애융(쑥잎 분말) 경단을 만들 때는 2~3년간 건조한 쑥잎을 믹서로 분쇄한 후에 손으로 잘 비비면서 적당한 크기로 뭉칩니다.

좋은 쑥잎 고르는 요령

중국, 한국, 일본 등 동북아시아에서 자생하는 쑥잎은 종류가 다양하지만 약효는 거의 차이가 없습니다. 반면에 유럽산 쑥잎은 때로 독성이 있고, 환각작용 성분이 함유되어 있기 때문에 선택하지 않는 것이 좋습니다.

수입산 중국 쑥잎 중에 식품안정청의 허가규격품인 기애(蘄艾)라는 애엽(艾葉)은 중국 최고의 품질입니다. 예로부터 궁중 진상품인 인천 강화도산의 사자발쑥과 싸주아리쑥 등의 황금색 3년 묵은 애융은 최고의 품질을 자랑하며, 백령도와 서해안, 제주도, 여수의 거문도 등 남해안 도서지방의 청정 해안과 산야의 쑥잎 역시 좋은 품질입니다.

큰 담배(궐련)처럼 생긴 중국산 순애조나 약애조(2~3년 이상 묵은 쑥잎과 곽향 등의 약초분말을 혼합하여 제조함)는 중국 전역의 모든 약방에서

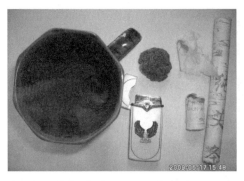

순애조나 약애조를 약 2cm 쯤 절단하여 표면 종이를 제거한 후에 손으로 비벼 경단으로 만들어 도자기 잔 안에 넣고 쑥뜸하면 그 효능 또한 좋습니다.

값싸게 구입할 수 있습니다. 지름 1.5cm, 길이 약 20cm 권련 모양의 순애조나 약애조는 10개를 포장한 한 박스를 중국 돈 10위안(우리나라 돈 약 1700원)에 살 수 있습니다. 이것 1박스로 도자기 쑥뜸을 100장 정도 간편하게 즐길 수 있습니다.

우리나라에서는 이런 순애조나 약애조가 현재 생산되지 않습니다. 필자는 쑥뜸 양생 연구 집필차 중국 방문시에 구하여 이 약재들을 많이 시험해 보았는데, 역시 품질이 양호하고 효능도 좋았습니다. 이들은 그냥 손으로 절단하여 도자기 안에 넣어서 향훈 쑥뜸할 때 사용하므로 아주 간편합니다. 우리나라에서도 이와 같은 순애조와 약애조가 앞으로

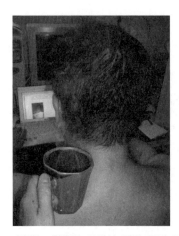

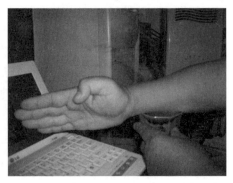

필자는 컴퓨터 앞에서 집필 중에 피곤하면 아내의 도움을 받아 어깨와 등 부위 등에 쑥뜸을 받으며 잠시 쉬기도 합니다. 도자기 쑥뜸을 하면 정신이 맑아지고 마음이 평안해집니다. 뇌를 건강하게 하고 학습능력을 향상시켜주는 혈도인 신문(神門), 통리(通里), 영도혈(靈道穴) 그리고 손목과 팔 부위에도 쑥뜸을 합니다. 상하좌우로 폄석안마(砭石按摩)처럼 교차로 진행하는데, 이때 피부에 홍반이 발생하는 현상은 체내의 한독이 체외로 배출되는 호전반응 현상입니다.

생산되었으면 좋겠다고 여겨집니다.

현재 중국에서는 3년 묵은 순애조나 약애조가 널리 사용되고 있으나, 담뱃불처럼 불을 붙여서 손으로 들고 쑥뜸을 하므로, 아주 불편하고 열량 낭비가 심하며, 자칫 화상을 입기 쉽습니다. 앞으로 본서가 세상에 널리 알려져 많은 분이 이 도자기 향훈 쑥뜸 요법을 애용하게 되기를 바랍니다. 2010년 6월에 중국어판이 출판되자마자 많은 중국의 애독자들과 전문 침구 한의사와 자연치유 애호가들로부터 임상치료 효과와 실용성이 우수하다는 찬사와 감사의 서신과 이메일이 필자의 중국어 블로그로 쇄도하고 있어, 나와 아내는 매우 큰 인생의 보람을 느끼고 있습니다.

괄사 쑥뜸요법(刮痧艾灸療法)과 향훈 쑥뜸

괄사요법(刮痧療法)이란 물소 뼈 또는 폄석(砭石 : 돌침), 도자기 등 괄사 기구를 사용하여 인체 표면 14개 경락의 각 경혈과 아시혈(압통 반응처)을 반복적으로 두루 마찰 자극하는 질병 예방치료방법입니다. 이것은 동물과 인간의 원초적 본능을 활용한 수천 년 전통의 민간자연치유 요법입니다. 〈황제내경〉에도 폄석을 이용한 괄사요법으로 질병을 치료하는 방법이 기록되어 있습니다.

괄사요법은 별칭으로 청혈요법(淸血療法)이라고도 불리는데, 전신의 경락을 유통시켜주고, 기혈을 원활하게 통하게 하며, 어혈을 흩어지게 합니다. 괄사 용구로 전신을 반복적으로 마찰하고 자극하면 신속하게 체내의 독소들을 체외로 배출시키고 신진대사를 촉진시켜주는 부작용이 없는 자연치유법입니다. 현재도 중국 전역에서 애호 받고 있는 전통 민간 자연치유법입니다. 필자는 처음에 이 괄사요법을 좋아하다가 도자기 쑥뜸 요법을 창안하게 되었습니다.

보사법(補瀉法)과 도자기 쑥뜸

동양의학에서는 거의 모든 병의 원인을 풍한습독(風寒濕毒) 등으로 인한 병마사기가 몸에 침입하여 정기(正氣)와 사기(邪氣)의 공방전(攻防戰) 끝에, 정기가 부족할 때 면역력이 저하되고 기혈이 잘 통하지 않아, 기체(氣滯 : 마음이 편하지 않아 기가 막히고 정체되어 생기는 소화불량)와 어혈 등이 병근(病根)이 되어 발생하게 된다고 합니다.

그러므로 이 병마사기를 극복하기 위해 소모된 정기를 보충하는 방법으로 보약을 달여 마시는 것과 같은 작용을 하는 것이 쑥뜸의 보법(補法)입니다. 그리고 체내에 병마사기가 만연할 때, 갑자기 자극을 주어 이를 축출시켜 몸에서 신속히 사라지게 하는 방법이 사법(瀉法)입니다.

쑥뜸요법 중에 보법은 열 자극을 비교적 적게 하는 온화 쑥뜸법입니다. 이는 오랫동안 원기와 기혈을 보충해주는 방법으로서, 만성질환자와 허약한 노약자에게 적합합니다. 사법(瀉法)은 온열자극을 빠르고 강하게 하도록, 쑥뜸의 열기를 잠깐 사이에 강력하게 전달하여 병마사기를 빨리 물리치는 방법입니다. 이는 급성질환자나 체력이 강한 실열자(實熱者)에게 사용하기 적합합니다.

본서의 도자기 쑥뜸 요법은 쑥뜸, 안마, 지압, 폄석, 괄사, 향훈요법 등 다양한 요법들을 총집합하고 있으며, 여기에 강약을 겸비한 온열보사법을 동시에 구사하여 질병을 퇴치토록 하는 종합 절충식 간접 쑥뜸 요법이라 할 수 있습니다.

단전호흡과 병행하는 향훈쑥뜸의 참선 효과

가장 귀중한 자신의 몸과 마음을 건강하게 수련하는 방법으로 도자기 쑥뜸을 단전호흡과 함께 즐기신다면 '향훈 쑥뜸 참선'이라 할 것입니다. 인생에 있어서 정말로 행복하고 심신의 건강에 좋은 것은 참된 마음으로 대자연을 벗 삼아 신선 같은 도인이나 은둔거사로 조용히 정양하면서 살아가는 것이리라고 생각합니다.

흔히 사람들은 이러한 도인거사(道人居士)들을 욕심이 없어 매우 가난하고 현실 도피적이며, 태평스럽고 누추하고 한심한 인간으로 인식하였습니다. 그러나 복잡다난하고 변화무쌍하며, 늘 불안초조와 스트레스에 시달리는 현대인의 일상생활에서 초월한 삶을 살아가는 그들은 더 맑은 정신과 튼튼한 몸으로 무병장수하고 있다고 하겠습니다. 이 이치를 알게 되자 이제는 역으로 단학(丹學), 명상수련, 참선, 요가 등 옛 도인거사들의 수련방법들이 마치 유행처럼 널리 세상에 전파되고 있습니다.

단전호흡은 천지간의 영기를 받아 순환하는 작용을 합니다. 가능한 우리는 천진스런 어린 시절로 돌아가고 싶어 합니다. 과학자들의 연구에 의하면, 3세 이전의 아기는 하루에 평균 170회 천진스럽게 웃고, 어른들은 단 7회 정도 웃거나, 아니면 남을 탓하고 원망하면서 단 한 차례도 웃지 않는다고 합니다.

잘 웃는 어린 아기는 몸에 독소가 쌓이지 않고 엔도르핀 호르몬 등이 대량 생성하므로 왕성한 생명력으로 발육성장이 촉진됩니다. 반면에 각종 스트레스에 시달리면서 자주 화를 내고 잘 웃지 못하고, 울화가 치밀어 인상을 쓰는 어른들은 체내에 독소가 쌓여 있고, 건강에 필수적인 호르몬의 분비가 적어 면역력과 자생치유력이 갈수록 저하됩니다. 그 결과 암, 간장 질환, 신경 질환, 뇌혈관 질환 등 여러 가지 난치성 질환에 걸리기 쉽다고 합니다.

자연스러운 복식단전호흡을 하는 형태로 매일 천지 우주의 영기가 가장 충만하고 신령스러운 기운이 잘 축적되는 이른 새벽에 기상하여 간단한 스트레칭 맨손체조를 마치고 정좌 또는 침상에 누워서 도자기 쑥뜸 양생도(養生道)를 실천하면서 약 30분~1시간 참선과 명상을 병행하면 날로 심신이 강건하고 전신의 기혈이 충만해지며, 두뇌가 맑고 총명해져 만병을 예방하고 치료할 수 있습니다. 따라서 늘 행복한 마음으로 사회와 직장에서는 물론 가정에서도 주변의 모든 사람과 정답게(가족이 곁에 없는 혼자일 때라도) 파안대소하면서 불로장생을 누릴 수 있습니다.

고래로부터 전해오는 선도수련법(仙道修鍊法)으로 단전호흡을 하는 가장 중요한 8가지 요결(要訣)은 다음과 같습니다.

① 유유하고 부드럽게 호흡하십시오. (請悠柔呼吸)

② 가늘고 미세하게 호흡하십시오. (請微細呼吸)

③ 천천히 호흡하십시오. (請緩緩呼吸)

④ 고르게 조화를 이루며 호흡하십시오. (請均和呼吸)

⑤ 조용하게 호흡하십시오. (請靜靜呼吸)

⑥ 솜털처럼 가볍게 호흡하십시오. (請綿綿呼吸)

⑦ 깊고 깊게 호흡하십시오. (請深深呼吸)

⑧ 길고도 길게 호흡하십시오. (請長長呼吸)

단, 주의할 것은 성급한 마음과 과욕을 가지고 수련하면 상기(上氣)가 되어 주화입마(走火入魔)가 되기 쉬우니, 차분하고 꾸준하게 천천히 날마다 평생을 연마하십시오. 필자 역시 수련 단계의 초심 수행자로서 겸허한 마음을 가지고 은거하면서 도자기쑥뜸을 병행하면서 단전호흡을 수련 중입니다.

쑥뜸하기에 적합한 정양처 선택

풍한습독이 만연한 곳에서 살면, 자연히 병마사기를 흡수하기 때문에 이로 인하여 병약 단명하게 될 것입니다. 쑥뜸의 기운은 능히 우리 몸과 집안의 병마사기를 몰아내어서 쫓아줍니다. 또한 쑥뜸 때는 휘발성 살균 정화소와 약쑥의 향기에 포함된 피톤치드와 아로마 효과는 실내 공기를 살균 정화시켜주며, 해충을 쫓아내고, 스트레스 해소, 면역력 증강, 진정, 진통, 항암작용을 합니다.

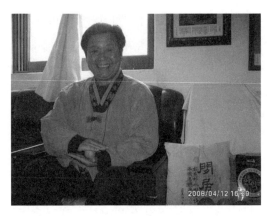

이곳은 필자의 거실 겸 정양처이며 사색과 시작집필(詩作執筆)의 산실입니다. 창문을 열면 아름다운 바다와 멀리 돌산도(突山島)의 대미산(大美山)과 다도해의 풍경들이 펼쳐집니다.

바쁠지라도 하루에 1장(약 20~25분간) 이상 마음을 평안히 하고 조용한 가운데 도자기 향훈을 꼭 지속해 보십시오. 이때 안정된 정양처가 있으면 더욱 좋겠습니다.

작은 공간일지라도 누구에게 방해받지 않는 장소에서 쑥뜸 양생을 실천하면서 정양(靜養)한다면, "이런 행복과 행운이 어디에 있을까! " 하는 마음이 들면서 만족감한 생각이 들 것입니다.

공자께서는 "사람에게 양기가 왕성하면 귀신이 사람을 두려워하고, 양기가 쇠약해지면 사람이 귀신을 두려워한다."고 말씀하셨습니다. 귀신은 곧 사기가 침입하여 생기는 모든 병마라고 필자는 생각합니다.

그러므로 날마다 한사존성(閑邪存誠 : 사사로운 기운을 물리치고 성심을 보존)하는 마음으로 향훈쑥뜸을 하면, 천지우주의 양기가 전신에 모여들어와 부정거사(扶正祛邪 : 온몸에 충만한 바른 기운 즉, 인체의 순환 조절, 방어, 적응능력을 도와 질병을 일으키는 삿된 기운들을 물리침)와 파사현정(破邪顯正 : 삿된 기운들을 깨뜨려버리고 바른 정기를 나타냄)으로 몸과 마음의 안정을 얻습니다.

향훈 쑥뜸은 심신 건강을 위한 구도(求道)

인체는 날마다 면역력 정기(免疫力正氣, 아군)와 병마사기(病魔邪氣, 적군)와의 치열한 전쟁 속에 살아갑니다. 면역력 정기가 이겨 병마사기들을 몰아내면 심신의 건강이 유지되는 것이요, 병마사기가 왕성해져 면역력 정기가 쇠약해지면 병에 대한 저항력과 자생치유력이 상실되어 각종 질병들이 침투합니다. 투병 치료 중에 이 병마사기들을 끝내 이겨내지 못한다면 마침내 생노병사라는 대자연의 순환법칙에 따라 결국 죽음에 이르게 될 것입니다.

오늘날 극심한 기후변화로 인한 풍, 한, 서, 습, 조, 화의 6가지 사기(風寒暑濕燥火之六邪氣)와 환경오염과 유해물질 등이 평상시 방비가 허술하고 면역력이 약한 인체에 침투하여 갖은 질병을 발생하게 합니다. 또한 정신적 원인으로 지나친 오욕칠정(五慾七情)이 스트레스가 되어서 오장육부를 상하게 하여 각종 질병을 초래하기도 합니다.

오욕이란 재색명식수(財色名食睡)로서, 너무 과도한 재물에 대한 욕심, 색욕, 명예욕, 식욕, 수면욕을 뜻합니다. 이 오욕들이 너무 지나치면 결국 신체의 조화를 잃게 되어 각종 질병을 자초(自招)하게 됩니다.

칠정이란 희노우사비공경(喜怒憂思悲恐驚)인데, 이는 너무나 지나친 기쁨, 분노, 근심, 생각, 슬픔, 공포, 놀람을 일컫습니다. 너무 지나친 기쁨과 놀람은 심장을 상하게 하고, 지나친 분노는 간을 상하게 하며, 지나친 생각은 비위를 상하게 하고, 지나친 슬픔과 근심은 폐를 상하게 하며, 지나친 공포는 신장을 상합니다.

무릇 거의 모든 발병의 원인은 주로 과욕, 과음, 과식, 과로, 과색 등 오욕과 칠정에 사로잡힌 부절제한 생활습관과 정신자세 및 돌연한 사고로 인한 외상과 독충, 독극물 등 약물의 중독, 불량식품 섭취, 담음(痰飮 ; 인체의 오장육부에 오한 발열 등 사기가 침입하여 기능실조장애를 일으켜 각종 질병을 유발하는 것)과 담궐(痰厥 ; 원기 허약자가 한기寒氣를 얻으면 담이 결리고, 기혈의 유통이 잘 되지 않아 수족냉증, 맥박미약, 각종 마비증상과 현기증을 유발하며, 극심한 경우 졸도, 인사불성, 가사(假死), 기절상태의 시궐(尸厥)로 인한 어혈의 축적과 신체 음양의 조화를 잃게 되어 면역력 정기를 상실한 결과입니다.

저자는 지난 5년 동안 암과 각종 난치병의 원인을 깨닫고 집에서 도자기 쑥뜸과 약초식(藥草食) 양생을 꾸준히 실천하여 각종 질병을 미연에 예방하고 퇴치하는 법을 터득하게 되었습니다. 아울러 늘 지족상락하여 만족함을 알고, 담담한 마음으로 즐거워하며, 단순하고도 소박한 식생활을 실천하고 있습니다.

음식은 육식은 되도록 적게 하고 거친 발아현미 보리 오곡밥을 주로 먹습니다. 발아현미보리오곡밥은 발아현미를 위주로 하여 발아보리와 콩 등 다섯 가지 정도의 잡곡을 섞은 밥을 주식으로 하는 것입니다. 그리고 녹황색의 신선한 채소와 나물류, 김이나 미역 등 해조류 및 싱싱한 과일들을 즐겨 먹는 등, 주로 자연식 위주의 식생활을 꾸준히 실천합니다.

평소에 일찍 자고 일찍 일어나서 경쾌하게 맨손체조 등 적당한 운동을 하고, 명랑한 미소를 결코 잃지 않고 있습니다. 하루에 2번 이상 양치질하면서 입안을 천일염 소금물로 헹구고, 숭늉과 보리차 등 물을 많이 마시며, 쑥잎 등 약초 달인 물과 천연 발효식초를 배합한 온수로 목욕하는 등 청결한 위생습관을 지니고 살아갑니다. 그리고 인공식품과 차가운 음식은 가능한 피하고, 슈퍼박테리아 감염을 예방할 수 있도록 가능한 항생제 복용을 삼가하며, 깨끗한 공기와 온화한 환경에 거주하면서, 몸 안의 면역력 정기를 강화시키도록 쑥뜸을 실천합니다.

건강에 유익한 쑥잎 등 각종 천연약초들을 인근 산야에서 직접 채취하거나, 시장에서 구입하여 차로 달여 즐겨 마시고 있으며, 자연발효 식초도 직접 만들어 적당량을 즐겁게 상식하면서 매일 도자기쑥뜸과 약초식

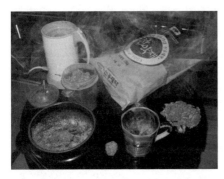

약간 큰 뚝배기 대완도자기(곰탕그릇 크기)의 지름은 약 15cm, 높이는 7cm, 중간 뚝배기 대완도자기(순두부백반 그릇 크기)의 지름은 약 13cm, 높이는 7cm, 일공도자기 찻잔은 윗부분의 지름이 약 8cm, 아랫부분의 지름은 약 6cm, 높이 8cm 정도가 향훈 쑥뜸하기에 알맞습니다.

양생을 꾸준히 병행 실천하고 있습니다. 건강은 스스로 지켜가야 하며, 결코 남이 지켜주지 않는 것입니다. 우주에 단 하나뿐인 귀중한 자신의 생명을 소홀함 없이 늘 보중하고, 수신제가(修身齊家)하는 마음으로 무병장수의 길을 찾아 가능한 천수(天壽)를 누리며 행복한 삶을 살아갑시다.

쑥뜸치료의 중요한 법칙이 셋이 있습니다. 첫째로 몸이 허약하면 정기(正氣)가 부족해지므로 쑥뜸으로써 이를 보(補)하고, 몸이 실(實)하여 강해지면 사기(邪氣) 또한 왕성해지므로 쑥뜸으로써 이들을 사(瀉 : 발산)한다는 보사법(補瀉法)입니다.

둘째로 모든 질병의 성질은 열(熱)과 한(寒) 두 종류가 있으며, 열은 한으로서 치료하고(치열이한 : 治熱以寒), 한은 열로서 치료합니다(치한이열 : 治寒以熱). 셋째로 환자의 생활환경과 습관, 기후, 체질, 성별, 직업, 병력 등 모든 특성을 고려하여 그에 따라 각자가 한방(韓方 : 동양의학)요법이든, 양방(洋方 : 서양의학) 요법이든, 전통 자연 민간요법이든 적절한 치료 방법은 생명의 주체인 환자나 보호자가 직접 선택하여 결정해야 할 것입니다.

보통 경증 질환의 예방과 치료는 매일 1~3회(각 회1~3장), 단 며칠간의 도자기쑥뜸으로도 거의 예방과 치료가 가능하나, 암등 각종 만성 난치병들은 수 주간 또는 수개월간 또는 수년간, 또는 평생을 거의 날마다 정성을 바쳐 적절한 시간에 적당량의 도자기쑥뜸을 계속 실천해야만 치유할 수 있습니다. 쑥뜸을 의미하는 한자 '구'(灸)는 오랠 久와 불 火로 이루어져 있듯이, 도자기쑥뜸은 오랫동안 꾸준히 계속할수록 좋습니다.

쑥뜸할 때 주의사항으로는 만취상태나 지나친 육식이나 과식 직후, 성교 직전, 혈압이 비정상적으로 높은 때, 교통사고 등으로 대량 출혈하여 긴급 외과수술이 필요한 정도의 부상 시에는 쑥뜸을 삼가해야 합니다. 또한 도자기쑥뜸을 하면 심신이 이완되어 졸음이 빨리 오는데, 수면 시에 쑥뜸의 불꽃으로 화상을 입거나 화재가 발생치 않도록 각별히 조심해야 합니다. 그러므로 도자기쑥뜸을 마치고 난 후에는 쑥뜸불이 다 꺼진 것을 확인한 후에 주무셔야 합니다.

그리고 병환을 빨리 치료하고 싶은 과욕으로 갑자기 장시간 뜨겁게 도자기쑥뜸을 계속하지 않도록 주의합니다. 과유불급(過猶不及 : 지나친 것은 오히려 부족함만 못함)이라는 중용의 철학을 잘 지켜주시기 바랍니다. 쑥뜸의 결과로 나타날 수 있는 호전반응 증상이 계속되어 고통스러울 때는 도자기쑥뜸을 잠정적으로 중지하거나, 쑥뜸 양을 적게 조절하면 호전반응이 점차로 사라지면서 몸과 마음이 건강해집니다.

향훈 쑥뜸은 전래의 자연치유 요법

현재 65억의 인구 중에 약 30%가 암으로 사망하고 있으며, 향후에는 약 50%가 암으로 사망할 것이라는 임상의학적 예고가 있습니다. 암과 각종 난치성 질병의 예방과 퇴치는 향후 인류가 당면한 심각한 문제 중에 으뜸이라고 할 수 있습니다.

필자의 어머님께서는 임종하시기 전날 말씀하시기를, 이럴 줄 알았으면 수술을 하지 않고 네 말대로 산수경관 좋은 곳에서 정양하면서 자연요법으로 치료할 것을 공연히 큰 병원 찾아가 고생만 하고 막대한 비용이 드는 암 절제수술을 하였다고 하시면서 후회하시는 말씀을 남기셨습니다.

일찍이 부모님의 소망처럼 제가 할아버님과 첫째 백부님의 유업을 이어 세상에 인술을 베푸는 한의사나 의사가 되었더라면 부모님을 좀 더 건강하게 오래 사실 수 있도록 최선을 다하여 구할 수 있었을 것인데 참으로 후회막급이었습니다. 이후 주위에서 친우와 친지들이 암 등 만성난치병으로 일찍 세상을 떠날 때마다 나는 이들을 구할 방법은 없을까 더욱 고심하게 되었습니다.

필자가 존경하는 대의(大醫) 손진인(孫眞人 : 손사막 선생)은 "가장 훌륭한 의사는 병이 닥쳐오기 전에 미연에 예방하고 치료하는 의사이다."
라고 했습니다.

　** 암(癌)이라는 글자의 뜻을 잘 통찰해 보면 그 주된 원인과 결과를
알 수 있습니다. 암(癌)자는 병질 안변(病邊)에 입구자(口)가 3개 있고, 그
아래에 산(山)이 있는데, 입구(口)자 3개는 평소에 많이 먹는다는 뜻이고,
병이 들면 산더미 같이 퍼진다는 것을 의미하고 있습니다. 즉 평상시의
생활습관이나 성품이 여의치 않아 병독(病毒)이 산더미처럼 쌓여가다가
인체의 면역력과 자연치유력이 이를 물리쳐내지 못하면 암세포가 신속
히 전신으로 퍼지는 것입니다. 대자연인 산 기운(山氣運)과 더불어 늘
상생하면서 삼독(三毒)에 사로잡힌 성질을 비워버리고 무욕청정(無慾淸淨)
한 심신으로 살게 되면, 저절로 선인(仙人)처럼 무병건강하며 천수(天壽)
를 누릴 수 있습니다. 탐진치(貪嗔痴 ; 욕심이 과하여 탐내는 마음, 남과 자
신을 원망하며 성내는 마음, 헛된 망상 등을 떨쳐버리지 못하는 어리석은 마
음), 이 삼독(三毒)으로 인하여 마음속에 병이 든 상태에서 대자연의 기
운을 멋대로 꾹 눌러 무시해버리고, 바른 도를 따르지 않고 과욕, 과사,
과음, 과로, 과색, 과식하면서 평소 수신(修身)과 절제를 게을리 하면,
몸에 병이 깊이 든 암이 됩니다. 지혜로운 선현들께서는 벌써 수천 년
전에 암(癌)이라는 한자에 뜻을 새겨 우리에게 병의 근원을 통찰하도록
전해주는 것이라고 생각합니다.
　그러므로 모든 암병(癌病)에는 탐진치(貪嗔痴) 삼독(三毒)과 오욕칠정(五
慾七情)에 사로잡혔던 지난날들을 스스로 반성하여 이들을 모두 비워버
리고, 안심입명(安心立命)의 새롭게 거듭나는 마음으로 향훈 쑥뜸과 함께
규칙적인 좋은 생활습관의 실천과 천연 약초식 양생과, 대자연 속에서
체조와 산보 등으로 적당하게 운동하면, 마침내 마음속에 쌓인 온갖 고
뇌와 불안감이 사라지고, 전신의 기혈이 잘 통하여 만성 암환자의 공통
적인 특징인 오한과 통증과 피곤함이 사라지게 되고, 면역력 정기와 자
연치유력이 증강되어 암과 난치병으로부터 벗어날 수 있습니다.

도자기 쑥뜸을 생활화합시다

일찍이 그리스의 철학자 아리스토텔레스는 "자연이 치료하고 의사는 처치할 뿐이다."라고 하였고, 의학의 아버지 히포크라테스는 "병은 자연이 치료해주는데, 돈은 의사가 받는다."고 하였습니다. 병을 치료하는 주체는 바로 자신인 것입니다.

한 저명한 암 전문 의학자는 자신의 암을 수술받은 후, 3년간 지리산 촌가에 은거 요양하면서 날마다 태극권을 단련하면서 현미밥과 산나물 반찬을 먹고, 일찍 취침하는 습관을 길렀으며, 작은 채소밭을 직접 경작하였고, 인근 산야를 산책하면서 되도록 육고기 섭취는 피하였다고 합니다.

그는 현재 매우 건강해 졌습니다. 그는 자연 약초와 음식 성분에 숨겨진 놀라운 항암 에너지를 직접 체험하였습니다. 현대인의 잠재적인 공포의 대상 제1호인 암을 예방하고 퇴치하기 위해선, 생활습관 중 특히 음식습관을 바로 하여 건강한 세포가 좋아하는 자연식품들을 골고루 섭취해야 한다고 적극적으로 강조하였습니다.

허준 선생은 〈동의보감〉에서 이르기를, "젊을 때 함부로 기혈을 손상시켜 몸이 쇠약해졌을 지라도, 이를 깨닫고 몸을 양생하고 보익하면, 기혈이 다시 회복하여 장수할 수 있다."라고 말씀하셨습니다.

불로장생의 비결은 다음과 같다고 필자는 믿습니다.
智慧聰明者自備 健康時衰弱豫防 放下執着淸無病 疲困積傷氣短命
恒常自愛生信念 希望活氣自樂生 氣血充滿消萬病 自力灸竟享長生
지혜가 있는 총명한 자는 스스로 준비하여
건강할 때 쇠약해지는 것을 미리 막습니다.
생사가 일장춘몽이라는 것을 깨닫고 집착을 버리면,
마음이 깨끗해져서 온갖 질병이 저절로 없어집니다.

너무 무리하여 피곤이 쌓이면 원기를 상하므로 단명하게 됩니다.
항상 스스로를 사랑하면, 믿음(신념)이 생기고,
늘 희망과 신념을 갖고 활기차게 살아가노라면,
스스로 즐거워져서 날마다 생기가 솟아납니다.
기혈이 충만하면 어느덧 만병이 사라지리니,
매일 스스로의 힘으로 도자기쑥뜸을 열심히 행하노라면
마침내 불로장생을 누리게 될 것입니다.

제 **3** 장

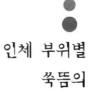

인체 부위별
쑥뜸의
효과

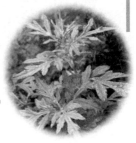

손, 발, 귀, 얼굴, 두부, 배와 등 부위는 인체의 축소판입니다. 몸의 중심인 배꼽(신궐혈), 중완혈(명치 밑 위장 부위), 생명의 근원인 단전(관원혈) 등 인체의 중요 혈과 아시혈에 가능한 매일 한 차례 이상 도자기 쑥뜸을 실행하면, 기혈이 순통하고 원기가 보충되어 마침내 무병장수와 불로장생을 달성할 수 있습니다. (중요 혈의 위치와 이름 확인은 제4장을 참고하십시오.)

여기에 제시된 각종 질병의 경혈부위 별 예방치료 방법은 고금의 저명 의서와 임상경험 처방들을 통하여 저자가 종합적으로 분류한 것입니다. 그러나 중증환자들께서는 가급적 전문 의료치료기관이나 병원을 직접 찾아가 지혜롭게 전문 의사의 적절한 치료를 받으시기 바랍니다.

쑥뜸의 명소- 아시혈(阿是穴)

생명 현상을 동양의학에서는 기(氣)라고 칭하는데, 전신에 기가 원활하게 순환함으로써 인체는 생명을 유지합니다. 기의 순환이 정체되면 각종 질병이 발생하고, 기혈이 통하지 않고 정지되면 생명도 따라서 정지하게 됩니다. 이러한 기(氣)가 인체를 순환하는 통로를 경락(經絡)이라 합니다.

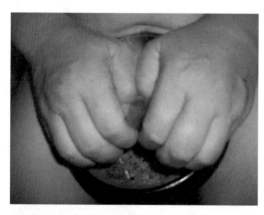

화장실 변기 위에서 기해, 관원, 중극혈과 양 손가락의 십선혈, 허벅지의 혈해혈과 음포혈을 지압하듯이 눌러주면서 도자기 쑥뜸을 합니다. 전신이 개운해지고 복부와 허벅지의 비만을 간소시키고, 숙변과 배뇨곤란 및 변비증을 없애줍니다.

인체를 강줄기나 철도와 비교할 수 있는 14개의 중요한 통로(노선과 같은)가 있어 이를 경락(經絡)이라 하며, 경락을 따라 있는 361개의 경혈(經穴)은 곧 중요한 강 나루터나 철도역(정거장)

과도 같습니다. 14경락은 인체의 기혈, 신경, 내분비 호르몬, 전신 경맥, 오장육부의 유통 경로입니다. 그리고 361경혈은 14개 경락의 기가 인체 표면으로 출입하는 혈도(穴道)입니다.

그 외에 인체에는 손바닥과 발바닥과 귀 부위 등에 약 1000개의 다른 새로운 경혈인 신혈(新穴)과 압통점인 아시혈이 있으며, 이를 연구하여 질병의 예방과 치료에 널리 활용하고 있습니다. 아시혈은 지압으로 누르면 아! 하고 신음하면서 압통이 과민하게 느껴지는 피부 표면의 반응점입니다. 즉 아시혈은 인체를 순환하는 기혈이 막혀 피로와 질병의 중요한 원인이 되는 지점으로서, 동의보감에 이르기를, "중국의 강소, 사천 지방에서는 쑥뜸을 많이 뜨는데 주로 아시혈에 한다."고 기록되어 있습니다.

몸을 손가락으로 짚어 보아 몹시 아픈 곳을 찾아 그 자리에 쑥뜸을 뜨면 곧바로 효과가 나타납니다. 그래서 아시혈을 하늘이 응답하는 혈인 천응혈(天應穴)이라고도 칭합니다. 이 아시혈은 일정한 부위가 없이 인체의 병 부위를 따라 이동합니다. 그래서 부정혈(不定穴)이라고도 합니다.

UN(국제연합)의 WHO(세계보건기구)에서는 361개 경혈과 아울러 48개의 아시혈을 경외기혈(經外奇穴)이라고 하여 공인한 바 있습니다. 아시혈은 동양의 침구의학(鍼灸醫學)에서 대단히 중요하게 여기는 이른바 병증이 난 부위의 혈입니다. 이곳을 자극하면서 쑥뜸을 하면 각종 질병이 곧잘 예방 치료되며, 특히 관절염과 신경통, 화상 등에 효과가 좋습니다.

황제내경에서 말하기를 "以痛爲腧(이통위수 ; 아픈 곳을 따라 침구의 혈을 취하라)"라고 했습니다. 즉 환부의 압통 부위가 곧 아시혈 쑥뜸을 하는 혈위(穴位)입니다. 이것은 인간의 원초적인 자연 반응을 이용하는 가장 알기 쉬운 취혈법(取穴法)입니다.

아시혈이라는 명칭의 기원은 당나라 시대의 저명한 의선약왕(醫仙藥王) 손사막(孫思邈)의 구세제민(救世濟民)의 치료 과정에서 비롯된 것인데,

101

그는 평생 병든 백성들의 고통을 덜어주는데 진력하여 후세에 많은 감동의 일화를 남겼습니다.

손사막 선생이 70세 당시 어느 날, 필생의 역작인 〈천금요방〉(千金要方)을 집필하던 중에 이웃 마을 가난한 초막집에 진노인이라는 환자가 있어 친히 방문했습니다. 그는 노인을 밤새 쉬지 않고 백방으로 치료하였으나 병세가 좀처럼 호전되지 않았습니다.

마지막으로 가장 아프다고 고통을 호소하는 지점에 침을 놓고, 그곳에 쑥뜸을 하고나니 곧바로 병이 나았습니다. 손사막은 그 혈을 아무리 살펴보아도 경혈의 명칭을 알수 없었습니다. 그래서 치료할 당시에 환자가 "아! 맞아요. 거기가 아파요."라는 뜻에서 아시혈이란 명칭이 나오게 되었고, 이후 아시혈 침구술이 전해 내려오게 되었다고 합니다.

인체의 주요 경혈과 부근의 아시혈에 적절히 쑥뜸을 하면, 오장육부의 기능이 조절되고 전신의 기혈이 순행될 뿐만 아니라, 내분비 호르몬과 면역 및 진통, 진정 기능이 항진되어 빠른 시간에 질병의 상태가 정상화됩니다.

〈황제내경〉에서는 "오장이 차져서 한독(寒毒)이 체내에 저장되면, 만병이 생기나니, 마땅히 쑥뜸으로써 치료한다."고 하였습니다. 당나라 시대의 대의(大醫) 손사막(孫思邈) 선생은, "몸 위 2~3군데의 중요 경혈에 항상 쑥뜸을 하면, 풍토병이나 전염병에 감염되지 않는다."고 하였습니다.

쑥잎은 맛이 쓰고 매우며 양(陽)의 기운을 가지고 있습니다. 쑥뜸을 하면 양기를 회복시켜주고 모든 경혈과 혈맥을 잘 통하게 하며, 만성적인 오한발열허실(惡寒發熱虛實)을 예방하고 치료할 수 있습니다.

손바닥과 구급혈의 향훈쑥뜸 효과

손바닥 부위를 수시로 두루 향훈쑥뜸을 해주면 각종 질병의 예방과

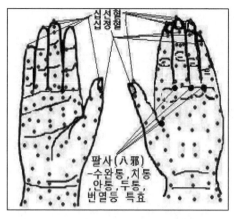

손바닥과 손등 전체에 산재하는 쑥뜸의 유효혈을 나타냅니다. 손의 혈들은 몸의 전체와 연결되어 있습니다. 그러므로 손을 쑥뜸하면 온몸의 질병 예방과 회복에 도움이 됩니다.

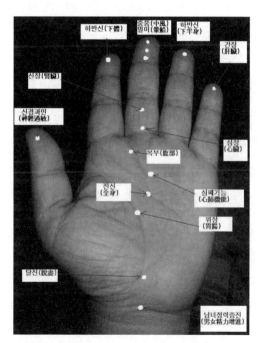

손바닥에 있는 중요 혈의 효과를 나타냅니다. 황토혈침구나 황금옥추를 만지작거리면 이 경혈 부위를 자극하여 지압과 침의 효과를 발휘합니다.

건강에 아주 좋습니다. 위급 시에 열 손가락 끝 부분인 십선혈(十宣穴)과 손톱 밑 정중앙 바로 밑 2~3 mm 지점의 십정혈(十井穴)을 침으로 살짝 찔러 검은 피(어혈)를 한두 방울 짜주고 난 후에(이와 같은 방법을 사혈瀉血이라 함) 사진과 같이 손바닥의 주요 혈에 향훈쑥뜸을 하면 기사회생(起死回生)의 신비한 효능이 있습니다.

중풍, 고열, 해열, 히스테리, 소아 경풍, 수족냉증, 불안신경증, 구안와사(입과 눈이 비뚤어지는 중풍 후유증), 가스중독, 심장마비, 급성식체, 토사, 곽란, 고혈압, 졸도, 혼수상태, 실어증, 의식불명, 간질발작, 편도선염, 일사병, 파상풍, 손가락 마비 등에 놀라운 효능이 있습니다.

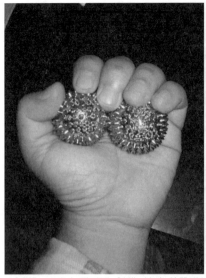
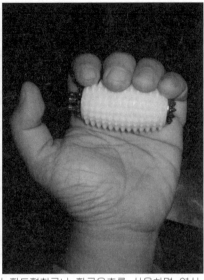

산책을 하거나 장거리 여행 시에 쑥뜸대신 황토혈침구나 황금옥추를 사용하면 역시 오장육부와 전신의 기혈 순환이 촉진되어 양생에 매우 좋습니다. 필자는 수지침 원리를 활용한 혈침 안마 도구들을 1천냥 가게에서 몽땅 사서 가족과 친구들에게 즐거운 마음으로 선물합니다.

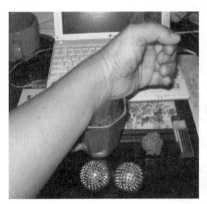
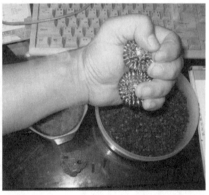

집필 중 몹시 피곤하거나, 공연히 우울하거나 심신이 편치 않을 때, 손목 부위의 신문혈, 통리혈, 영도혈 등을 향훈쑥뜸해 줍니다. 이때 황토 혈침기를 동시에 사용하면 더욱 기혈 순환을 촉진시켜 우울한 마음과 불안감 등이 곧 사라집니다.

애융 경단에 정향(丁香)을 1~2개 꼽은 상태로 향훈쑥뜸을 하면 만성비염, 초기 감기등 호흡기 질환에 더욱 탁월한 효험이 있습니다.

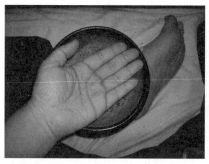
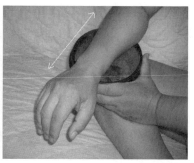

양손바닥 전후면, 팔과 발 부위의 삼음교, 수천혈 그리고 허벅지 부위의 혈해혈 등 중요 혈을 상하로 이동하면서 안마와 괄사 등 종합 도자기 쑥뜸을 합니다.

팔 부위의 향훈쑥뜸 효과

팔 부위에 대한 향훈 쑥뜸은 기혈을 보충하고, 음양 평형을 조절하는 작용이 있습니다. 팔 부위에 대한 쑥뜸은 다음과 같은 병에 큰 효험을 발휘합니다. 축농증, 불면증, 여성 생리불순, 경부강직(頸部强直 : 목 부위가 뻣뻣한 증세), 이목구비 질환, 남녀 생식기질환, 부인과 질환, 두통, 오

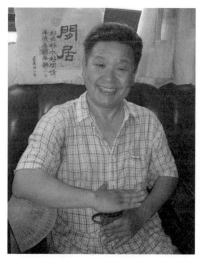
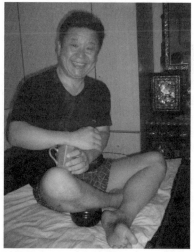

왼쪽 사진은 손바닥 부위를, 오른쪽 사진은 팔과 다리 부위를 쑥뜸 중입니다.

장육부의 모든 질환, 감기, 항암 등입니다. 각종 만성질환을 예방하고 주치하며 면역력을 증강시키는 효능이 큽니다. 도면 70-1부터 70-6까지 보시면서 중요 혈(穴)의 이름과 위치를 확인하기 바랍니다.

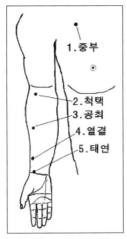

수태음폐경의 중요혈

수소양삼초경의 손부위중요혈

수궐음심포경의 중요혈

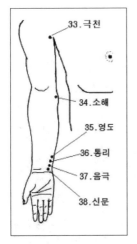

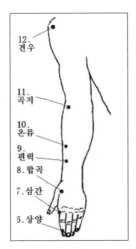

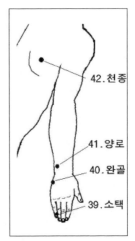

손과 팔 부위에 있는 중요 혈을 나타냅니다. 각 혈의 이름 앞에 붙은 번호는 제4장에서 구체적으로 설명하고 있습니다.

다리 부위의 향훈쑥뜸 효과

　다리 부위의 향훈 쑥뜸 역시 하체의 기혈을 보충하고, 음양 평형을 조절하는 작용이 있습니다. 특히 신장(腎臟)과 같은 하초(下焦 : 노폐물 배설을 담당하는 장기와 배꼽의 아래) 부위를 튼튼하게 해주고, 양기를 보하여 주며, 신진대사를 촉진시켜주고, 인체의 노폐물과 독성 기운을 신속히 체외로 배출시켜 줍니다.

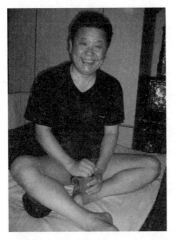

족삼리, 연곡, 조해혈과 손바닥을 쑥뜸합니다.

　다리 부위는 인체의 노화와 무기력 증상이 최초로 드러나는 곳입니다. 인체의 노화는 다리로부터 온다고 합니다. 그러므로 다리 부위를 쑥뜸하는 것은 매우 중요합니다. 하루 1~3장을 다리 부위에 쑥뜸하면 신경쇠약, 고혈압, 불면증, 냉한증, 두통, 오장의 모든 질환, 감기, 신경통, 관절염, 하지무력증, 항암에 효과가 있습니다. 다시 말해 전신 질병을 예방하고 주치하며, 면역력 증강으로 건강 증진 효과가 현저히 나타납니다. 그림 71-1에서 다리 부위의 중요 혈을 참고하기 바랍니다.

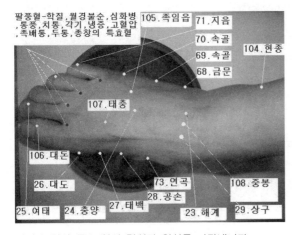

다리 부위의 중요 혈의 명칭과 위치를 나타냅니다.

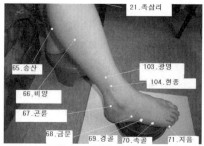
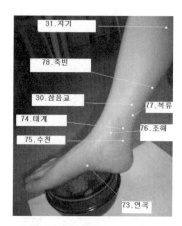

다리의 안쪽과 바깥쪽 혈을 나타냅니다.
구멍을 뚫지 않은 대완 도자기(뚝배기)를
활용하여 중요 경혈을 따라 이동하면서
향훈 쑥뜸합니다.

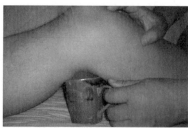
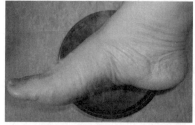

왼쪽은 발의 위중혈을, 오른쪽은 발등의 금문혈을 쑥뜸하고 있습니다.

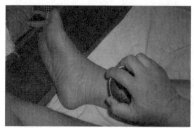
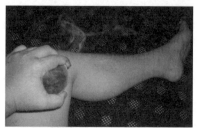

왼쪽은 삼음교 부위, 오른쪽은 혈해혈 부위를 이동하면서 쑥뜸 중입니다.

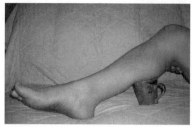
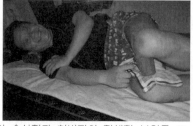

침상에 앉거나 누워 다리 부위의 중요 혈인 승산혈과 허벅지의 혈해혈 부위를 교
차적으로 이동하면서 쑥뜸합니다. 너무 뜨거울 때는 손수건을 깔고 하면 좋습니다.

** 용천(涌泉)은 인체 보건의 명혈

인체 보건의 명혈인 용천은 번뇌, 불안초조, 불면증, 고혈압, 노화방지, 소아 경풍, 신경쇠약, 정신병, 중풍, 실어증, 황달, 난산, 불임증, 결석, 두통, 협심증, 전간, 인후종통, 난산, 불임증, 신장결석, 두통, 졸도시에 회복시켜 주는 구급혈, 심계, 기침병, 신열, 변비, 시력 몽롱, 흉협창만(胸脇脹滿 ; 가슴과 옆구리가 부어오르는 병), 신장의 허약으로 인한 양기부족, 냉증, 상기, 뇌졸중, 뇌출혈, 시궐(尸厥 ; 졸도, 인사불성, 사지궐냉, 가사상태), 풍진(風疹), 후비(喉痺 ; 후풍, 후두염), 인후염, 심장쇠약, 어지럼증, 두통, 시력장애, 언어장애, 코피, 객혈, 해수(咳嗽 ; 기침), 소변을 잘 못보는 증상, 구토, 설사, 자궁하수 등에 예방과 주치의 효능이 있습니다.

발바닥 전체를 향훈 쑥뜸해주면 치료효과가 더욱 증가됩니다.(※다리부위 주요 경혈의 각종 질병에 대한 주치 효능은 도면의 번호를 보면서 제4장을 참조하십시오.)

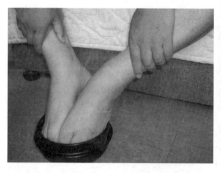

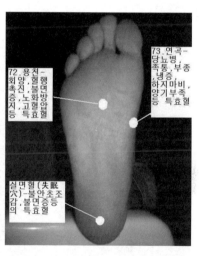

73.연곡-
당뇨병,
족통, 부종
냉증,
하지마비,
양기부족
등 특효혈

72.용천 -
혈행성
회춘, 불면방안혈
촉진, 노화혈류증
증가지능 고혈압

실면혈(失眠
穴)감-불안초조
불면증등
의 특효혈

발바닥과 발가락 부위의 쑥뜸은 무좀과 습진, 발톱무좀을 치료하고 예방합니다. 쑥뜸 중에 뜨거움을 느끼면 이동하면서 쑥뜸합니다. 매일 1~3장(20분~1시간)을 정성껏 쑥뜸하면서 정양을 계속하면, 노화가 가장 먼저 찾아오는 다리 부위에 원기가 돌아옴을 체험합니다. 향훈 쑥뜸은 노화를 미리 방지하고, 만병을 자연치유하게 됩니다.

용천(涌泉)은 족소음신경의 중요한 혈로서 좌우 쌍혈입니다. 열을 내려주며 인체의 아홉 구멍을 원활하게 열어줍니다. 뇌를 깨어있게 하고 정신을 안정시켜주며, 음(陰)을 보태줍니다. 화기를 내려주고 양기를 회복시켜주며 풍을 없애줍니다. 신장을 좋게 해주고 혈액순환을 촉진하며, 인체의 탁기(濁氣)를 배출하여 몸과 마음을 평안하게 해줍니다.

4) 귀 부위의 향훈쑥뜸 효과

　귀 전체에 향훈 쑥뜸을 실시하면 원기를 보하고 기혈을 충만케 하며, 음양 평형을 조절하는 작용이 있으니, 사진74-1,2를 참조하기 바랍니다. 귀 부위의 향훈 쑥뜸은 귀 부위의 질환은 물론, 신장을 비롯한 오장육부의 질환을 예방하고 치료합니다. 〈황제내경〉에 기재된 바에 의하면, 귀 부위의 경혈들은 인체 12경맥과 직간접으로 연결되어 서로 통합니다.

　고대 페르시아의 전통의술인 불에 뜨겁게 달군 나뭇가지로 귀를 지지면서 뜸질하는 요법은 좌골신경통을 치료하는데 효과가 큽니다. 프랑스의 의사 파울 노지에(Paul Nogier) 박사가 우연히 이 요법의 효능을 발견하여, 1957년에 이침요법(耳鍼療法)을 연구 창안하였고, 이침(귀부위의 침술)을 활용한 각종 질병 예방치료법이 전 세계에 보급되었습니다. 이

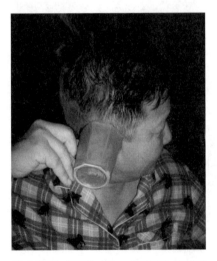

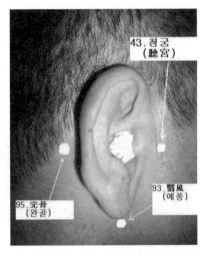

귀 부위를 쑥뜸할 때는 귓구멍을 화장지로 약간 막은 상태로 실시합니다. 중이염 등 귓병을 치료하기 위해 잠깐 향훈쑥뜸을 할 때는 구태여 귓구멍을 막을 필요가 없습니다. 필자는 귓구멍을 막지 않고 향훈쑥뜸을 즐기며, 가끔 면봉으로 귓구멍을 깨끗하게 닦아줍니다.

귓바퀴 뒤에 있는 완골(完骨)은 족소양담경의 중요한 혈로서 좌우 쌍혈입니다. 이곳을 쑥뜸하면 중풍을 물리치고 열을 내려주며, 경락을 활발하게 통하게 합니다. 간장(肝臟)을 다스려서 정신을 평안하게 하는 안면(安眠)의 명혈입니다.

침요법은 더욱 발전하여 1990년에는 WHO(세계보건기구)에서 91개 국제 표준 이침 반응점을 발표하게 되었습니다.

귀부위의 향훈 쑥뜸은 각종 피부염, 대장염, 위염, 숙취, 전신부종, 만성피로, 편도선염, 식욕부진, 비만증, 혈당, 혈압 조절, 신경쇠약, 고혈압, 불면증, 중이염, 난청, 이목구비 질환, 남녀 생식기질환, 두통, 오장육부의 모든 질환, 감기, 사지냉증, 무기력증, 스트레스, 암 등의 각종 전신 만성질병들을 예방하고 주치하며, 면역력을 증강하는 효능이 있습니다.

필자의 체험에 의하면, 향훈 쑥뜸 이전에는 귓속 귀지가 많고 초기 중이염이 있어 늘 피고름이 섞인 진물이 나왔습니다. 그러나 향훈 쑥뜸 결과 현재는 귀 질환이 전혀 없어졌습니다. 목욕 후에 면봉으로 소제를 해보면 귓구멍에서 냄새가 나지 않고, 귓밥도 거의 없이 청결하며, 청력까지 종전보다 밝아졌습니다.

귀 부위의 향훈쑥뜸은 정신신경 질환, 두부 질환, 두통, 비염, 안질, 구내염, 불면증, 편두통, 어지럼증, 삼차신경통, 중풍, 구안와사, 치통, 면종(얼굴이 붓는 종양), 목의 통증, 심란, 전간, 다리의 위축 증상, 이명, 뇌출혈, 중이염, 난청, 입이 굳어져 말을 못하는 증상, 사경(목이 비뚤어진 증상), 치은염 등에 예방과 주치 효능이 있습니다.

얼굴과 머리 부위의 향훈쑥뜸 효과

종래의 침구서에는 일반적으로 안면과 두부에는 금구혈(禁灸穴)이 많아 뜨거운 열기를 수반하는 쑥뜸(직접구)은 적합하지 않다고 합니다. 그러나 도자기 쑥뜸은 온열과 향훈 절충식 간접구여서, 직경 1cm 정도의 보다 작은 쑥뜸 경단 1장(10분간 연소)을 만들어 쑥뜸합니다. 연소 시에 너무 뜨겁지 않도록 하여 아래의 사진처럼 얼굴과 머리 부위의 주요 경혈과 아시혈에 두루 교차 이동하면서 향훈쑥뜸을 해주면 그 효과가 아주

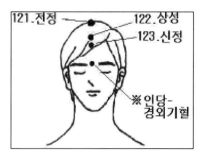

머리와 얼굴 전면의 중요 혈을 나타냅니다.

좋습니다. 도자기 쑥뜸 요법은 얼굴에 화상으로부터 보다 안전하고 안구의 피로와 두통이 곧 사라지게 합니다.

얼굴 부위에 대한 향훈쑥뜸은 혈액순환을 활발하게 하고, 미용에 좋으며, 안색이 밝아지고 혈색이 좋아집니다. 얼굴의 부종이 점차 사라지고, 정신도 상쾌해져 두뇌도 맑아집니다. 피부에 윤기와 탄력을 주고 노화를 방지하여 주름살, 주근깨와 기미, 여드름, 검고 어둡고 샛노란 안색, 피부습진, 치통, 구안와사(눈과 입이 비뚤어지는 중풍후유증), 안면신경마비증, 비염, 축농증, 안구 피로회복, 안구에 눈물이 막힌 증상, 노인들이 바람과 빛을 쏘이면 눈물이 자꾸 나는 증상, 감기, 두통, 대머리, 탈모증, 편두통 등에 우수한 치료 효과가 있습니다.

필자의 장모님에게 그림에 나타낸 눈 부위에 쑥뜸을 실시해보았습니다. 평상시 눈물샘이 자주 막혀 안구건조증이 있었는데, 도자기 쑥뜸 후에 눈물이 주르르 흘러나오더니 눈 부위의 피로감이 사라지고 시원

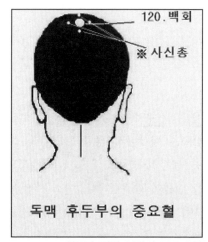

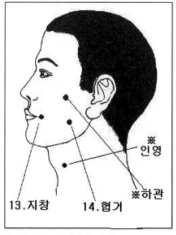

얼굴과 머리 부위의 주요 경혈과 쑥뜸 방법을 나타냈습니다.

해졌다고 아주 좋아하셨습니다.

가슴과 복부의 향훈 쑥뜸 효과

가슴과 복부는 인체의 오장을 보호하는 아주 중요한 부분입니다. 가슴과 복부를 쑥뜸할 때는 편안하게 누워 합니다. 이때 잠이 들기 쉬우므로 화상을 입거나 화재 위험이 없도록 반드시 쑥뜸을 마치고 주무시도록 조심하십시오. 따라서 거동이 불편한 노약 환자는 쑥뜸할 때 늘 가족이 곁에서 간호해주는 것이 안전합니다.

가슴과 복부의 주요 경혈에 늘 쑥뜸을 하면, 비만증을 방지할 수 있을 뿐만 아니라, 오장이 튼튼해져 복부 냉증, 복부창만을 완화시키고, 소화력 증진, 내장 기능 강화, 원기 회복, 허약체질 개선, 정력 증진, 남녀생식기 질환과 각종 부인병 치유, 면역력 강화 등의 효과가 나타나 무병장수할 것입니다.

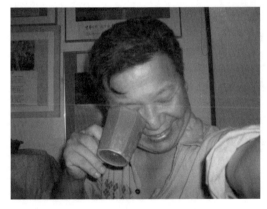

도자기가 너무 뜨거워지고 향훈의 열기가 강하면, 도자기를 손수건이나 면포로 싸서 안전하게 쑥뜸합니다. 처음 눈 부위를 쑥뜸할 때는 반드시 눈을 감고 하십시오. 실수로 쑥뜸의 불꽃이 눈동자를 손상할 수 있으니 각별히 조심하기 바랍니다. 숙달이 되면 쑥불의 매운 연기가 나지 않을 때, 눈을 잠깐 동안 떴다 감았다 하고, 눈동자를 이리저리 굴려 안구운동을 하면서 쑥뜸을 하면 안질예방과 시력 강화에 더욱 좋습니다.

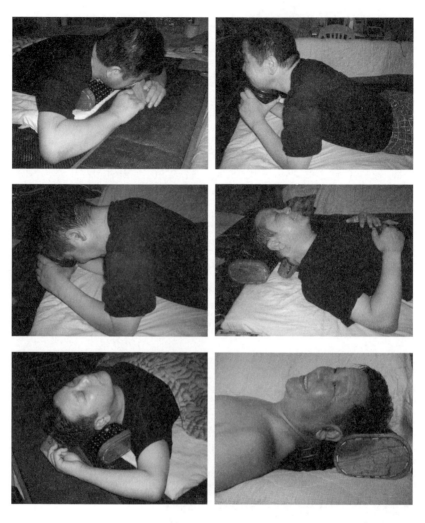

침상에서 눕거나 엎드리거나 하면서 편안하게 대추, 풍지, 백회, 상성, 염천혈, 얼굴과 머리 부위를 교차로 이동하면서 쑥뜸 중입니다.

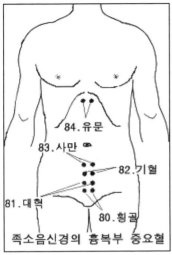

족소음신경의 흉복부 중요혈

84.유문
83.사만
82.기혈
81.대혁
80.횡골

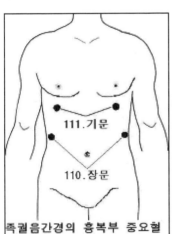

족궐음간경의 흉복부 중요혈

111.기문
110.장문

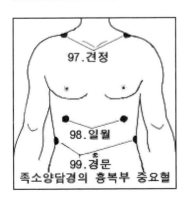

족소양담경의 흉복부 중요혈

97.견정
98.일월
99.경문

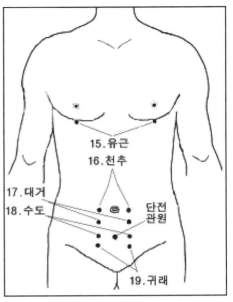

15.유근
16.천추
17.대거
18.수도
단전
관원
19.귀래

가슴과 복부의 족소음신경의 중요 혈의 위치와 이름을 보여줍니다.

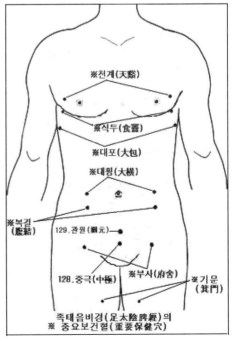

※천계(天谿)
※식두(食竇)
※대포(大包)
※대횡(大橫)
※복결(腹結)
129.관원(關元)
128.중극(中極)
※부사(府舍)
※기문(箕門)

족태음비경(足太陰脾經)의
※ 중요보건혈(重要保健穴)

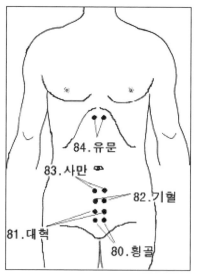

족소음신경의 중요 혈을 나타냅니다.

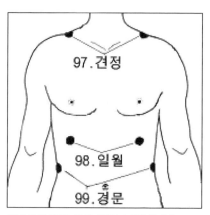

족소담양경의 중요 혈을 나타냅니다.

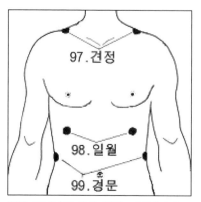

임맥 흉복부의 중요 혈을 나타냅니다.

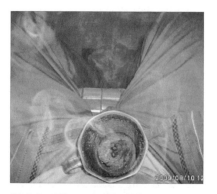

뚝배기 대완 도자기를 활용하여 정좌한 자세로 발바닥에 향훈쑥뜸을 하면서, 일공 도자기로 복부의 신궐, 관원, 기해혈 등을 동시에 쑥뜸하고 있습니다.

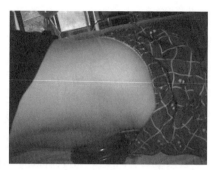

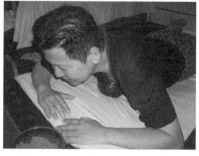

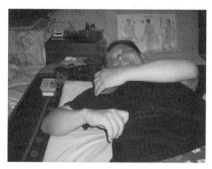

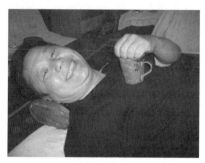

침상에 누워 휴식하면서 여러 자세로 수장 부위와 복부의 신궐, 관원, 기해혈 등을 쑥뜸합니다.

하체 전체에 대한 향훈 쑥뜸 효과

　적당한 크기의 애용 경단으로 너무 뜨겁지 않게 온열과 향훈으로 하체 부위 전체를 향훈해주면, 하체의 한독냉습기(寒毒冷濕氣)를 몰아내고 기혈을 촉진하여 남녀생식기 질환과 전립선암과 자궁암, 난치성 치질 등의 질병을 예방하고 치료합니다. 또한 항문 부위의 여러 질환과 하체의 피부병, 음낭 습진, 음부 소양증 등도 미리 예방하고 치료합니다. 각종 바이러스 병과 트리코모나스 질염을 유발하는 진균 등을 살균소독하는 효과가 있습니다.

　이와 같이 도자기 쑥뜸을 즐기면서 동시에 손바닥 부위의 합곡, 복부의 중완, 신궐, 수분, 천추혈 등을 쑥뜸하고, 백회, 사신총혈 부위에 대한 쑥뜸을 병행하면 심신건강과 양생에 매우 좋은 결과가 나타납니다.

　향훈쑥뜸 후에 며칠간 붉은 습진이나 발진 등 호전반응이 발생할 수 있는데, 이것은 체내에 오랫동안 쌓여있던 각종 독소의 배출과정이며, 수일 후에는 딱지가 되면서 자연히 없어집니다. 매회 1~2장씩 실시하면 몸과 마음이 상쾌해지고 나날이 건강해지며, 만병을 예방하고 치료할 수 있습니다.

　독맥 후두부의 중요 경혈 중 하나인 사신총(四神聰)은 신총사혈(神聰四穴)이라고도 불리며, 백회혈의 전후좌우 각 5분~1촌 사이(약 2cm)에 있습니다. 이 혈은 마음을 강녕케 하고, 정신을 안정시켜주며, 발작을 진정시켜줍니다. 통상 백회혈과 함께 배합하여 향훈쑥뜸을 하면 치료효과가 좋습니다. 두통, 편두통, 우울증, 발광, 불면증, 건망증, 어지럼증, 두풍, 광란, 전간,

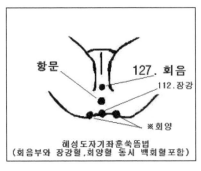

혜성도자기좌훈쑥뜸법
(회음부와 장강혈,회양혈 동시 백회혈포함)

회음부의 장강혈, 회양혈, 백회혈을 동시에 향훈쑥뜸합니다.

반신불수, 소아경풍, 중풍 등에 뛰어난 주치 효능이 있습니다.

*** 회음, 회양, 장강혈 부위를 쑥뜸할 때 주의 사항**

1) 이 부위에 대한 향훈쑥뜸은 매우 중요합니다. 특히 회음부 및 생식기 부위는 피부가 연약하고 민감하므로, 너무 뜨거운 직접구 쑥뜸을 할 필요는 없습니다. 온화한 도자기 쑥뜸을 매일 정성껏 적당량 지속하면 그 효과가 아주 좋습니다.

2) 이곳에 쑥뜸을 1장 실행하면 전신이 따뜻하고 쾌적해집니다. 이어 2장을 계속하면 전신에 땀이 나오면서 효과가 아주 좋게 나타납니다. 평소에 기가 약하고 몸이 찬 사람이나, 하체가 냉한독하고 습기와 땀이 많은 사람에게 좋습니다. 쑥뜸 후에 통증이나 피로, 권태 등 호전반응이 있는 사람은 하루나 이틀쯤 휴식한 뒤에 다시 이곳에 향훈쑥뜸을 실천합니다.

쑥뜸 후에는 반드시 쑥뜸의 불꽃이 꺼진 뒤에 잠을 자도록 하고, 깨어나서 온수 목욕을 하면 온몸이 상쾌하고 가뿐해짐을 느낄 것입니다.

3) 회음, 회양, 장강혈 부위는 보건장수혈 중에 으뜸입니다. 꾸준히 정성껏 이 부위를 향훈쑥뜸해주면 건강과 장수 효과가 큽니다.

한국의 여인들은 수천 년간 전통적으로 각종 자궁 질환과 부인병을 예방하고 치료하기 위해 방안에서 요강에 앉아 도자기 쑥뜸과 유사한

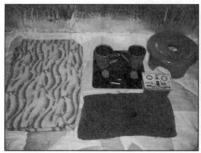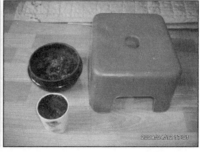

목욕 용 의자와 대소형 도자기를 활용하여 회음혈, 회양혈, 장강혈 부위와 백회, 사신총혈 부위를 향훈쑥뜸하기 위해 준비한 도구들입니다.

쑥뜸을 실시하였습니다. 오늘날에도 한국의 온천 사우나탕이나 찜질방에서는 이와 유사한 좌훈쑥뜸(좌훈구坐薰灸)시설을 갖춘 특실이 많이 있습니다.

會陰(회음, 127번)

회음은 임맥의 중요한 혈로서 인체 정중앙선을 통행하는 단혈(單穴)로서, 음부 또는 음낭과 항문 사이의 정 중간에 있는 명혈입니다. 이곳을 쑥뜸하면 습과 열을 내려주며 양기를 회생시켜주고 정신을 깨어나게 하며, 월경을 잘 조절하고, 신장을 튼튼하게 하며, 크게 놀란 것을 진정시켜줍니다.

이 혈은 비뇨기생식기 질환, 모든 암종양질환, 월경불통, 월경불순, 대소변불통, 치질, 질염, 음부통, 자궁탈수(子宮脫垂), 자궁기류(子宮肌瘤 : 자궁의 물혹), 자궁종양, 자궁암 등 자궁의 모든 병, 항문의 모든 종양통, 낭습(囊濕 : 음낭습진), 전광(癲狂 : 간질발작), 회음부통, 요도염, 전립선염, 산통(疝痛 : 아랫배가 몹시 쑤시고 아픈 증상), 음낭종양(陰囊腫瘍), 유정(遺

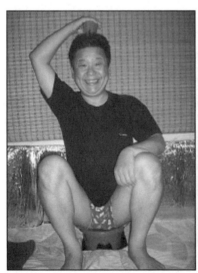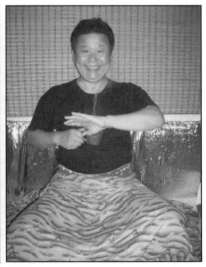

앉은 자세로 회음부를 향훈쑥뜸합니다. 구멍이 뚫린 목욕용 의자 밑에 향훈쑥뜸 용구를 넣고 진행합니다. 하반신 나체나 팬티를 입고 얇은 면 이불을 덮은 상태로 향훈을 실시하면 효과적입니다.

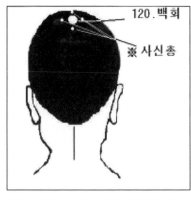

120.백회

※ 사신총

독맥 후두부의 중요 혈을 나타냅니다.

精), 조루증, 약한 정력, 음부 다습증, 음부소양증, 음경통, 월경통, 임질 등에 예방과 주치 효능이 있습니다.

물에 빠져 질식한 사람의 구급혈로서 물을 토하게 하고, 이곳에 급히 쑥뜸을 해주거나 지압과 침으로 강한 자극을 가하면, 기사회생(起死回生)이 가능하다고 동의보감에 기록되어있습니다.

百會(백회, 120번)

백회는 독맥의 중요한 혈로서 인체 정중앙선을 통행하는 단혈입니다. 이 혈의 별칭은 천만혈(天滿穴 : 하늘의 기운이 가득한 혈), 또는 니환궁(泥丸宮)입니다. 니환궁은 도교상의 전설에 아홉 명의 신선이 사는 거처로서 열반과 해탈에 도달하는 궁전입니다.

또한 백회는 탐진치(貪嗔痴) 삼독(三毒 : 탐내는 마음, 성내는 마음, 어리석은 마음)과 가슴에 천불이 나는 화병, 백팔번뇌를 녹여내고, 모든 업장(業障)들을 소멸시켜, 큰 지혜의 문으로 들어가는 혜대보문((慧大寶門)의 혈입니다. 즉 하나의 혈이지만 백가지 혈이 서로 만나 통하는 일통백통(一通百通)의 최상혈입니다.

나아가 깨달음의 길로 인도하는 지혜와 총명과 정신의 정화와 기억력을 증진시켜주고, 뇌세포의 건강을 촉진하여 치매를 예방하고, 학습연구능력을 향상시켜주는 혈이기도 합니다. 이곳은 우주의 백가지 기가 경맥에 모여 모든 양(陽)이 만나고 통하는 혈로서, 하늘의 뜻에 응답하여 전신의 질병을 다스려줍니다.

백회는 조혈기능이 있고, 자율신경을 조절하며, 뇌를 건강하게 하고 깨어나게 하며, 정신을 편안히 하며, 간을 다스려주고, 중풍을 없애주며 양기를 회복시켜줍니다. 열을 내려주고 인체의 아홉 구멍을 원활하게 열어주며, 모든 양이 모여 경맥을 통하게 하는 백병을 치료해주는 명혈입니다. 이른바 신령한 우주의 기가 천목영통(天目靈通)으로 개안(開眼)하여 하느님(天神)의 글을 하사받아 교신하는 지혜와 창조와 계발의 중요 혈입니다.

이 백회와 사신총혈 등 중요 혈에 시간이 날 때마다 향훈쑥뜸을 실천하면, 이른바 아편보다 200배나 뛰어난 진통 진정효과가 있으면서 부작용이 전혀 없는 엔도르핀과 다이돌핀이 자연 생성됩니다. 그 결과 노화가 방지되고 면역력이 강화되며, 기억력이 향상됩니다. 또한 통증을 멈추게 하며, 만병을 예방하고 치유시켜줍니다. 건강장수를 위한 양기 발생의 최고점인 백회혈의 쑥뜸을 실행하여 심신 건강의 행복감을 충만히 체험하시기 바랍니다.

이 외에 이곳 혈들은 뇌의 모든 질환, 두통, 뇌출혈, 현기증, 신경불안증, 심계항진, 요동불안(搖動不安), 사지무력증, 헛것(귀신)을 보는 증상, 전간, 정신병을 치유하고, 축농증, 주의산만, 기억력 감퇴, 학습능력 저하, 멀미, 진정진통, 탈모증, 조혈, 대머리, 일찍 백발이 되는 증상, 고혈압, 신경쇠약, 건망증, 이명, 구금(입이 굳어 말을 못함), 실어증, 전광(간질 발작), 뇌척수 질환, 어지럼증, 당뇨, 치매, 모든 암증상, 중풍, 경계(驚悸 : 갑자기 자주 놀라고 심장이 벌떡거리는 증상), 혼미, 뇌일혈, 뇌빈혈, 두풍, 비염, 코막힘, 변비, 치질, 심번(心煩 : 마음이 번거로운 병, 속을 몹시 상한 증상), 탈항, 음정(陰挺 : 음부이탈, 자궁탈수), 시궐(인사불성, 기절, 사지 궐냉), 야제(夜啼 : 밤에 우는 병), 코막힘, 저혈압, 무맥증, 수전증(=書痙 : 손을 마구 떠는 병), 백일해, 미골통, 오래된 여러 고질병, 설사, 반신불수, 음주적면(술을 조금만 마셔도 얼굴이 빨개지는 증상), 뇌척수 질환, 불면증 등에 예방과 주치 효능이 있습니다.

* 사신총(四神聰) : 신총사혈(神聰四穴)이라고도 부르며, 백회혈의 전후좌우 각 2cm 부위에 있습니다. 마음을 강녕케 하고 정신을 안정시키며, 발작을 진정시켜주는 혈입니다. 백회혈과 함께 향훈을 하면 그 치료 효

과가 아주 높습니다. 두통, 편두통, 우울증, 발광, 불면증, 건망증, 어지럼증, 두풍, 광란, 전간, 반신불수, 소아경풍, 중풍 등에 예방과 주치 효능이 뛰어납니다.

등, 허리, 둔부의 향훈쑥뜸 효과

등, 허리, 둔부에 있는 배유혈(背兪穴)들은 오장육부의 기혈이 유통하는 곳으로서, 병마사기가 쉽게 침입하는 통로혈입니다. 그러므로 이곳에는 각 장부(臟部)에 발생하는 병증의 원인 진단과 그 기능을 보강하는 중요한 혈들이 있습니다. 이 부위에 있는 족태양방광경과 독맥의 중요 경혈 및 아시혈들을 매일 1~3장(약 20~60분) 교차로 이동하면서 쑥뜸하고, 안마와 괄사를 병행하면 한열성 질환과 만성 난치 고질병의 예방과 치료에 특별한 효험이 있습니다.

풍문, 고황, 폐유, 신주, 명문, 신유, 팔료 같은 등허리 부위의 주요

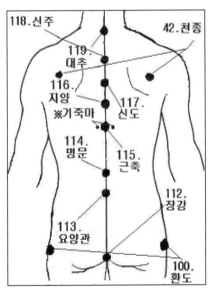

등허리와 둔부에 있는 중요 혈입니다.

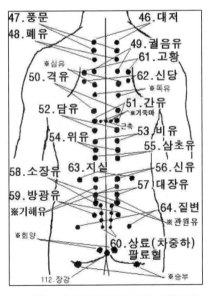

등 부위의 족태양방광경의 중요 혈입니다.

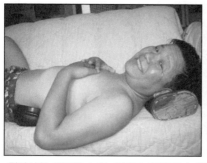
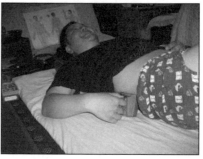

편안하게 침상에 누워 뚝배기 도자기나 일공 도자기 찻잔을 이용하여 등허리와 둔부를 쑥뜸해주면 온갖 질병을 예방하고 치료할 수 있습니다.

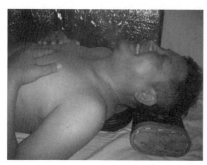
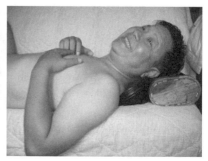

감기와 몸살 증상이 있을 때, 장시간 학습이나 업무로 목덜미와 등줄기가 아프고 피곤할 때는 침상에 누워 대추, 천주, 풍지, 대저, 풍문혈과 같은 각종 배유혈에 도자기 쑥뜸을 합니다. 주의할 것은 잠이 들어 화상을 입거나 화재가 나지 않도록 하는 것입니다.

경혈은 호흡기 질환, 생식기 질환, 부인병 등의 고질병에 필수 쑥뜸 혈입니다. 근축혈 좌우 1.5cm 의 기죽마혈은 옹저와 종양 등 각종 암을 예방하고 치료하는 명혈입니다. 그리고 등줄기 척추 양쪽의 배유혈 중 하나인 간유혈은 간장 질환과 당뇨병, 중풍, 정신질환에 좋은 효과가 나타납니다.

이와 같이 등허리와 둔부의 배유혈(背俞穴)에 대한 향훈쑥뜸은 경이적인 치료효과가 있으므로, 매일 즐거운 마음으로 정성껏 쑥뜸하여 직접 체험하십시오.

배유혈 중의 고황(膏肓, 61)은 족태양방광경의 중요한 혈로서 좌우 쌍혈입니다. 이 혈은 폐를 보(補)하고 비장을 튼튼히 하며, 기를 더합니다. 모

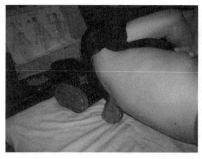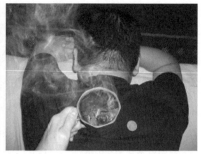

난치병의 중요 경혈인 고황, 신주, 폐유, 아내의 도움을 받아 등쪽의 중요 혈인 신
신당혈을 쑥뜸 중입니다. 주, 폐유혈, 양측 고황혈(동전 부위) 부위
근처를 교차하면서 쑥뜸을 합니다.

든 허로손상(虛勞損傷)을 치료해주고 심장을 평안하게 해주며, 신장(腎臟)
기능을 북돋아줍니다. 고방(古方)에 이르기를, 백가지 병을 통치하여 치유
되지 않는 병이 없다는 기사회생(起死回生)과 보양(補陽)의 명혈입니다.

폐병, 심장병, 담질환, 호흡기 질환, 폐암, 폐결핵, 기관지염, 도한(盜
汗 : 잘 때 식은땀을 많이 흘리는 증상), 유정(遺精), 실정(失精), 과로로 인한
척추와 등의 통증, 협심증, 늑막염, 흉막염, 견관절 주위염, 해수, 천식,
불안, 권태, 무월경, 오래된 병의 허로손상, 비위 허약, 구토, 식욕부진,
무맥증, 건망증, 신경쇠약, 오십견, 괴저(壞疽=탈저脫疽 : 당뇨병 후유증으
로 발가락이 썩는 병), 위산과다증, 만성안질, 수족냉증, 중풍, 반신불수,
신진대사 촉진, 신경통, 근육통, 소화불량, 수척, 매독 등에 대해 예방과
주치의 효능이 있습니다.

각 부위 주요 경혈의 주치 효능은 그림에 나타낸 번호를 근거로 하
여 제4장에서 참조하십시오.

공포감, 견딜 수 없는 울화를 다스리는 향훈 쑥뜸

부처님께서는 "화를 내면 평생에 쌓은 모든 공덕의 숲이 한꺼번에
다 타버리니라(火燒功德林)."고 하셨습니다. 속담에도 간담(肝膽)이 서늘해

진다는 말이 있듯이, 옛 의서에 노기와 성냄은 간과 담을 상한다고 하였습니다. 그 증상을 중국 고대의서 〈황제내경〉에서는 설명하기를 "아주 조그마한 일에도 놀라고 불안에 떨며, 모르는 사람들이 갑자기 들이닥쳐 체포해가는듯한 기우(杞憂)를 일삼는다."고 했습니다.

간의 혈이 부족하고 담의 기가 약해지면, 헛된 장담과 큰소리를 곧잘 치지만, 내심은 겁이 많아 공포에 떨고 있고, 잠을 못 이루어 늘 불면증에 시달리며, 머리가 어지럽고 눈앞이 침침하고 쉬 피로해집니다.

이런 사람은 허리와 양쪽 무릎과 넓적다리가 시리고 연약해지며, 빛을 보기 싫어하고 바람을 맞으면 눈이 시려 눈물이 주르르 흐르며, 걷다가도 무릎에 갑자기 힘이 빠져 엎어지려 합니다. 이런 증상이 중한 사람은 자다가 곧잘 종아리에 쥐가 내리고, 심하면 전간 같은 간질 발작에 이르러 실신하기도 합니다. 이 증상을 자가 치료하려면 틈틈이 도자기쑥뜸을 하면서 발바닥과 발등 및 종아리 부위의 간경과 담경의 주요 경혈과 눌러보아 통증이 느껴지는 아시혈, 기문혈 및 간유혈 등을 열손가락으로 두루 짚어서 꾹꾹 지압하면서, 동시에 마음을 비우고 그곳에 도자기쑥뜸을 실행하여 간담을 보호해야 합니다.

또한 간담에 좋은 쑥잎, 인진쑥, 구기자, 녹차, 울금(鬱金 : 카레의 원료인 강황과 매우 유사한 생강과의 약초로서 우울병, 울화병에 좋음)을 배합한 약초차를 즐겨 달여 마시며, 늘 밝은 마음으로 웃고 남을 너그럽게 용서하는 마음으로 스스로 심신 건강을 양생해야 합니다.

제 **4** 장

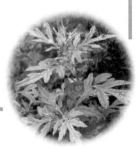

향훈쑥뜸의

적소(適所)

무병장수 139개 요혈 및 32개 보건혈

우공이산(愚公移山 : 바보라고 생각했던 사람이 마침내 산을 옮김)이라는 고사(故事)와, "티끌 모아 태산이 된다."는 옛말처럼, 저자는 자신이 창안한 도자기 향훈쑥뜸을 날마다 정성껏 적당량(1~10장) 즐겁게 실천하고 있습니다. 그 결과 면역력과 자연치유력이 극대화되어 허약했던 원기가 보충되고, 기혈순환이 촉진되어 지난날 너무나 무너졌던 심신의 건강을 이제는 완전히 회복하였습니다. 이 장에서는 쑥뜸에 큰 효과를 보이는 중요한 경혈들의 위치와 이름, 그리고 그 효과를 구체적으로 설명합니다.

1. 무병장수 쑥뜸 18개 요혈

아래 그림의 18 요혈은 필자가 〈황제내경〉, 〈의학입문〉, 〈동의보감〉, 〈침구경험방〉, 〈편작구법〉, 〈천금요방〉 등 주요 고전 의서들을 참조하

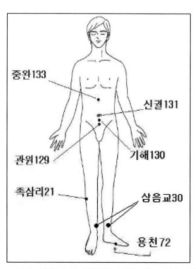
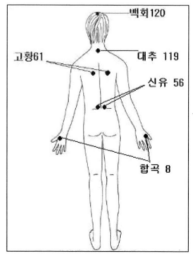

향훈 쑥뜸으로 만병을 예방 치료하는 무병장수의 18개 중요 혈을 나타냅니다.

면서 장기간 도자기 향훈쑥뜸을 실천하는 가운데 체험하여 정선한 만병 예방치료를 위한 무병장수 쑥뜸 18 요혈입니다.

백회(120), 고황(61), 중완(133), 기해(130), 신궐(131), 관원(129), 족삼리(21), 용천(72), 삼음교(30), 대추(119), 신유(56), 합곡(8), 곡지(11), 명문(114), 신주(118), 기문(111), 단중(135), 수도(18) 혈을 매일 1~3장 향훈쑥뜸을 하면 무병장수의 길을 향한 각종 질환을 예방 치료할 수 있습니다.

(※ 각 혈위의 주치 효능은 그림의 혈위 번호를 근거로 하여 제4장 3의 139개 요혈과 기타 32개 보건혈을 참조하기 바랍니다.)

2. 무병장수 쑥뜸 38개 요혈

중완(133), 곡지(11), 족삼리(21), 백회(120), 관원(129), 기해(130), 폐유(48), 고황(61), 중부(1), 천돌(137), 선기(136), 팔료(상료60), 지기(31), 혈해(32), 풍지(96), 용천(72), 신유(56), 신궐(131), 합곡(8), 삼음교(30), 회음(127), 노궁(89), 대추(119), 단중(135), 인당(123 뒤쪽), 수도(18), 양로(41), 신문(38), 명문(114), 신주(118), 경문(99), 환도(100), 양릉천(102), 광명(103), 음포(109), 기문(111), 간유(51), 일월(98)

이상의 무병장수 쑥뜸 38개 요혈은 의학 선현들의 경험과 저자가 장기간 쑥뜸 연구하면서 직접 체험하여 찾아낸 가장 중요한 경혈들을 정선한 것입니다. 이 38개 요혈과 아시혈을 배합하여 매일 자기 체질에 알맞게 적당량(1~5장)을 쑥뜸하면 면역력 강화는 물론 자연치유력을 촉진시켜 여러 질병에 대한 예방과 치료 효과를 보실 수 있습니다.

무병장수 쑥뜸 38개 요혈의 각종 질병에 대한 주치 효과는 다음과 같습니다.

해수(기침), 백일해, 객담, 감기, 유행성독감(현재 전 세계에 유행하고 있는 신종플루 포함), 폐렴, 기관지염, 폐결핵, 천식, 호흡곤란, 니코틴 중독, 환경오염, 가스 중독, 알코올, 마약, 농약 및 고엽제 중독, 환경호르몬과

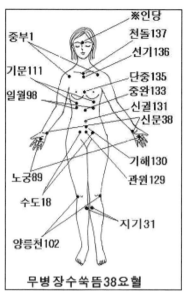

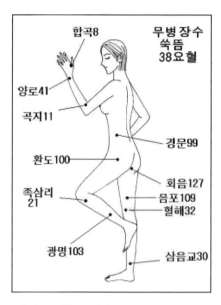

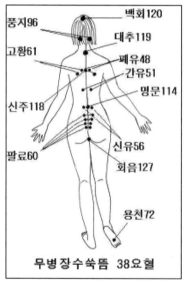

3개의 그림은 무병장수에 중요한 38개 경혈을 나타냅니다.

약물중독, 고혈압, 저혈압, 두통, 이명증, 불안초조, 심계, 수족마비, 심통, 변비, 협심증, 코피, 전신부종, 빈혈, 소화불량, 위경련, 위 십이지장 궤양, 담낭염, 담석증, 맹장염, 만성위염, 만성대장염, 만성간염, 식욕부진, 피로권태감, 설사, 피부소양증, 미열, 담마진(두드러기), 황달, 간경변증(간경화), 복막염, 신장결석, 만성신장병, 오심, 구토, 다뇨, 신경쇠약, 정력감퇴, 월경불순, 발기부전, 불면증, 신경쇠약증, 빈뇨, 자한, 기억력감퇴, 사지무력증, 사지마비, 각종 통증, 염증, 조루증, 불감증, 비만증, 내분비계 이상, 소갈증(당뇨병), 체내 유해독소 배출, 동맥경화, 고지혈증, 전립선염, 전립선비대증, 요도염,

관절염, 근육무력증, 전간, 뇌종양, 두통, 뇌질환, 실신, 실성, 중풍, 뇌졸중, 뇌출혈, 반신불수, 언어장애, 건망증, 혈전증(고지혈증), 치매, 공포, 발작, 어혈, 빈혈, 특발성 괴저(탈저 : 손가락과 발가락 등이 썩는 병), 골수염, 중이염, 퇴행성관절염, 교통사고 후유증, 오십견, 견갑통, 요통, 안질, 결막염, 난청, 중이염, 신경통, 소아경풍, 태독, 전염병, 열병, 급체, 관절염, 산후풍, 수족냉증, 냉대하, 산후통, 갱년기 장애, 현기증, 시력장애, 불임증, 폐경, 비색(鼻塞 : 코막힘), 만성비염, 각종 피부염, 축농증, 인후염, 후두염, 편도선염, 심장병, 간염, 신장염, 만성습진, 여드름, 대머리, 탈모증, 전신마비, 구안와사, 사경(목이 비뚤어지는 증상), 수전증(손을 마구 떠는 증상), 구토, 신경정신 질환, 울화병, 우울병, 폐암, 대장암, 직장암, 위암, 췌장암, 신장암, 방광암, 자궁암, 난소암, 유방암, 뇌암, 척수암, 백혈병, 담낭암, 간암, 에이즈, 에이즈 합병증, 면역력 결핍증 등과 온갖 난치병, 각종 통증과 염증을 수반하는 급만성 질환에 예방과 치료 효과가 있습니다.

3. 무병장수 쑥뜸 139개 요혈과 기타 32개 보건혈

〈황제내경(黃帝內經)〉, 〈갑을경(甲乙經)〉, 〈천금방(千金方)〉, 〈침구자생경(鍼灸資生經)〉, 〈침구대성(鍼灸大成)〉, 〈의학입문(醫學入門)〉, 〈본초강목(本草綱目)〉, 〈침구봉원(鍼灸逢源)〉 등 중국 전통 의서(中國傳統醫書)와 〈향약집성방(鄕藥集成方)〉, 〈의방유취(醫方類聚)〉, 〈침구요결(鍼灸要訣)〉, 〈동의보감(東醫寶鑑)〉, 〈침구경험방(鍼灸經驗方)〉 등 한국전통의서(韓國傳統醫書), 그리고 일본저명의서(日本著名醫書) 〈万病じ效くお灸療法(만병에 효력이 있는 쑥뜸요법)〉 등을 종합적으로 발췌하여, 인체의 361개 경혈 중에서 중요하다고 인정되는 무병장수 쑥뜸 139개 요혈과 기타 32개 보건혈에 대한 주치효능을 설명하였으니 다음을 참조하시기 바랍니다.

일상 쑥뜸 양생 중에 139개 요혈과 32개 보건혈을 자기 체질과 환부에 적합한 혈위를 선택하여 교차로 이동하면서 매일 형편대로 1~10장을 꾸준히 쑥뜸하면 온갖 병마사기를 신속히 체내에서 몰아내고, 면역력과 자연치유력을 극대화시켜 각종 질병예방과 퇴치를 함께 달성하여 무병장수의 길을 향할 수 있습니다.

* 무병장수쑥뜸 139개 요혈과 기타 32개 보건혈(※)의 변호순 이름

1.中府(중부), 2.尺澤(척택), 3.孔最(공최), 4.列缺(열결), 5.太淵(태연),

6.商陽(상양), 7.三間(삼간), 8.合谷(합곡), 9.偏歷(편력), 10.溫溜(온류),

11.曲池(곡지), 12.肩髃(견우), ※천정(天鼎), ※영향(迎香), 13.地倉(지창),

14.頰車(협거), ※下關(하관), ※人迎(인영), 15.乳根(유근), 16.天樞(천추),

17.大巨(대거), 18.水道(수도), 19.歸來(귀래), ※伏兎(복토), 20.梁丘(양구),

21.足三里(족삼리), 22.風隆(풍륭), 23.解谿(해계), 24.衝陽(충양),

25.厲兌(여태), 26.大都(대도), 27.太白(태백), 28.公孫(공손), 29.商丘(상구),

30.三陰交(삼음교), 31.地機(지기), ※陰陵泉(음릉천), 32.血海(혈해),

※箕門(기문), ※府舍(부사), ※腹結(복결), ※大橫(대횡),※食竇(식두),

※天谿(천계), ※大包(대포), 33.極泉(극천), 34.少海(소해), 35.靈道(영도),

36.通里(통리), 37.陰郄(음극), 38.神門(신문), 39.少澤(소택), 40.腕骨(완골),

41.養老(양로), 42.天宗(천종), ※天窓(천창), ※천용(天容), 43.聽宮(청궁),

44.承光(승광), 45.通天(통천), ※天柱(천주), 46.大杼(대저), 47.風門(풍문),

48.肺俞(폐유), 49.關陰俞(궐음유), ※心俞(심유), ※督俞(독유),

50.膈俞(격유), 51.肝俞(간유), 52.膽俞(담유), 53.脾俞(비유), 54.胃俞(위유),

55.三焦俞(삼초유), 56.腎俞(신유), ※氣海俞(기해유) 57.大腸俞(대장유),

※關元俞(관원유), 58.小腸俞(소장유), 59.膀胱俞(방광유) 60.上髎(상료,
=八髎 ; 팔료), ※會陽(회양), ※承扶(승부), ※委中(위중), 61.膏肓(고황),

62.神堂(신당), 63.志室(지실), 64.秩邊(질변), 65.承山(승산), 66.飛揚(비양),

67.崑崙(곤륜), 68.金門(금문), 69.京骨(경골), 70.束骨(속골), 71.至陰(지음),

72.涌泉(용천), 73.然谷(연곡), 74.太谿(태계), 75.水泉(수천), 76.照海(조해),

77. 復溜(복류), 78.築賓(축빈), 79.陰谷(음곡), 80.橫骨(횡골),

81.大赫(대혁), 82.氣穴(기혈), 83.四滿(사만), 84.幽門(유문), 85.郄門(극문)

86.間使(간사), 87.內關(내관), 88.大陵(대릉), 89.勞宮(노궁), ※ 액문(液門),

90.中渚(중저), ※陽池(양지), 91.外關(외관), 92.天井(천정), 93.翳風(예풍),

94.瞳子髎(동자료), 95.完骨(완골), 96.風池(풍지), 97.肩井(견정),

98.日月(일월), 99.京門(경문), ※帶脈(대맥), ※居髎(거료), 100.環跳(환도),

101.風市(풍시), 102.陽陵泉(양릉천), 103.光明(광명), 104.懸鍾(현종),

105.족임읍(足臨泣), 106.大敦(대돈), 107.太衝(태충), 108.中封(중봉),

109.陰包(음포), 110.章門(장문), 111.期門(기문), 112.長强(장강),

113.腰陽關(요양관), 114.命門(명문), ※懸樞(현추), 115.筋縮(근축),

※騎竹馬(기죽마), 116.至陽(지양), 117.神道(신도), 118.身柱(신주),

119.大椎(대추), 120.百會(백회), ※四神聰(사신총), 121.前頂(전정),

122.上星(상성), 123.神庭(신정), ※ 印堂(인당),

124.水溝(수구＝人中：인중), 125.兌端(태단), 126.齦交(은교),

127.會陰(회음), ※曲骨(곡골), 128.中極(중극), 129.關元(관원),

130.氣海(기해), 131.神闕(신궐), 132.水分(수분), 133.中脘(중완),

134.巨闕(거궐), 135.膻中(단중), 136.璇璣(선기), 137.天突(천돌),

138.廉泉(염천), 139.承漿(승장)

** 향훈 쑥뜸 중요 혈 가나다 순 이름과 번호

간사(間使)-86, 간유(肝俞)-51, 거궐(巨闕)-134, 거료(居髎)-99-2,

격유(膈俞)-50, 견우(肩髃)-12, 견정(肩井)-97, 경골(京骨)-69, 경문(京門)-99,

고황(膏肓)-61, 곡골(曲骨)-127-1, 곡지(曲池)-11, 곤륜(崑崙)-67,

공손(公孫)-28, 공최(孔最)-3, 관원(關元)-129, 관원유(關元俞)-57-1,

광명(光明)-103, 궐음유(厥陰俞)-49, 귀래(歸來)-19, 극문(郄門)-85,

극천(極泉)-33, 근축(筋縮)-115, 금문(金門)-68, 기문(期門)-111,

기문(箕門)-32-1, 기죽마(騎竹馬)-115-1, 기해(氣海)-130, 기해유(氣海俞)-56-1,

기혈(氣穴)-82, 내관(內關)-87, 노궁(勞宮)-89, 단중(膻中)-135, 담유(膽俞)-52,

133

대거(大巨)-17, 대도(大都)-26, 대돈(大敦)-106, 대릉(大陵)-88,

대맥(帶脈)-99-1, 대장유(大腸俞)-57, 대저(大杼)-46, 대추(大椎)-119,

대포(大包)-32-7, 대혁(大赫)-81, 대횡(大橫)-32-4, 독유(督俞)-49-2,

동자료(瞳子髎=태양 : 太陽)-94, 명문(命門)-114, 방광유(膀胱俞)-59,

백회(百會)-120, 복결(腹結)-32-3, 복류(復溜)-77, 복토(伏兎)-19-1,

부사(府舍)-32-2, 비양(飛揚)-66, 비유(脾俞)-53, 사만(四滿)-83,

사신총(四神聰)-120-1, 삼간(三間)-7, 삼음교(三陰交)-30, 삼초유(三焦俞)-55,

상구(商丘)-29, 상료(上髎=팔료 : 八髎)-60, 상성(上星)-122, 상양(商陽)-6,

선기(璇璣)-136, 소장유(小腸俞)-58, 소택(少澤)-39, 소해(少海)-34,

속골(束骨)-70, 수구(水溝)-124, 수도(水道)-18, 수분(水分)-132,

수천(水泉)-75, 승광(承光)-44, 승부(承扶)-60-3, 승산(承山)-65,

승장(承漿)-139, 식두(食竇)-32-5, 신궐(神闕)-131, 신당(神堂)-62,

신도(神道)-117, 신문(神門)-38, 신유(腎俞)-56, 신정(神庭)-123,

신주(身柱)-118, 심유(心俞)-49-1, 액문(液門)-89-1, 양구(梁丘)-20,

양로(養老)-41, 양릉천(陽陵泉)-102, 양지(陽池)-90-1, 여태(厲兌)-25,

연곡(然谷)-73, 열결(列缺)-4, 염천(廉泉)-138, 영도(靈道)-35, 영향(迎香)-12-2,

예풍(翳風)-93, 온류(溫溜)-10, 완골(腕骨)-40, 완골(完骨)-95, 외관(外關)-91,

요양관(腰陽關)-113, 용천(涌泉)-72, 위유(胃俞)-54, 위중(委中)-60-4,

유근(乳根)-15, 유문(幽門)-84, 은교(齦交)-126, 음곡(陰谷)-79, 음극(陰郄)-37,

음릉천(陰陵泉)-31-1, 음포(陰包)-109, 인당(印堂)-123-1, 인영(人迎)-14-2,

인중(人中=수구)-124, 일월(日月)-98, 장강(長強)-112, 장문(章門)-110,

전정(前頂)-121, 조해(照海)-76, 족삼리(足三里)-21, 족임읍(足臨泣)-105,

중극(中極)-128, 중봉(中封)-108, 중부(中府)-1, 중완(中脘)-133,

중저(中渚)-90, 지기(地機)-31, 지실(志室)-63, 지양(至陽)-116, 지음(至陰)-71,

지창(地倉)-13, 질변(秩邊)-64, 척택(尺澤)-2, 천계(天谿)-32-6, 천돌(天突)-137,

천용(天容)-42-2, 천정(天鼎)-12-1, 천정(天井)-92, 천종(天宗)-42,

천주(天柱)-45-1, 천창(天窓)-42-1, 천추(天樞)-16, 청궁(聽宮)-43,

축빈(築賓)-78, 충양(衝陽)-24, 태계(太谿)-74, 태단(兌端)-125, 태백(太白)-27,

태연(太淵)-5, 태충(太衝)-107, 통리(通里)-36, 통천(通天)-45,

팔료(八髎＝상료)-60, 편력(偏歷)-9, 폐유(肺俞)-48, 풍륭(風隆)-22,

풍문(風門)-47, 풍시(風市)-101, 풍지(風池)-96, 하관(下關)-14-1, 합곡(合谷)-8,

해계(解谿)-23, 현종(懸鍾)-104, 현추(懸樞)-114-1, 혈해(血海)-32,

협거(頰車)-14, 환도(環跳)-100, 회양(會陽)-60-2, 회음(會陰)-127,

횡골(橫骨)-80

3-1. 수태음폐경(手太陰肺經 ; 약칭 폐경)의 11개 혈과 효능(좌우 모두 22개 혈)

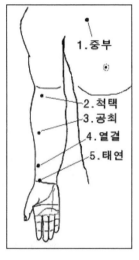

수태음폐경의 중요 혈 5개를 나타냅니다.

주치-호흡기 질환, 폐 질환, 흉부 질환, 오관(귀, 눈, 입, 코, 피부)의 감각기관 질환, 갱년기장애, 감기, 치질, 동맥경화, 기관지염, 경맥 통과 부위 질환 등에 예방과 주치 효능이 있습니다.

1. **中府(중부)**—상초(上焦) 부위를 맑게 하며, 폐 질환과 오장의 병을 다스리는 명혈입니다. 기침, 천식, 피부염, 인후염, 비염, 고지혈증, 감기, 근심과 고민으로 가슴이 답답한 흉민(胸憫), 어깨와 등의 통증(견배통), 호흡기 질환, 내분비 질환, 당뇨병, 기관지염, 흉통(胸痛 ; 가슴부위의 통증), 호흡 곤란, 도한(盜汗), 갑상선 종양, 후두염, 흉부의 번열, 폐렴, 식욕부진, 소화불량, 복부창만증, 불면증, 구토증, 사지(四肢)의 종양 및 통증, 오한 등에 예방과 주치 효능이 있습니다.

2. **尺澤(척택)**—폐를 맑게 해주고 상초의 열을 내려주며 통증을 멈추게 하는 명혈입니다. 폐와 신장 허약의 모든 질환, 심란하고 답답하며 열이 나는 증세, 근육과 골격의 통증, 천식, 기침, 기관지염, 눈의 질환, 두통, 호흡기병, 심장병, 인후종통(咽喉腫痛-목구멍의 종양과 통증), 호흡곤란, 신허(腎虛), 상완(上腕)신경통, 편도선염, 토혈, 코피, 견배통, 중풍, 반신불수, 수족마비, 관절통, 가슴과 옆구리의 창만, 견갑통(어깨쭉지의 통증), 학질(虐疾 : 말라리아), 사지마비, 요실금, 유뇨, 허로(虛勞), 불안초조, 소아경풍, 무서움을 잘 타고 자주 놀라는 증상, 상기(上氣 : 기혈의 상승으로 숨이 차고 기침이 남), 기단(氣短 : 기가 부족하여 숨이 가쁜 증상), 구토, 언어장애, 경폐증(무월경), 자한(自汗 : 기가 약하여 식은땀을 자주 흘리는 증상), 도한(수면 중에 몹시 땀을 흘리는 증상) 등에 예방과 주치의 효능이 있습니다.

※학질(말라리아)은 쑥잎차를 달여 마시면서 주치혈 들을 쑥뜸하면 더욱 효험이 있습니다.

3. **孔最(공최)**—열을 말끔히 내려주고 기를 잘 순행시켜주며, 폐를 윤택하게 하고 출혈을 멈추게 하는 명혈입니다. 모든 급성 혈병, 치질, 열병 시에 땀이 나지 않아 해열이 안 되는 증상, 해수, 천식, 폐결핵, 급성폐병, 편도선염, 코피, 치질, 충수염(=맹장염), 팔꿈치와 팔 관절통, 흉막염, 폐렴, 인후종통, 토혈, 후두염, 두통, 실음, 장출혈, 탈항, 소아허약, 목 부위의 종통, 수관절염, 사지냉통, 불능굴신 등에 예방과 주치 효능이 있습니다.

4. **列缺(열결)**—폐의 열을 소거시켜주고 경락을 통하게 하며, 머리와 눈의 열을 맑게 내려주는 명혈입니다. 치통, 두통, 사지무

력, 반신불수, 한율(寒慄 : 한기로 몸서리치는 증상), 한열(추
웠다 더웠다를 반복하는 증세), 한기로 인한 가래, 입이 굳
어서 벌리지 못하는 증상, 소아의 경기와 간질병 증상,
기관지염, 인후종통, 편도선염, 담마진(두드러기), 삼차신경
통, 근골피부염증, 중풍, 구안와사(중풍 후유증으로 눈과 입
이 비뚤어지는 증세), 해수(기침), 면목사지옹종(面目四肢擁
腫 : 얼굴, 눈, 사지에 혹이나 멍울이 나는 증상), 머리와 목이
뻣뻣하고 아픈 증세, 낙침(落枕 : 잠에서 깨어난 뒤 목을 잘
가누지 못하는 증세), 건망증, 시궐(尸厥 : 인사불성, 졸도상태
로서 몸이 시체처럼 차고 맥박이 아주 미약한 증상), 상지진전
증(수전증 : 팔을 계속 떠는 증상), 허로토혈(피로에 지쳐 허약
해지고 피를 자주 토하는 증상), 음경통, 소변유수(잔뇨감이
늘 남아있고 소변을 자주 보는 증상), 장중열(손바닥 가운데의
열증), 제반 호흡기 질환, 열성 진환, 비뇨기 생식기 질환
등에 예방과 주치 효능이 있습니다.

5. **太淵(태연)**─중풍을 물리쳐주고 담을 없애주며 폐를 맑게 해주고 기
침을 멈추게 하는 명혈입니다. 팔회혈중 맥회혈(脈會穴)이
며, 이 혈은 모든 혈맥병과 출혈병에 효과가 있습니다.
관절염, 역기(逆氣 : 기가 거꾸로 치밀어 오르는 증상), 호흡곤
란, 기침, 천식, 기관지염, 유행성감기, 폐결핵, 흉통, 코
피, 설염, 안질, 건초염(과도한 관절 사용으로 인한 힘줄 주위
의 통증, 종창 및 염증), 사지무력동통, 늑간신경통, 상완신
경통, 손과 손가락 및 어깨의 통증, 무맥증, 부정맥(심장박
동 이상-호흡 곤란, 가슴 두근거림, 실신유발), 열병 시에 땀
이 나오지 않는 증상, 상한(傷寒), 두통, 치통, 마음의 번
민으로 잠을 못 이루는 증상, 가슴앓이, 심장병, 인후종
통, 진한(몸이 차갑고 마구 떨리는 증상), 구토, 눈의 충혈

및 통증, 미친 헛소리를 해대며 발작하는 히스테리 증상, 한열, 무월경, 제반 호흡기, 소화기, 정신신경, 피부 질환 등

3-2. 수양명대장경(手陽明大腸經 약칭 대장경)의 20개 혈(좌우 모두 40개 혈)

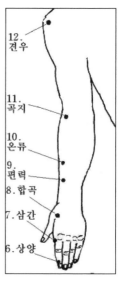

12. 견우
11. 곡지
10. 온류
9. 편력
8. 합곡
7. 삼간
6. 상양

호흡기 감염, 머리, 얼굴, 귀, 코, 눈, 치통, 인후병, 복부와 장부위의 병, 발열, 소화기계통, 십이지장, 폐질환, 중풍, 운동장애, 신경정신질환, 경맥통과부위의 질환등을 주치합니다.

수양명대장경의 중요 혈 7개를 나타냅니다.

6. **商陽(상양)**—폐를 맑게 해주며 해열 작용을 합니다. 종양을 없애주고 인체의 아홉 구멍을 잘 열어주며, 정신이 깨어나게 하고 경락을 통하게 하며, 통증과 기침을 멈추게 하는 명혈입니다. 열병, 호흡기 질환, 인후종통, 편도선염, 눈앞이 어지러운 증상, 청맹(青盲), 백내장, 출혈, 오한, 구강염, 구순포진(입술에 나는 부스럼과 습진), 이명증, 이롱(耳聾 : 귀가 먹은 증상=난청), 기관지염, 해수(기침), 감기, 치통, 두통, 사지

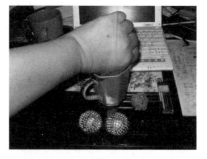

서재에서 휴식 중에 상양, 삼간, 합곡혈을 동시에 향훈쑥뜸 중입니다. 라이터 옆에 애용 경단 1장과 주요 경혈의 안마에 활용하는 황토혈침기(黃土穴鍼器)가 놓여 있습니다.

와 어깨 등의 통증, 위염, 토사곽란, 손가락의 마비 증상, 졸도, 혼미, 인사불성 시에 구급혈, 중풍, 고혈압, 뇌충혈, 소아경풍, 열병 시에 땀이 나오지 않는 증상, 일사병, 협심증 등에 예방과 주치 효능이 있습니다.

7. 三間(삼간)—열을 내려주고 종양을 없애주며, 경락을 통하게 하고 아픔을 멈추게 하는 명혈입니다. 한열(추웠다 더웠다하는 증상), 구건(심한 갈증), 두통, 장에서 꾸르륵 소리가 나며 설사하는 증상, 치통, 눈의 통증, 눈꺼풀이 가렵고 아픈 증상, 천식, 신열, 편도선염, 인후종통, 비염, 코피, 식욕부진, 위통, 장염, 손가락 관절염, 어깨와 등의 통증, 좌골신경통, 어깨 부위 신경통, 잘 놀라는 증상, 협심증, 편도선염, 눕기를 좋아하고 자꾸만 조는 증상, 가슴과 배가 치밀어 오르는 증상, 눈의 충혈과 눈의 종양 및 통증에 예방과 주치 등 효능이 있습니다.

8. 合谷(합곡)—기혈을 잘 통하게 하여 양기를 회복시켜주며, 해열을 시켜주며, 중풍을 없애주고, 폐와 피를 맑게 해주며, 장을 잘 통하게 합니다. 진정, 진통작용이 있어 정신을 편안히 해주고, 얼굴과 눈 부위, 목의 여러 질환에 대한 명혈입니다. 중풍, 안면신경마비, 냄새를 잘 못 맡는 후각장애, 변비, 관절염, 치조농루(잇몸에 고름이 나는 질환), 치통, 인후종통, 비염, 감기, 급만성위염, 위통, 두통, 구안와사(중풍을 만나 입과 눈이 비뚤어지는 병), 소아경풍, 고혈압, 황달, 이롱(귀가 먹는 청각상실증), 수종, 대머리, 원형탈모증, 통풍(痛風), 기울체(氣鬱滯 : 기가 막히고 쌓여 생기는 울화와 체증), 삼차신경통, 면종(안면의 종양 및 부종), 안충혈, 난산, 안태(태아를 편안하게 해주는 것), 자궁병, 복통, 무한(땀

이 나오지 않는 것), 도한(도둑땀) 같은 땀의 많고 적음을 조절하여 줍니다. 녹내장, 소아무답증(小兒舞踏症 : 소아의 안절부절 하지 못하고 촐랑대며 춤추듯이 마구 날뛰는 증세), 토사곽란, 단독(전염성 피부종창), 담마진(두드러기), 오관(눈, 귀, 코, 혀, 피부)과 뇌신경의 질병에 예방과 주치 효능이 있습니다.

9. **偏歷(편력)**—폐를 맑게 해주며, 체내의 수도(水道)를 조절해주고, 경락을 잘 통하게 하는 명혈입니다. 치통, 한열, 코피, 전간, 선노다언(善怒多言 : 성을 잘 내며 말이 많음), 인후의 건조증, 이명, 이롱(난청), 소변불리, 편도선염, 안질, 시력장애, 손과 어깨의 관절염, 안면신경마비, 상완(팔 윗부분) 신경통, 불안초조, 불면증, 변비, 부종 등에 예방과 주치 효능이 있습니다.

10. **溫溜(온류)**—열을 내려주고 종양을 없애주며, 장을 잘 다스려주고 경락을 잘 통하게 하여 통증을 멈추게 하며, 정신을 편안하게 해주는 명혈입니다. 상한, 복통, 장명(장에서 꾸르륵 소리가 나는 것), 귀신을 본 듯 미친 소리를 내며 실성하여 계속 웃어대는 병, 사지종통(사지가 붓고 아픈 증상), 치통, 열병, 학질, 한열, 두통, 기폐(기가 막힌 증세), 목구멍이 메고 마비되어 말문이 열리지 않는 증세, 장염, 급성 소화기질환, 이질, 얼굴이 붓는 병, 면홍(얼굴이 붉은 증상), 복부창만, 위통, 치질, 손과 팔 부위의 신경통, 기관지염, 인후종양, 설염(혓바닥의 염증), 구강구내염, 이통(귓속이 아픈 증세), 졸도, 전간(간질발작증) 등에 예방과 주치 효능이 있습니다.

11. **曲池(곡지)**—청열(열을 내려줌)과 소종(종양을 없애줌)과 거풍습(중풍과 습열을 물리침)과 관절에 이로운 해독작용의 명혈입니다. 중풍, 반신불수, 부인과 질환에 특히 좋은 혈이며, 악풍사기(惡風邪氣)로 인한 상한(傷寒), 신열, 소아경풍, 광증, 고혈압, 소갈증(당뇨병), 고지혈증, 관절염, 갑상선 질환, 간질, 치통, 노안의 시력강화, 빈혈, 인후염, 나력(연주창 : 목덜미에 생기는 여러 개의 구슬 같은 종기), 풍진, 열병, 심장병, 단독(얼굴에 나는 붉은 전염성종창), 과민성 피부질환, 월경통, 어깨부위 신경통, 두통, 안질, 무맥증, 토혈, 천식, 이질, 복통, 안면신경마비, 신경통, 소아마비 후유증, 신경쇠약, 변비, 견갑통, 위경련, 설사, 담마진 등에 예방과 주치 효능이 있습니다.

12. **肩髃(견우)**—중풍과 습열을 없애주고 경락과 관절을 잘 통하게 하며, 뭉치고 결린 데를 풀어주고 가려움증을 그치게 하며, 담을 없애주는 명혈입니다. 중풍, 반신불수, 피부병, 목의 경직증과 어깨 주위의 염증, 고혈압, 오십견, 어깨와 팔의 욱신거리고 아픈 증세, 어깨 부위의 신경통, 연주창인 나력, 두팔과 손의 마비증, 습진, 견갑관절통, 담마진(두드러기)과 양진(가려움을 수반하는 피부병), 두통, 치통, 관절통, 사지의 풍열, 신경통, 낙침(고개를 좌우로 돌리지 못하는 증상) 등에 예방과 주치 효능이 있습니다.

※ **천정(天鼎)**-인후(咽喉)의 기를 순행시켜주고, 화기(火氣)와 열을 내려주며, 가래와 종양을 없애주는 명혈입니다. 일체의 화기병증(火氣病症)으로 인한 인후염, 인후통, 편도선염 등 인후질환, 갑상선 종양등 갑상선 질환, 인후마비증, 나력(瘰癧 ; 연주창連珠瘡), 설근마비(舌筋痲痺), 거식증(拒食症 ; 음식물을 거부하는 증상), 식음불하(食飮不下 ; 목구멍이 아파 음식물이 내려가지 않는 증상), 협심증, 기경폭음(氣哽暴瘖 ; 기가 막히고 목이 메어 말을 못하는 증상), 호흡곤란, 천식, 목과 어깨와 팔의 통증 등에 예방과 주치 효능이 있습니다.

3-3. 족양명위경(足陽明胃經 ; 약칭 위경) : 45개 혈(좌우 합 90개 혈)

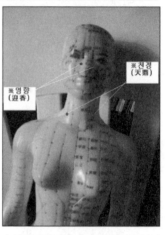

위경(胃經)의 45개혈(좌우 합 90개 혈)은 소화기계 질환, 신경정신계, 두면(머리와 얼굴), 오관질환, 복부냉증, 만성 위 질환, 신장병, 안면신경마비, 위암, 경맥통과 부위 등의 질환에 대한 치유 효과가 특별히 큽니다.

수양명대장경의 중요 혈인 천정과 영향 두 혈의 위치를 나타냅니다.

13. 地倉(지창)—각 기관에 기를 잘 순환하게 해주며 진통작용이 좋고, 중풍과 사기를 없애주는 명혈입니다. 삼차신경통, 고혈압, 구안와사, 입가에 나는 습진, 구내염, 구취, 위장질환, 안면신경마비, 치통, 이명, 결막염, 실어증, 복통, 위통, 진경(鎭痙—경련

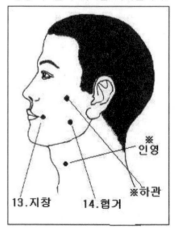

안면에 있는 족양명위경의 중요 혈의 위치와 이름입니다.

을 진장시켜 줌), 턱의 종양, 사지무력, 관절염좌, 열병, 오래된 병, 중병 후 회복기, 다리의 종양, 희미하고 어둡게 보이는 원시, 야맹증, 눈꺼풀이 자주 떨리는 증상, 입가에 침이 절로 나와 흐르는 증상, 얼굴과 뺨이 붓는 증상, 얼굴의 여러 질환과 통증 등에 예방과 주치 효능이 있습니다.

14. **頰車(협거)**—경락을 잘 통하게 하며 중풍을 물리치고 기를 조절해 주는 진통의 명혈입니다. 중풍, 구안와사(입과 눈이 비뚤어지는 중풍 후유증), 반신불수, 안면신경마비, 치통, 삼차신경통, 치은염, 목 부위 강직과 통증, 이하선염, 중이염, 외이염, 귀의 질환, 편도선염, 턱과 뺨의 종양, 억병(癔病 : 심화병), 구금불어(입이 닫혀져 말을 못하는 증상), 교근강직(어금니와 턱 근육이 강직되어 음식을 씹지 못하는 증상), 턱관절염, 턱이 빠지는 증상 등에 예방과 주치 효능이 있습니다.

※ **下關(하관)**—통증을 멈추게 하고, 종양을 없애주며, 청력을 개선해주고, 중풍을 물리쳐주며 인체의 아홉 구멍을 원활히 열어주어 경락이 활발히 통하도록 해주는 명혈입니다. 치통, 이명, 이롱(난청), 구안와사, 안면통, 두통, 잇몸 아픈 증상, 삼차신경통, 턱과 어금니부분 긴장통, 아래턱 통증, 안면신경마비, 중이염 등 귀의 질환, 좌창(뾰루지와 여드름), 황갈색 반점 피부염, 코막힘 증상, 반신불수, 어지럼증, 말을 못하는 증상, 중풍 등에 예방과 주치 효능이 있습니다. 이 혈은 직접금구혈(뜨거운 쑥뜸을 해서는 안 되는 혈)입니다. 그러나 약 1~2분간 잠시 온열로 도자기 쑥뜸을 하면 별로 관계가 없습니다.

※ **人迎(인영)**—별칭은 천오회혈(天五會穴)이며 오장의 기가 모여서 만나는 곳으로서 모든 열성 및 급만성 질환을 다스려주는 청열 및 산결(散結 ; 결린 데를 풀어주는 작용)과 함께 음양경락을 통하여 주는 명혈입니다.
구역질, 토사곽란, 인후종통, 가슴이 막히고 숨이 찰 때, 고혈압, 저혈압 등

혈압조절, 급만성기관지염, 급만성천식, 급만성편도선염, 급만성후두염, 갑상선기능항진 및 갑상선 종양 등 급만성 갑상선질환, 목 부위의 영류(혹), 영기(癭氣 ; 혹이 나고 기가 막혀서 말을 못하는 증세), 나력(연주창), 임신구토증, 복통, 요통, 두통, 턱의 통증, 인후마비, 가래(담)가 막혀 목구멍 밖으로 잘 나오지 않는 증상, 목의 통증, 진통, 진경, 진정작용, 류마티스관절염, 어깨와 목의 통증, 목 부위의 옹종(擁腫), 자궁 위치 이상 등에 예방과 주치 효능이 있습니다. 이 혈 역시 직접금구혈(뜨거운 쑥뜸을 해서는 안 되는 혈)입니다. 그러나 약 1~2분간 온열로 도자기쑥뜸을 하면 별로 관계없습니다.

15. **乳根(유근)**—유방 주위의 경락을 잘 통하게 하고, 혈액순환을 활발하게 하여 옹저(癰疽 : 악성종양, 종창, 부스럼) 등을 치료하는 명혈입니다. 가슴의 통증, 유방통, 유즙 분비촉진, 유선염, 유방종창(유방의 악성 부스럼), 유옹(乳癰 : 유방 악성종양), 유방암, 유방의 모든 질환, 일병(噎病 : 걱정, 근심으로 목이 꽉 메고 숨을 제대로 쉬지 못하는 병), 한열(수시로 더웠다 추웠다를 반복하는 증세), 흉만번민(가슴에 번민이 가득하여 몹시 답답한 증상), 토사곽란(급체 토사병), 식도암, 번열(번민으로 인한 열병), 농약 등 음독후유증으로 인한 식도협착증(식도가 좁아져서 음식물을 잘 못 삼키는 증상), 한통(寒痛 : 한기로 인한 통증), 해수, 천식, 반위(反胃 : 먹은 것을 삼키지 못하고 마구 구토하는 위장병, 위암의 초기 증상) 등에 예방과 주치 효능이 있습니다.

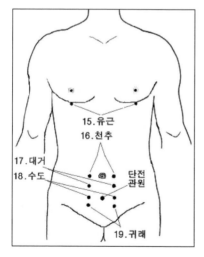

흉복부 족양명위경의 중요 혈의 위치와 이름을 나타냅니다.

16. **天樞(천추)**—천지간의 기(氣)가 만나는 중에 사람의 기가 이를 따라가는 혈입니다. 비장과 위장 및 대

장을 건강케 하고 기를 다스려주며, 체기를 없애주고 월경주기를 잘 조절해주는 소화기와 생식기의 일체 질환에 대한 명혈입니다. 설사, 급만성장염, 급만성위염, 신장염, 복부창만, 변비, 충수염(맹장염), 장옹(腸癰 : 장의 악성 종양), 징가(癥痂 : 복중적괴, 뱃속에 혹 덩어리가 생기는 병), 산후복통, 불임증, 월경부조, 토사곽란, 하리(만성설사), 적백대하, 비습(肥濕 : 비만에 의한 습기), 비만증, 고혈압, 황홀광언(실성하여 헛소리하는 것), 하초의 모든 병증, 수종(부종), 황달, 면종(얼굴 부위의 부종 및 종양), 산기(疝氣 : 아랫배의 심한 통증), 번구(煩嘔 : 번열로 인한 구토증), 상기(上氣), 오래 서있지 못하는 증세, 천식, 무월경, 불시에 나오는 월경 등 월경불순, 자궁내막염, 허리 부위의 통증 등에 예방과 주치 효능이 있습니다.

17. **大巨(대거)**—정력을 증강시켜주고 기를 다스려주며 종양을 없애주고 체내 수분대사를 이롭게 하며, 장을 잘 통하게 하는 명혈입니다. 생리불순, 복부창만 및 복부어혈, 요통, 냉증, 불면증, 반신불수, 번갈(번열과 갈증), 장경련, 고장(鼓腸 : 장에서 북소리가 나는 증세), 변비, 대소변 불리, 방광염, 유정, 조루증, 양위(양기 부족, 발기부전), 탈장, 사지무력증, 비뇨기생식기 질환, 경계(자주 놀라고 심장이 몹시 두근거리는 증상), 복통, 남자무사(男子無嗣 : 정자 부족 등으로 인하여 자식을 못 낳는 것), 산증(疝症 : 아랫배가 몹시 쑤시고 아픈 증세), 요폐증, 아랫배가 불룩하고 가득

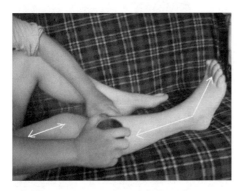

족삼리를 중심으로 상하 이동하며 향훈 괄사 쑥뜸 중입니다.

찬 증세, 난소염, 월경 곤란 등에 예방과 주치 효능이 있습니다.

18. **水道(수도)**—습과 열을 내려주며 삼초(三焦 : 소화와 배설을 주관하는 몸통의 상중하부위)를 잘 통하게 하고, 신장과 방광과 하초 (배꼽 아래 하체 부분)의 온갖 질환과 수분대사를 조절하여 주는 명혈입니다. 허리와 등의 통증, 방광염, 음낭고환염, 음낭종양, 신염(腎炎), 수종(부종), 대소변 불리, 복부창만, 복수(腹水), 생리불순, 배뇨 곤란, 변비, 치질, 탈장, 산증 (疝症), 자궁냉증, 불임증, 특히 자궁의 모든 병(자궁근종, 자궁암, 자궁내막염) 등 부인과의 모든 질환에 예방과 주치 효능이 있습니다.

19. **歸來(귀래)**—기와 혈을 순행시켜 한기를 물리치고, 간을 소통시키며 월경주기를 잘 조절하는 명혈입니다. 남녀의 모든 비뇨 기, 생식기 질환, 방광염, 요도염, 생리불순, 성교불능증 (양위 : 양기 부족, 발기부전. 음위 : 생식기 음경 위축), 남자 정자 감소증, 고환염, 난소염, 질염, 폐경, 냉대하증, 불임

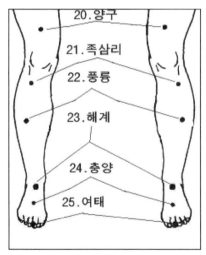

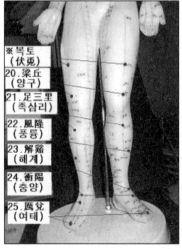

족양명위경의 족부 중요 혈을 나타냅니다.

증, 자궁내막염, 자궁근종, 자궁암, 월경곤란, 생리통, 무
월경, 전립선비대증, 방광결석, 분돈(奔豚 : 급성 장경련, 구
토), 산기(疝氣 : 허리와 아랫배의 동통), 자궁 냉증 등에 예
방과 주치 효능이 있습니다.

※ **복토(伏兎)**—한기와 습기를 흩어지게 하고, 신장을 튼튼하게 해주며, 허리를 강
하게 해주고, 하체의 경락을 잘 통하게 하는 명혈입니다. 하지마비, 양 다리의
과로로 인한 허벅지 근육 긴장, 하지 운동마비증, 무릎관절의 모든 질환, 각기병,
좌골신경통, 요통, 허리, 허벅지와 무릎 부위의 한냉 통증, 무릎과 다리의 관절
염, 다리의 부종, 산통(疝痛 ; 급성 하복부 통증), 복부창만, 자궁질환, 습진,
담마진, 풍한으로 인한 하지마비 및 통증, 광사귀어(狂邪鬼語 ; 괴성발작증) 등
에 예방과 주치 효능이 있습니다.

20. **梁丘(양구)**—위장의 기를 통하게 하고, 중풍과 습열을 물리치며, 진
통과 급성 소화기질환의 명혈입니다. 무릎 관절염, 무릎
이 부은 증상, 유선염, 유방통, 무릎과 다리 및 허리의 통
증, 생식기 질환, 신경통, 반신불수, 좌골신경통, 설사, 급
성 위장병, 복통, 위경련, 곽란(심하게 토하고 설사하는 급성
위장염), 소화불량, 위산과다, 한기와 사기의 침투로 인한
냉증과 마비증, 유방의 종양과 통증, 각기병, 다리의 관절
염, 신경쇠약, 불안초조, 크게 놀란 증세 등에 예방과 주
치 효능이 있습니다.

21. **足三里(족삼리)**—양기를 회복시켜주고 비장과 위장의 기를 다스려
주며, 중풍과 습열을 물리치고, 기혈과 경락이 잘 통하게
하여 사기를 물리치며, 화기를 내려주고, 피로회복과 아
울러 오장을 보하여 주며, 면역력을 증강시켜주는 건강을
위한 최고의 양생, 무병장수의 명혈입니다. 전신의 모든
질환, 상기(上氣 : 기혈의 상승으로 숨이 차고 기침이 남), 감

기, 천식, 기관지염, 폐렴, 폐기종, 동맥경화, 폐결핵, 늑막
염, 고혈압, 저혈압, 심장병, 심계항진, 협심증, 식도협착
증, 담낭염, 담석, 급성간염, 췌장염, 복수, 신장염, 빈혈,
갑상선 종양, 당뇨병, 관절염, 뇌출혈, 반신불수, 언어장
애, 척추염, 정신신경질환, 신경쇠약, 발작(히스테리), 두통,
현기증, 불면증, 좌골신경통, 멀미, 일사병, 동상, 결핵성
임파선염, 습진, 냉대하, 갱년기 장애, 젖 분비 부족, 노
안, 백내장, 축농증, 코피, 인후염, 치통, 중풍, 사지마비,
사지무력증, 사지권태, 황달, 편두통, 이명, 위장의 모든
질환, 위통, 복통, 설사, 변비, 구안와사(입과 눈이 비뚤어지
는 중풍 후유증), 각기, 안질, 요통, 신경통, 비염, 장염, 담
마진(두드러기), 허로, 각종 충독(蟲毒) 제거, 간질의 발작,
온몸이 붓는 수종, 유방의 통증, 유방의 악성 종양, 모든
암에 예방과 주치 효능이 있습니다.

※ 등산이나 먼 길을 걸을 때, 운동경기 전, 장거리 여행 및 장시간 운전하기 전에
족삼리에 도자기 쑥뜸을 하면, 다리가 쉽게 피로하지 않고 노화방지와 지구력(持
久力)을 향상시켜줍니다.

22. **風隆(풍륭)**—정신을 맑게 해주고 위를 튼튼하게 해주며, 담(가래)과
습기를 없애주는 명혈입니다. 하지통(다리의 통증), 족통,
하지 마비, 담병, 해수, 천식, 두통, 복통, 흉통(가슴앓이),
불안초조, 정신신경 질환, 심번(心煩 : 마음이 몹시 번거로운
증세), 불면증, 견귀(見鬼 : 귀신들여 헛것을 보는 것), 선소불
휴(善笑不休 : 쉬지 않고 자꾸 웃어대는 정신질환), 후두마비와
언어장애, 전광(간질광증), 뇌충혈, 고혈압, 중풍, 위통, 이
질, 인후통, 기관지염, 변비, 사지종통, 대소변 불리, 풍담
(風痰), 발작(히스테리) 등에 예방과 주치 효능이 있습니다.

23. **解谿(해계)**—위장의 열을 내려주고 비장의 기를 북돋아주며, 습열과 체기를 다스려주며, 놀람을 진정시켜주고 정신을 편안하게 해주는 명혈입니다. 족관절통, 건초염(과도한 관절 사용으로 인한 힘줄 주위의 통증, 종창 및 염증), 족관절 염좌(관절이나 인대 신경 등이 삐거나 비틀려 생긴 손상), 족마비증, 두통, 두중(머리가 무거운 증세), 어지럼증, 치통, 치은염, 복부창만, 위장허약, 위무력증, 식욕부진, 변비, 불안초조, 정신병, 전광(癲狂), 고혈압, 해수, 오한, 발열, 자꾸 배가 고파지는 증상, 당뇨병, 얼굴의 부종, 소화기장애, 안질, 눈꺼풀이 아래로 처지는 증상, 맥립종(눈의 다래끼), 눈 밑이 어둡고 어혈이 있는 것, 담이 많은 증세, 열병 시 땀이 나오지 않는 증상, 억병(심화병), 얼굴이 검어지는 증상, 마음의 번뇌로 자주 우는 증상, 곽란(심하게 토하고 설사하는 급성 위장염), 위열로 헛소리를 지껄리는 증상, 눈이 붉게 충혈하는 증상 등에 예방과 주치 효능이 있습니다.

24. **衝陽(충양)**—습기를 물리치고 위를 잘 다스려주며 정신을 편안하게 해주는 명혈입니다. 중풍, 구안와사, 부종, 한열, 복부창만, 거식증(拒食症 : 음식섭취를 거부하는 증상), 위장병, 식욕부진, 구토, 상한, 진한(한기로 인해 몸을 자주 떠는 증상), 높은 곳에 올라가 미친 듯이 노래하거나 옷을 벗어던지고 달리는 등 정신이상, 잘 놀라며 오랜 광증, 정신신경계 질환, 하지마비, 발의 종양통, 얼굴의 부종, 치통, 두통, 어지럼증, 코피, 신허, 신경쇠약, 신경통, 발광, 열병 시 땀을 흘리지 못하는 증상 등에 예방과 주치 효능이 있습니다.

25. 厲兌(여태)—양기를 회복시켜주며 위장을 조화롭게 하고 정신을 맑게 해주며 경락을 활발하게 유통시켜주고, 정신을 편안하게 해주며 가위눌림 같은 악몽을 치료해주는 진정 작용의 명혈입니다. 멀미, 소화불량, 입이 굳어진 실어증, 구안와사, 위장질환, 시궐(온몸이 시체처럼 차고 인사불성이며 맥박이 미미한 증상), 기절, 족냉, 족통, 위궤양, 장염, 식중독, 열병의 해열, 배가 자주 고픈 증상(소갈증, 당뇨병이 있을 때 나타남), 불면증, 소아경풍, 복부창만, 간장염, 황달, 토혈, 장풍하혈, 불안초조증, 얼굴 부종, 복수, 수종, 오심, 구토, 악몽, 치통, 누런 콧물이 줄줄 나오는 증상, 자꾸 놀라는 증상, 거식증, 정신착란, 신경쇠약, 전간, 기절 등에 예방과 주치 효능이 있습니다.

3-4. 족태음비경(足太陰脾經 ; 약칭 비경)의 21개 혈
(좌우 합 42개 혈)

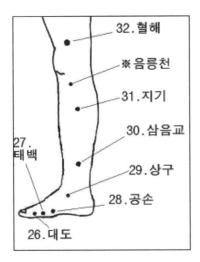

족태음비경의 중요 혈을 나타냅니다.

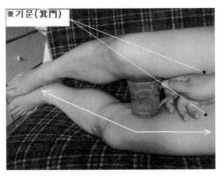

족태비음경의 21개 혈(좌우 42개)은 비위 소화계 질환, 부인과 비뇨생식계 질환, 피부습진, 황달, 수족 냉증,

족태비음경의 혈과 위치를 나타냅니다.

사지무력, 신경쇠약, 식중독, 하지마비, 각기, 당뇨병, 장질환, 천식, 늑간신경통, 경맥통과 부위의 질환을 주치합니다.

26. **大都(대도)**—비장을 튼튼하게 해주며 양기를 회복하고 열을 내려주며, 통증을 멈추게 하는 명혈입니다. 간질, 통풍, 관절통, 소아경풍, 정신병, 월경통, 소화불량, 음위(성교 불능증), 양위(양기 부족), 조루증, 유정(遺精), 신경쇠약증, 학습 집중력 저하, 노화방지, 당뇨병, 오심구토, 대변 곤란, 열병 시에 땀이 나오지 않는 증상, 복부창만, 불안, 불면증, 위경련, 위통, 상복통, 설사, 수족 냉증, 몸이 무거운 증상, 전신 권태, 골의 통증, 자주 토하는 증상, 번뇌로 인한 열병, 심란, 사지 종양, 심통, 심기 허약, 번민, 눈앞이 어지러운 증상, 발가락의 통증, 부종, 소화불량, 전신권태, 요통 등에 예방과 주치 효능이 있습니다.

27. **太白(태백)**—경락을 잘 통하게 하며 비장을 튼튼히 하고 기를 잘 다스려 위장을 조화롭게 해주는 명혈입니다. 번민으로 인한 열병, 지나친 생각과 염려로 비장을 상한 증상, 신경쇠약, 불면증, 정신질환, 신지병(神志病 : 정신과 의지의 장애로 인한 질환), 복부창만, 위통, 위경련, 복통, 장에서 계속 소리가 나는 증상, 설사, 소화불량, 심화병, 가슴 아픔 병, 음식을 삼키지 못하고 굶으며 구토하는 증상(거식증), 아랫배의 심한 통증, 폐의 허약, 요통, 치질, 생리불순, 장출혈, 신장의 허약, 풍한감기, 사지무력증, 중풍 후유증, 고혈압, 어지럼증, 변비, 몸이 몹시 무겁고 뼈가 쑤시고 아픈 병, 가슴이 답답하고 차오르는 증상, 장에서 소리가 나는 증상, 당뇨병, 신장통, 하지신경통, 각기 등에 예방과 주치 효능이 있습니다.

28. **公孫(공손)**—비위를 튼튼하게 하고 습을 없애주며, 기를 다스려주고 조혈작용이 뛰어난 명혈입니다. 위통, 급만성 위염, 위경련, 장출혈, 산통, 심장 내막염, 늑막염, 간장염. 복통, 설사, 족통, 두통, 학질(말라리아)에 한기로 떠는 증상, 소화기 질환, 식욕부진, 구토, 황달, 곽란, 장풍, 하혈, 장명, 복부창만, 수종 ,얼굴의 부종, 복수(배에 물이 차오르는 증상), 마음의 번뇌, 불면증, 발광 망언, 발열, 고혈압, 당뇨병, 하초(下焦=하복부) 냉증, 소변불리, 빈뇨, 각기, 복부내상, 췌장염, 눈꺼풀의 경련, 자궁내막염 등에 예방과 주치 효능이 있습니다.

29. **商丘(상구)**—비위를 튼튼하게 해주고 폐의 기를 더하여주는 명혈입니다. 치질, 복명(腹鳴 ; 배에서 꾸르륵 소리가 나는 증상), 복부창만, 소화불량, 한열, 자주 토하는 증상, 두통, 얼굴의 부종, 자꾸 실없이 웃는 증상, 전광, 악몽, 복통, 황달, 권태감으로 눕기를 좋아하는 증상, 소아경풍, 불안, 해수, 불임증, 각기, 설사, 장염, 변비, 자궁근종, 생리통, 족종통(다리가 붓고 아픈 증상), 위병, 장염, 백일해, 신경쇠약, 심장병, 수종 등에 예방과 주치 효능이 있습니다.

30. **三陰交(삼음교)**—중풍과 습열을 물리치고, 기의 체기를 통하게 하며 비장과 간장과 신장을 보하고, 혈을 조절하며 정력을 더해주고, 모든 혈병과 오장과 신경질환을 치유하는 명혈입니다. 남녀의 모든 비뇨기와 생식기 질환, 각종 부인병, 간염, 여드름, 갱년기장애, 소갈증(당뇨병), 몸이 무거운 증세, 안면 흑반인 기미와 주근깨, 복통, 복부창만, 이질, 허로(만성피로와 신체허약), 심계, 요실금, 유뇨, 불임증, 난산, 신경쇠약, 양위, 음위 등 발기부전과 성기능장애, 이명,

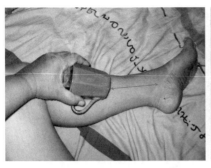
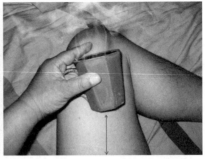

도자기 쑥뜸 시에 측면의 온열을 활용하여 삼음교에서 지기 및 음릉천 부위를 교차로 쑥뜸하면 더 좋은 치료 효과를 볼 수 있습니다.

이롱(난청), 각기, 불면증, 유정(遺精), 비위 허약, 식욕부진, 생리통, 사지무력, 권태, 빈혈, 불안, 수종, 월경 과다증인 붕루, 위통, 장명(腸鳴 : 장에서 꾸르륵 소리가 나는 증상), 아랫배가 마구 쑤시고 아픈 증상, 고환염, 자한(기가 약하여 식은땀을 자주 흘리는 증상), 도한(수면 시 몹시 땀을 흘리는 증상), 하체 냉증 등에 예방과 주치 효능이 있습니다.

※임신부는 태반(胎盤)을 상할 수 있으므로 뜨거운 직접 쑥뜸은 결코 마땅치 않습니다.

31. **地機(지기)**─비장을 튼튼하게 하고 혈을 다스리며, 급성질환과 진통의 명혈입니다. 정력감퇴, 식욕부진, 소화불량, 허리와 무릎과 다리의 부종, 월경불순, 자궁의 모든 병, 냉대하, 하복통, 급만성 간염, 위통, 위산과다, 소화불량, 생리통, 비장의 허약과 하초(하복부)의 모든 질환, 음위, 양위, 자궁하혈, 임파선결핵, 남자의 정자 부족증, 불임증, 중풍, 반신불수, 불면증, 소변불리, 요폐(尿閉), 식적(음식이 잘 소화되지 않고 장내에 쌓여있는 것), 요통, 징가(癥瘕 : 복중적괴-뱃속에 혹 같은 덩어리가 맺혀있는 것) 등에 예방과 주치 효능이 있습니다.

※**陰陵泉(음릉천)**—별칭은 천황(天皇)이며 비위를 튼튼하게 하고, 간과 신장을 좋게 해주며, 정력을 강하게 하고 중풍과 습체를 물리쳐주며, 하초와 방광을 이롭게 해주는 명혈입니다. 식욕부진, 소화불량, 복부냉증, 복통, 장염, 이질, 설사, 천식, 황달, 수종, 양기부족, 음부와 음경통증, 생식기질환, 각종 부인과 자궁질환, 요도염, 전립선염, 월경통, 월경불순, 요실금, 배뇨 곤란 때 이뇨, 소종(종양을 없애 줌), 각기, 무릎관절염, 무릎통증, 각종 정신신경 질환, 갱년기장애, 울화병, 고혈압, 현훈(어지럼증), 흉협창만(가슴과 옆구리가 붓는 병), 하지부종및 종통, 타박상, 다리와 무릎의 통증, 열병, 허리의 통증, 신염(腎炎), 한열, 소갈증(당뇨병), 곽란 등에 예방과 주치 효능이 있습니다.

32. **血海(혈해)**—열과 습기를 내려주고 체내의 수분대사를 이롭게 하며, 어혈을 물리치고 종양을 없애주며, 비장을 튼튼히 해주고 하초를 통하게 하며, 혈액에 관련된 모든 질환을 다스려주는 명혈입니다. 따뜻하게 도자기 쑥뜸을 하면 조혈 기능을 일으켜 체내에 영양을 잘 공급해주며, 피부미용에도 좋습니다.

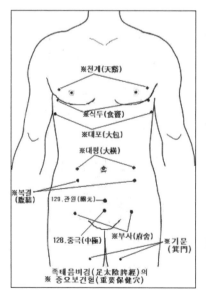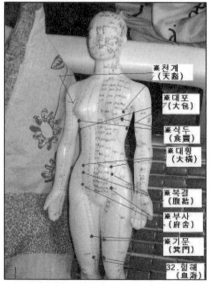

부사(府舍)는 족태음비경 중의 중요 경혈입니다.

생식기질환, 자궁병, 산후부종, 자궁내막염, 생리통, 무릎의 통증, 빈혈, 각기, 자궁출혈, 월경과다증인 붕루, 담마진, 양진(痒疹 : 가려움증을 수반하는 습진), 습진 등 각종 피부병, 월경불순, 무월경, 자궁출혈, 요실금, 어혈, 복막염, 빈혈, 폐경, 갱년기장애, 음부 가려움증, 복통, 반신불수, 좌골신경통, 무릎관절염 등에 예방과 주치 효능이 있습니다.

※ 箕門(기문)—열과 습기를 내려주며, 비장을 튼튼하게 해주고, 이뇨작용과 임질(淋疾)을 통하게 해주는 비뇨기와 생식기 질환의 명혈입니다. 5가지의 임질병(五淋病)을 낫게 해주며 요실금, 소변 불통, 음부와 음낭(고환)의 습열과 소양증(가려움증), 허벅지의 종양과 부스럼(종창) 및 통증, 양기부족, 자궁염, 자궁종양 등 자궁질환, 고환염, 불감증, 월경불순, 허벅지의 임파선부종, 요도염, 불면증, 위출혈, 내장의 통증(장염), 감기 등에 예방과 효능이 있습니다.

※ 府舍(부사)—비장을 튼튼하게 해주며, 소화기와 복부 질환, 각종 자궁질환의 명혈입니다. 소화불량, 복통, 복부창만(복부비만증)과 적취(積聚 ; 체증이 오래되어 뱃속에 뭉쳐진 덩어리), 맹장염(충수염), 복명(腹鳴 ; 장에서 소리가 나는 것), 부종(수종), 산통(疝痛 ; 아랫배의 급성통증), 급성복통·자궁근종(물혹), 자궁하수, 자궁염, 장염, 변비증, 복부마비, 복부동통, 곽란, 복부 고창증(배가 붓고 배에서 북소리가 나는 증상) 등에 예방과 주치 효능이 있습니다.

※ 腹結(복결)—비장을 따뜻하게 하며, 기침과 설사를 멈추게 하고 진통과 뱃속의 뭉치고 결린 데를 흩어지게 하며, 기혈을 잘 통하게 하는 명혈입니다. 구역질, 기침, 복통, 복부비만증, 복부 한냉증으로 인한 상한설사(傷寒泄瀉 ; 상한으로 인한 설사), 허리와 옆구리와 신장부위의 통증, 하복부 질환, 대장염, 각기병, 늑막염, 양기부족, 성교 불능증, 심통(심장통증), 변비 등에 예방과 주치 효능이 있습니다.

※ 大橫(대횡)—별칭을 신기(腎氣)라고 하며, 복부와 내장을 따뜻하게 하여 한기를 흩어지게 하고, 기혈을 잘 통하게 하며 통증을 멈추게 해주는 명혈입니다. 기가 치밀어 오르는 구역질(상기구역질上氣嘔逆疾), 복부한냉증, 복부창만, 위염, 장염, 설사, 변비, 다한증(多汗症), 소심증, 비관다곡(悲觀多哭 ; 조그마한 일에도 충격을 받고 자주 우는 증상), 우울증, 위경련, 장마비(腸痲痺 ; 창자의 마비

증), 복통 등 복부질환, 신경쇠약, 기생충으로 인한 복통, 사지무력증, 유행성독감, 허한증(虛汗症), 복부비만증, 구루병(佝僂病 ; 곱사등이) 등에 예방과 주치 효능이 있습니다.

※ **食竇(식두)**—기혈(奇穴)의 명관(命關)과 동일한 혈로서, 36종의 비장(脾臟) 질환을 치료해주며, 곡식의 정기(正氣)로 폐의 기운을 도와주고, 비위와 폐부의 기를 온화하게 내려주는 명혈입니다. 복부창만, 흉협창만(가슴과 옆구리의 팽창, 비만증, 부종), 늑간신경통, 늑막염, 흉막염, 복명(腹鳴), 협심증, 흉부통증, 횡경막 통증, 트림(애기 ; 噯氣), 반위(反胃 ; 빈번한 구토증, 초기 위암 증상), 식적담음(食積痰飮 ; 먹는 것이 자주 체하고 담이 결리는 증상), 황달, 복수(腹水), 수종(부종), 이질, 설사, 산후부종(産後浮腫) 등에 예방과 주치 효능이 있습니다.

※ **天谿(천계)**—가래를 없애주고 기침을 멈추게 하며, 유방 부위의 종양을 없애주고, 흉부(胸部)의 기혈을 통하게 해주는 흉부와 호흡기질환의 명혈입니다. 유방염, 유선염, 유방종양, 유방암 등 유방 부위 질환, 산모의 유즙 분비 촉진, 흉부창만(胸部脹滿), 흉통, 기침, 가래, 천식, 기관지염, 딸꾹질과 구역질, 늑막염, 협심증, 임파선염, 폐렴, 늑간신경통 등에 예방과 주치 효능이 있습니다.

※ **大包(대포)**—오장과 음양의 모든 경락과 기혈을 잘 통하게 해주며, 가슴을 트이게 하고 근골을 강화시켜주는 진통의 명혈입니다. 흉막염, 늑간신경통, 흉협통(가슴과 옆구리의 통증), 늑막염, 심장내막염, 천식, 호흡곤란 증세, 신중(身重 ; 몸이 무거운 증상), 사지무력증, 사지관절 마비, 소화불량, 전신의 기력 탈진, 다한증(多汗症), 액취(腋臭 ; 겨드랑이 암내), 류머티스 관절염, 기진맥진(氣盡脈盡), 말기암 환자의 전신 통증 완화 등에 예방과 주치 효능이 있습니다.

3-5. 수소음심경(手少陰心經, 약칭 심경)의 9개 혈(좌우 합 18개 혈)

수소음심경의 9개 혈(좌우 18개)는 흉부 심장병, 순환계 질환, 신경정신 질환, 이명, 변비, 신경쇠약, 고혈압, 심통, 심번, 불면, 구갈, 수장발열(手掌發熱), 수비통(水飛桶, 손과 팔의 통증), 신지병(노이로제 및 히스테리 발작) 증세, 경맥통과 부위의 질환 등을 주치합니다.

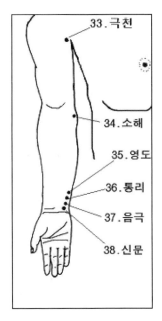

33. 極泉(극천)—경락을 잘 통하게 하고 기
혈을 활발하게 순행시켜주며, 가슴을
느긋이 트이게 하고 정신을 평안하게
해주는 명혈입니다. 심장병, 늑간신경
통, 액취(겨드랑이 냄새의 중요 혈), 심계,
협통(옆구리의 통증), 어깨와 목덜미의 냉
통, 가슴과 옆구리와 늑막의 통증, 사지
마비와 통증, 팔을 높이 들지 못하는
증세, 위통, 가슴앓이, 심화병, 중풍, 건
구역질, 번열로 인한 갈증, 우울증, 눈
과 얼굴이 노랗게 변하는 황달 증세,
겨드랑이의 종양, 임파선 결핵, 목구멍
의 건조증, 어깨의 관절염 등에 예방과
주치 효능이 있습니다.

수소음심경의 중요 혈을 표시
합니다.

34. 少海(소해)—심기를 트이게 하고 정신을 편안케 하며 담을 없애주
는 명혈입니다. 심허, 심화병, 심통, 협심증, 이명, 진한(한
기로 몸을 떠는 증상), 치통, 수전증, 두통, 뇌풍, 사지를 가
눌 수 없는 증상, 나력(연주창), 전광(간질광증), 신경쇠약,
오십견, 건망증, 정신분열증, 정신신경질환, 구토, 우울증,
늑간신경통, 상완통, 한열(몸이 차다가 열이 나다가를 번복하
는 증상), 악성 부스럼, 액와선염(겨드랑이 임파선염) 등에
예방과 주치 효능이 있습니다.

35. 靈道(영도)—정신을 맑게 하고 마음을 편안케 하며, 기와 혈을 조절
해주고 진정과 거담의 명혈입니다. 각종 신경정신계 질
환, 심화병(心火病), 불안초조, 심통(가슴앓이, 속병), 심장 내
막염, 해수(기침병), 실어증, 착어증(錯語症), 설근마비(혀뿌리

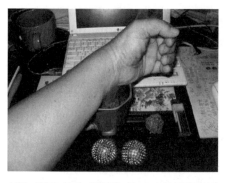

마비증), 고혈압과 저혈압, 수완(손과 팔)신경통, 헛구역질, 비애감과 불안공포증, 정신분열증, 위장과 손의 저리고 쑤시고 아픈 증세, 심장병, 히스테리(발작), 팔꿈치부위 신경통 등에 예방과 주치 효능이 있습니다.

신문, 음극, 통리, 영도혈 등 수소음심경을 따라 교차로 왕복 이동하면서 향훈 괄사 쑥뜸을 합니다.

36. 通里(통리)—마음을 편안히 하고 정신을 맑게 하며 열을 내려주고, 중풍을 없애주는 명혈입니다. 심장질환, 심계항진, 두통, 위장병, 후비(목구멍의 마비증), 어지럼증, 안질, 열병, 편도선염, 자궁출혈, 부인과의 모든 질환, 월경과다(붕루), 동맥경화증, 신경쇠약, 정충(怔忡 : 심허로 가슴이 울렁거리고 불안한 증상), 불면증, 혀가 굳어진 증상, 설근마비, 실어증, 불안초조, 공포, 정신병, 미친 증상, 적면, 번열, 도한증, 졸도, 손목 관절통, 상지(두팔)무력증, 유뇨, 부정맥(不整脈 : 심장박동 이상, 실신), 설종(혀의 종양), 신경정신계 질환 등에 예방과 주치 효능이 있습니다.

37. 陰郄(음극)—마음을 맑게 하고 정신을 편안히 해주며 심장질환과 모든 혈병의 명혈입니다. 심통(가슴앓이), 코피, 오심(惡心), 토혈, 도한증, 신경쇠약, 심계항진, 경계(놀라서 가슴이 마구 뛰는 증상), 정충(怔忡 : 심허로 가슴이 울렁거리고 불안한 증상), 두통, 어지럼증, 실어증, 자궁내막염, 대하, 수지관절통, 허로, 협심증, 부정맥(不整脈 : 심장박동 이상, 실신), 위출혈, 곽란, 흉만(가슴이 꽉 치밀어 오르는 증상) 등에 예

방과 주치 효능이 있습니다.

38. **神門(신문)**—기혈을 조절해주고 정신을 평안히 하며 마음을 맑게 해주고 열을 말끔히 내려주는 진정의 명혈입니다. 심장혈관병, 겁을 내고 마구 불안해하며 심장이 갑자기 아파지는 증상, 심장이 몹시 두근거리는 심계항진, 신경쇠약, 정충(怔忡 : 심허로 가슴이 울렁거리고 불안한 증상), 건망증, 치매, 불면증, 협심증, 옆구리와 갈비뼈 부근이 욱신거리는 통증, 목이 거칠고 많이 쉬는 증세, 토혈, 팔의 관절통, 손가락 마비, 변비, 고지혈증, 비만증, 신경쇠약, 허로, 정신분열증, 정신병, 소화기질환, 신열, 오한, 무맥증, 심통(가슴앓이 속병), 번열, 불안초조, 위통, 인후의 건조, 발광하여 마구 웃다가 통곡하는 미친병, 간질, 후비종양통(목이 붓고 아프며 막히고 종기가 나는 증상) 등에 예방과 주치 효능이 있습니다.

3-6. 수태양소장경(手太陽小腸經, 약칭 소장경)의 19개 혈(좌우 합 38개 혈)

수태양소양경의 19개 혈은 두면오관(頭面五官) 질병, 정신과 질환, 소장, 흉부, 인후질환, 발열, 신경병, 인후종통, 견비통, 학질, 열병, 심장병, 고혈압, 오십견, 뇌일혈, 부인병, 경맥통과 부위 등의 질환을 주치합니다.

39. **少澤(소택)**—심화의 열을 내려주며 울체를 흩어지게 하고, 뇌를 깨어나게 하며, 인체의 아홉 구멍

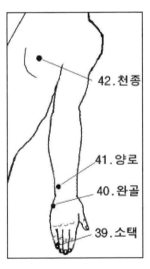

42.천종

41.양로

40.완골

39.소택

수태양소장경의 중요 혈중 4개를 나타냅니다.

을 잘 열어주면서 경락을 잘 통하게 하는 명혈입니다. 열병 시에 땀이 나오지 않는 증상, 한열, 두통, 번열로 인한 갈증, 후비(목구멍의 마비증), 설강(혀가 굳어지는 증상), 중풍 혼미시의 구급혈, 뇌충혈, 뇌일혈, 목의 강직, 진한(한기로 떠는 증상), 구내염, 편도선염, 인후염, 유선염, 유방종양, 젖이 잘 나오지 않는 증상, 이명증, 이롱(귀머거리, 난청), 녹내장, 백내장, 수완(손과 팔의) 신경통, 정신분열증, 급성 위염 등에 예방과 주치의 효능 있습니다.

40. **腕骨(완골)**—사기를 없애주며 습과 열을 맑게 해주고, 갈증을 멈추게 해주는 명혈입니다. 손과 손가락 경련, 손의 관절통, 팔과 팔꿈치의 관절염, 척골신경마비, 열병에 땀이 나지 않는 증상, 옆구리 아래의 통증, 중풍, 구안와사(중풍후유증으로 눈과 입이 비뚤어지는 증상), 오십견, 두통, 목과 목덜미의 강직통, 소갈증(당뇨병), 변비, 이롱(난청), 이명증, 흉통, 황달, 소아경풍, 전간(간질), 손과 팔의 무력증, 어깨와 등의 냉통, 좌골신경통, 귀의 통증, 두통, 열병, 반신불수, 안질 등에 예방과 주치 효능이 있습니다.

41. **養老(양로)**—풍과 습열을 흩어지게 하고 머리를 맑게 해주며, 눈을 밝게 해주고 진(침)액을 증가시키며 화기를 내려주고, 통증을 멈추게 하며 근육을 풀어주고, 경락이 잘 통하도록 해주는 명혈입니다. 머리 부분의 질환, 치통, 팔과 어깨와 목덜미가 쑤시고 아픈 통증, 시력감퇴, 자고난 후에 목이 아파 고개를 돌리지 못하는 증세, 안면의 기미와 주근깨 등 피부 미용, 시신경의 위축과 안구충혈, 안질, 손과 팔의 마비, 손과 팔의 관절통, 청력이 약해지는 난청, 이명, 요통, 간과 신장의 허약, 노인들의 각종 질병 등에 예방

과 주치 효능이 있습니다.

42. 天宗(천종)—풍을 없애주고 기를 잘 통하게 하며, 가슴을 느긋하게 트이게 하고 사기를 몰아내는 명혈입니다. 중풍, 좌골신경통, 전완신경통(앞 팔의 신경통), 두 팔을 높이 들어 올릴 수 없는 통증, 어깨 주위의 염증, 수유 시에 유즙 분비 촉진, 유방통, 유선염, 유방종양, 유방암, 흉통, 견갑신경통(어깨의 신경통), 늑간신경통(갈비뼈 사이의 신경통), 심장허약, 간(肝)의 이상, 천식, 고혈압, 목덜미의 통증, 턱의 종양, 팔의 마비, 반신불수 등에 예방과 주치 효능이 있습니다.

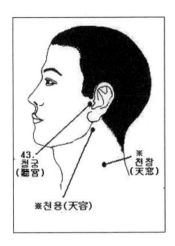

43.
천궁
(聽宮)

※천창
(天窓)

※천용(天容)

귀와 목 부위에 있는 3개의 중요
경혈을 보입니다.

※**천창(天窓)**—귀를 밝게 해주고, 중풍을 예방하며, 결린 데를 풀어주며, 막힌 기운을 뚫어 열리게 해주는 명혈입니다. 어깨와 목의 통증, 두통, 귀의 온갖 질환, 딸의 신경통, 사경(斜頸 ; 목이 비틀어지는 증상), 인후마비와 인후종통, 어깨의 마비 증상, 난청, 중풍 후유증인 실어증, 치질과 종창, 갑상선종양, 이명증, 이하선염, 중이염, 임파선결핵, 턱 부위의 종양통, 후두염, 목 디스크, 사기(邪氣) 침입으로 인한 광사귀어(狂邪鬼語=怪聲發狂症괴성발광증) 등에 예방과 주치 효능이 있습니다.

※**천용(天容)**—얼굴 부위 7개 구멍의 질환과 인후 질환을 다스리며, 굳은 것을 부드럽게 해주고, 결린 것을 풀어주며, 종양을 없애주는 명혈입니다. 인후종통, 편도선염, 인후마비증, 인후염, 발열, 오한, 한열, 목 부위의 임파선 종양, 턱의 종양과 통증, 난청, 기침과 구역질, 상기(기가 치밀어 오르는 증상), 사경(목이 비뚤어지는 증상) 목 부위의 악성 종양, 어깨죽지의 통증으로 손을 들 수 없는 증상, 숨이 차올라 꽉 막힐 것 같은 증상, 가슴의 통증, 고개를 잘 못 돌리는 증

43. 청궁(聽宮)—열을 내려주며 귀를 밝게 해주고 종양을 없애주며, 정신을 편안하게 하고 아픔을 멈추게 해주는 명혈입니다. 귀의 여러 질환, 이명, 이롱(난청), 중이염, 외이염, 인두염, 두통, 결막염, 현훈(어지럼증), 전간, 실어증, 안면신경마비, 구안와사, 치통, 시력감퇴, 건망증 등에 예방과 주치 효능이 있습니다.

3-7. 족태양방광경(足太陽膀胱經, 약칭 방광경)의 67개 혈(좌우 합 134개 혈)

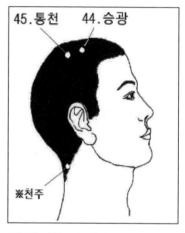

족태양방광경의 67개 혈은 오장육부의 모든 질병, 호흡기, 심혈관계, 소화기, 비뇨생식기계, 신경정신질환, 머리, 목, 허리, 다리 동통, 경맥 통과 부위 등의 질환을 주치합니다.

44. 承光(승광)—눈을 밝게 하고 정신을 맑게 하며, 중풍을 물리쳐주는 명혈입니다.

두부에 있는 족태양방광경의 중요 혈을 나타냅니다.

목예(目翳 : 눈에 장막이 끼어 잘 보이지 않는 증상, 백내장과 녹내장), 청맹(靑盲=시력상실), 비염, 두통, 감기, 어지럼증, 코막힘, 구안와사, 안구통, 멀리 있는 물체가 잘 보이지 않는 증상, 각막염, 심번, 구토, 근시, 열병시 땀이 나오지 않는 증상, 편두통, 냄새를 못 맡는 증상, 갑상선 질환 등에 예방과 주치 효능이 있습니다.

45. **通天(통천)**—열을 내려주고 인체의 아홉 구멍을 잘 열어주며, 중풍을 물리치고 폐를 좋게 해주는 명혈입니다. 두통, 비염, 코피, 목과 목덜미의 통증, 구안와사, 코막힘, 냄새를 못맡는 증상, 두통, 어지럼증, 얼굴에 나는 종양, 약시(弱視), 안면신경통, 사경(목이 비뚤어진 증상), 시궐, 천식, 편두통, 고혈압, 갑상선 질환, 머리가 무거운 증상, 영류(癭瘤 : 혹덩어리), 콧물이 많이 나오는 증상 등에 예방과 주치 효능이 뛰어납니다.

※**天柱(천주)**—풍을 없애주고 정신을 편안하게 해주며, 해열과 아울러 눈을 맑게 해주고 두통을 없애주는 명혈입니다. 후두부 편두통, 목과 목덜미의 강직통, 어깨와 어깨의 통증, 천식, 심화병, 고혈압, 낙침, 설사, 발열, 신경쇠약, 코피, 사경(목이 비뚤어진 증상), 기억력과 시력감퇴, 이비인후과 질환, 지혈, 축농증, 안구 충혈통, 차멀미, 뱃멀미, 하복통, 코막힘 등에 예방과 주치 효능이 있습니다. 이 혈은 금구혈입니다. 그러므로 직접 장시간 뜨거운 쑥뜸은 마땅치 않습니다만, 잠깐 안마나 지압을 병행하면서 온열 도자기 쑥뜸을 해주면 치료효과가 아주 좋습니다.

46. **大杼(대저)**—열을 내려주고 중풍을 물리쳐주며, 근맥을 풀어주고 골격을 잘 조절해주며 호흡기질환의 명혈입니다. 목과 목덜미의 통증, 어깨와 등의 통증, 두통, 해수, 신열, 기관지염, 폐결핵, 폐질환, 늑막염, 후비, 유행성감기, 전간, 허로, 골병, 열병시 땀을 내지 못하는 증상, 허리와 척추의 통증, 복통, 뼛속의 모든 질환, 좌불안석(坐不安席), 어지럼증, 상한, 근육경련, 울혈증 등에 예방과 주치 효능이 뛰어납니다.

47. **風門(풍문)**—중풍과 한기를 물리쳐주고 해열을 시켜주며 폐기를 조

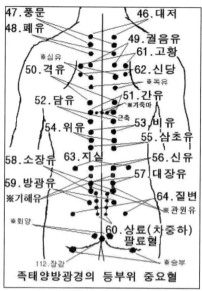

족태양방광경의 등부위 중요혈

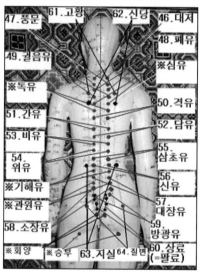

위의 두 그림은 등 부위의 족태방양광경
의 중요 혈입니다.

절하고 호흡기질환을 보건하는 감기, 상한(傷寒), 유행성 독감의 명혈입니다. 어깨와 팔의 통증, 폐병, 폐렴, 해수, 각혈, 담마진(두드러기), 피부염증, 기관지염, 발열, 두통, 비염, 코피, 천식, 흉막염, 허로손상, 목과 목덜미의 강직, 허리와 등의 통증에 예방과 주치 효능이 뛰어납니다.

48. 肺俞(폐유)—폐를 맑게 해주고 허열을 내려주며, 음을 길러주고 기와 혈을 북돋아주는 건강증진과 노화방지의 명혈입니다. 호흡기질환, 천식, 폐결핵, 폐렴, 폐병, 각혈, 폐기종, 폐암, 두통, 목의 강직과 통증, 뇌출혈, 비염, 기관지염, 편도선염, 홍역, 백일해, 인후염, 늑간 신경통, 해수, 도한, 감기, 호흡곤란, 위장장애, 기관지염, 등이 굽는 구루병(꼽추), 척수질환, 요통, 정신병, 구토, 소화불량, 설사, 기단(氣短 : 내열과 피로로 기가 부족하여 숨이 가쁜 증상), 상기(上氣 : 기혈의 상승으로 숨이 차고 기침이 남), 고지혈증, 비만증, 당뇨병, 갑상선 질환, 이롱(난청), 피부소양증(가려움증), 각종 종기와 부스럼, 피부 질환, 영종(癭腫 : 목에 나는 혹이나 종양), 흉통, 토혈 등에

예방과 주치 효능이 뛰어납니다.

49. **闕陰俞(궐음유)**—경락을 잘 통하게 하며, 간을 다스려주고 마음을 평안히 해주며 통증을 멈추게 하는 명혈입니다. 치통, 가슴앓이, 흉만구토, 심번, 늑간신경통, 혈액순환장애, 심계, 빈맥(頻脈 : 맥이 자주 마구 뛰는 증상), 부정맥(不整脈), 불안초조, 전간, 폐결핵, 호흡기질환, 감기, 해수, 늑막염, 폐결핵, 구토, 치통, 사지냉통, 심기허약 등에 예방과 주치 효능이 뛰어납니다.

> ※**心俞(심유)**—심장의 배유혈(背兪穴)로서 마음을 편안하게 길러주는 혈이며, 정신을 맑게 해주고 기혈을 조절해주며 심장질환을 치료해주는 명혈입니다. 원래 금구혈입니다만 화상에 주의하면서 2~3분 정도 교차로 주변의 경혈과 함께 따뜻한 도자기 쑥뜸을 실시하면 별로 해가 없이 건강에 이롭습니다.
>
> 중풍, 반신불수, 심통, 흉통, 심화, 심번, 기역(기가 거꾸로 치밀어오는 증상), 협심증, 심계항진, 부정맥, 불안초조, 실면증(失眠症, 불면증), 신경쇠약, 정신분열증, 황달, 건망증, 경계(놀라서 심장이 벌떡거리는 증상), 각종 심장질환의 구급혈, 기관지염, 천식, 혀의 질환, 오십견, 심화병, 울화병, 한열, 큰 슬픔에 기운을 손상하여 마구 눈물을 흘리는 증상, 심란, 기침, 토혈, 코피, 구토, 소아심기 부족증, 심교통(心絞痛-심장을 쥐어짜듯이 아픈 증상) 등에 예방과 주치 효능이 뛰어납니다.

> ※**督俞(독유)**—독맥(督脉)의 기가 순응하여 유통하는 혈로서, 통증을 멈추게 하고, 기가 치밀어 오르는 것을 조절해주며, 종양과 부스럼을 없애주는 심장질환의 명혈입니다. 오한, 발열, 심통, 한열, 심장 내막염, 유선염, 늑간통, 위경련, 위완통, 신경쇠약, 개선(疥癬 ; 옴등 가려움증을 수반하는 피부병), 해수, 장염, 위염, 복부창만, 복명(腹鳴), 요배통(腰背痛), 탈모증, 복통, 산통(疝痛), 소화기 질환, 각종 피부 질환, 수종, 심교통(心絞痛) 등에 예방과 주치 효능이 뛰어납니다.

50. **膈俞(격유)**—피를 맑게 해주며 열을 내려주고, 기를 다스려주며, 지혈작용과 아울러 담과 어혈을 없애주고, 가슴을 느긋하게

트이게 하며, 위장을 조화롭게 하고, 항염증과 내분비조절의 명혈입니다. 팔회혈 중에 혈회혈(血會穴)이며, 이 혈은 모든 혈액의 질환(어혈, 출혈, 혈허 등)에 효력이 있습니다. 부인과 질환, 기관지염, 불감증, 어혈, 타박상, 가슴과 옆구리의 동통, 코피, 한열, 토혈, 혈변, 폐결핵, 위장병, 위염, 빈혈, 해수, 신경쇠약, 흉막염, 위산과다증, 늑간통(갈비뼈 사이의 통증), 천식과 도한, 구토, 구루병(꼽추병), 심장통, 위통, 위장과 대소장의 창만통, 뱃속이 결리는 증상, 식도가 막히는 증세인 식도협착증, 식도마비증, 횡경막 경련, 늑막염, 기관지염 등에 예방과 주치 효능이 뛰어납니다.

51. **肝俞(간유)**──간과 담을 이롭게 해주고 열을 내려주며, 눈을 밝게 해주고, 정신을 평안히 해주며, 조혈(造血)의 명혈입니다. 산기(疝氣 : 아랫배가 쑤시고 아픈 증세), 야맹증, 젖 분비 부족, 늑간 신경통, 경광(驚狂 : 경기로 인한 광증), 다노(多怒 : 자주 성을 냄), 기단(氣短), 입안의 건조, 간장병, 간염, 간암, 간종양, 토혈, 코피, 옆구리 통증, 위통, 만성위염, 소화불량, 늑막염, 담석증, 겨드랑이통증, 숙취, 신경쇠약, 모든 눈병, 요통, 눈의 충혈, 전간광증, 척추통, 불면증, 고혈압, 황달, 두통, 어지럼증, 복통, 간의 울체, 간경화증, 척추와 등이 아픈 증상 등에 예방과 주치 효능이 뛰어납니다.

52. **膽俞(담유)**──간과 담의 열을 내려주며 눈을 밝게 해주고, 위를 조화롭게 하며, 기혈을 통하게 하고, 간담질환을 치료해주는 명혈입니다. 설건(혀가 마름), 음식을 삼키지 못하는 증상, 옆구리가 차오르고 헛구역질이 나는 증상, 불안초조, 두통, 추위에 떨면서 땀을 내지 못하는 증상, 인후통, 소화

불량, 황달, 적반(붉은 반점), 급만성 간염, 담낭염, 복부창만, 담석증, 흉협통, 변비, 위염, 늑막염, 늑간 신경통, 두통, 임파선결핵, 좌골신경통 등에 예방과 주치 효능이 좋습니다.

53. **脾俞(비유)**—비장과 위장을 튼튼히 해주며, 간장과 담질환을 다스려주고 습기를 물리치며, 기를 더해주는 명혈입니다. 소변불리, 빈뇨, 당뇨병, 만성 소화기질환, 복부창만, 허로, 한열, 습열, 숙취, 요통, 건망증, 고지혈증, 저혈압, 장염, 구토, 수종, 양위, 음위, 설사, 췌장암, 백혈병, 전립선염, 갑상선질환, 흉배통, 복수, 황달, 복통, 적취(積聚 : 뱃속에 오래토록 적체된 종양), 만성위염, 만성장염, 습진, 부종, 위궤양, 위하수, 소화불량, 담낭염, 담석증, 비만 등에 예방과 주치의 효능이 높습니다.

54. **胃俞(위유)**—비위를 튼튼하게 해주며, 눈을 밝게 해주고, 위장의 모든 질환과 습기를 없애주며, 체기를 없애고, 경락을 잘 통하게 해주는 명혈입니다. 위통, 담석증, 위궤양, 소화불량, 위경련, 위하수, 위산과다증, 간염, 장염, 복명(腹鳴), 호흡곤란, 해수, 허로, 옆구리와 복부창만(腹部脹滿), 구토청수(嘔吐淸水), 이질, 위한(胃寒), 곽란, 소화기질환, 굶기를 선호하는 거식증(拒食症), 반위(反胃 : 위암), 많이 먹어도 수척해지는 증상, 복통, 불면증 등에 예방과 주치 효능이 뛰어납니다.

55. **三焦俞(삼초유)**—열을 내려주며 비장을 튼튼하게 해주고, 체내의 수분조절과 습기와 열을 잘 다스려주며, 소화기질환과 삼초(三焦)질환의 명혈입니다. 두통, 소화불량, 식욕감퇴, 장염,

신경쇠약, 당뇨병, 담석증, 신우신염, 과로, 발열, 신허, 구
갈, 허리와 척추의 골통, 오장육부의 적취, 적괴(積塊 : 체
내에 뭉친 궤양), 수종, 복수가 차오르는 증상, 위경련, 장
경련, 신장염, 음위, 복명(腹鳴 : 배에서 이상한 소리가 나는
증상), 구역질, 방광결석, 담낭염, 폐결핵, 상한, 설사, 소
변불리, 야뇨증 등에 예방과 주치 효능이 높습니다.

56. **腎俞(신유)**—신기(腎氣)를 보하여주고, 수기와 습기를 물리치며 허리
를 강건하게 하고, 귀와 눈을 밝게 하며, 비뇨기와 생식
기질환의 명혈입니다. 신장염, 방광염, 반신불수, 중풍, 수
족냉증, 요통, 대하, 비염, 실어증, 불감증, 자궁종양, 빈
뇨, 전립선비대증, 비만, 천식, 고혈압, 저혈압, 심장병, 빈
혈, 신허, 음위, 양기부족, 유정, 조루증, 자궁의 모든 질
환, 전신부종, 월경불순, 갱년기장애, 산통(疝痛 : 아랫배와
허리 부위의 심한 통증), 장염, 허로, 신경쇠약, 소갈증(당뇨
병), 불임증, 이명, 이롱(난청), 중이염, 외이염, 귀의 질병,
설사 등에 예방과 주치 효능이 뛰어납니다.

> ※**기해유(氣海俞)**—기혈을 촉진해주고, 원기를 보하여주며, 신장을 이롭게 하고,
> 허리와 무릎을 튼튼하게 하며, 월경을 조절해주고, 통증을 멈추게 해주는 명혈입
> 니다. 허리와 척추와 등 부위의 통증, 요통, 복통, 허리와 무릎의 동통, 허벅지
> 의 통증, 하지의 마비와 통증, 장경련, 음위, 양기부족, 소화불량, 치질, 치루,
> 탈항, 생리통, 변비증, 임질, 근육강직통, 월경불순, 혈변, 설사, 자궁출혈, 자
> 궁하수, 자궁냉증, 불임증 등 자궁질환과 남녀 생식기질환 등에 예방과 주치 효능
> 이 좋습니다.

57. **大腸俞(대장유)**—기를 잘 통하게 하며 통증을 멈추게 하고, 허리와
무릎을 튼튼하게 하는 대장질환의 명혈입니다. 중풍, 장
명, 소화불량, 복통, 대소변 곤란, 요통, 많이 먹어도 수척
해지는 증상, 장염, 장출혈, 맹장염, 장경련, 장명(腸鳴),

허리와 등의 통증, 척추의 강한 통증, 변비, 당뇨병, 냉대하, 신장질환, 무릎 관절염, 설사, 좌골신경통, 요실금, 생리통, 요도염, 신경쇠약, 탈항, 치질 등에 예방과 주치 효능이 뛰어납니다.

※관원유(關元俞)—별칭으로 허리의 눈인 '요안'(腰眼)이라 불리며, 원기를 보해주고 풍한을 흩어지게 하며, 허리와 무릎을 튼튼하게 해주고, 신허를 치료하여 대소변을 잘 통하게 해주는 명혈입니다. 요통, 변비증, 복부창만, 만성장염, 설사, 치질, 정력감퇴, 신경쇠약, 불면증, 대소변 불통, 배뇨 곤란, 소갈증(당뇨병), 야뇨증, 월경불순, 생리통, 자궁질환, 남녀 비뇨기와 생식기 질환, 성교불능증(음위), 양기부족, 냉대하, 방광결석, 좌골신경통, 오로칠상(五勞七傷)으로 인한 신허로 허리와 등 부위가 시리고 아픈 증상, 만성 골반염, 각종 부인과 질환 등에 예방과 주치의 효능이 높습니다.

58. **小腸俞(소장유)**—열과 습기를 내려주고, 대소변을 조절하여 통하게 하며, 소장질환과 비뇨기, 부인과 질환의 명혈입니다. 소장통증, 변비, 설사, 장경련, 대소변 곤란, 임질, 자궁내막염, 대하, 산통(아랫배가 쑤시고 몹시 아픈 증상), 허리와 척추의 강한 통증, 유정(遺精), 빈혈, 좌골신경통, 한열, 구건(입안이 건조하여 갈증이 나는 증상), 이질, 혈변, 혈뇨, 두통, 소갈증(당뇨병), 요실금, 냉대하, 만성관절염, 장염, 장명, 치질, 자궁질환, 선골통(仙骨痛 : 꼬리뼈와 선골 부위 통증), 요통 등에 예방과 주치 효능이 뛰어납니다.

59. **膀胱俞(방광유)**—체내의 수도를 잘 통하게 하고 습과 열을 내려주며, 경락을 활발하게 트이게 하고, 비뇨기와 생식기 질환과 방광질환을 치유하는 명혈입니다. 허리와 척추의 강직, 대소변 곤란과 복통, 소변이 붉고 노란 증상, 음부의 종창, 복부창만, 이질, 하지(두다리) 무력증, 좌골신경통, 요통, 요도염, 자궁염, 유뇨(遺尿), 당뇨병, 요실금, 임질,

음부 가려움증, 방광염 등에 예방과 주치 효능이 있습니다.

60. **上髎(상료=팔료八髎)**—경락을 잘 통하게 하고, 혈액순환을 활발하게 하며, 통증을 멈추고 허리와 무릎을 강하게 하며, 월경을 잘 조절해주고, 기를 북돋아주며, 정력을 강하고 견고하게 해주는 명혈입니다. 꼬리뼈 부위 선골통(仙骨痛), 자궁골반질환, 방광염, 자궁내막염, 하지동통, 요통, 좌골신경통, 비뇨기, 생식기, 부인과 질환, 불임증, 자궁의 모든 질환, 음위, 양위, 허리와 무릎의 냉통, 생리통, 신허, 코피, 열병 시 땀이 나지 않는 것, 대소변 불리, 임질, 구역질, 음부 소양증, 냉대하증, 고환염, 난소염, 월경불순, 변비, 요폐증(尿閉症) 등에 예방과 주치 효능이 좋습니다.

　　팔료혈(상료, 차료, 중료, 하료)의 주치 효력은 4개 혈, 즉 양측 8개 혈이 모두 같습니다. 단, 자궁 수축작용이 있으므로 임산부(유산, 낙태 조심)나 붕루자(월경과다 출혈자)는 절대 이곳에 너무 뜨거운 쑥뜸을 하지 않는 혈입니다.

※**會陽(회양)**—신장을 튼튼하게 하여 정력을 왕성하게 하며, 대소변을 잘 통하게 하고, 하초(下焦-하복부)의 기를 잘 조절해주는 비뇨기, 항문 질환의 명혈입니다. 치질, 혈변, 설사, 이질, 냉대하, 음부 소양증, 월경통, 임질 등 각종 생식기 질환, 부인과 질환, 요통, 대퇴부통, 회음부통, 복부냉통, 음위, 복부 냉증, 양기부족, 음부의 한습소양증 등에 예방과 주치 효능이 뛰어납니다.

※**承扶(승부)**—치질을 낫게 해주며, 대소변을 잘 통하게 해주고, 허리와 둔부 및 대퇴부를 튼튼하게 해주며, 근육을 잘 펴서 경락을 활발하게 통하게 해주며, 비뇨기와 생식기질환 및 요통을 치료해주는 명혈입니다.
　　뜨거운 직접구 쑥뜸을 삼가하는 금구혈입니다. 단, 화상을 입지 않도록 주의하면서 짧은 시간에 교차로 약 5분 정도 엉덩이 주변을 함께 배합하여 온열 도자기 쑥뜸을 실시하며, 마른 수건으로 땀을 닦아가면서 엉덩이 부위의 냉한 습기가 사

라지도록 하면 별탈이 없고 건강에 매우 이롭습니다. 좌골신경통, 허리와 엉덩이 부위 통증, 소아마비 후유증, 하지마비, 요통, 치질, 혈변, 변비증, 대소변 불리, 음경통, 직장과 항문 질환, 전립선 질환, 요배통(腰背痛 ; 허리와 등의 통증), 정력 감퇴 등에 예방과 주치 효능이 높습니다.

※**委中(위중)**—띠를 맑게 해주고 해열을 해주며, 풍과 습열을 물리치고, 경락을 활발하게 소통시켜주며, 관절염과 마비통증의 여러 질환을 치유하고, 구토와 설사를 그치게 하며, 허리와 무릎을 이롭게 하고, 급성 열병과 중풍 등의 구급혈입니다. 원래 뜨거운 열기의 직접구를 금하는 혈로서, 잠깐 동안의 온열 향훈쑥뜸은 관계 없으며, 효능이 아주 좋은 혈입니다.

허리와 허벅지와 무릎의 통증, 허리와 등의 통증, 좌골신경통, 통풍, 중풍 후유증, 반신불수, 소아마비, 하지마비, 뇌염 후유증, 하지강직, 습진, 음부와 음경통증, 띠부 가려움증, 상한, 더위 먹었을 때, 토사곽란, 고혈압, 자한, 도한, 열병 시에 땀이 나오지 않는 증상, 소변 곤란, 유뇨, 방광염, 학슬풍(鶴膝風), 액하종(腋下腫 ; 겨드랑이 아래의 종양), 한열, 소갈증, 오장육부 울혈증, 토혈, 코피, 각종 부인과 질환, 생식기 질환, 간장과 신장이 허약할 때의 모든 증상, 운동부족으로 인한 하지무력증, 두통, 편도선염, 뇌일혈, 치질 등 만성고질병에 예방과 주치 효능이 뛰어납니다. 위중의 위치는 그림 118-1을 참조하십시오.

61. **膏肓(고황)**—폐를 보(補)하고 비장을 튼튼히 하며, 기를 더하여주고 모든 허로손상(虛勞損傷)을 치료해주며, 심장을 평안하게 해주고, 신장(腎臟)을 북돋아주며, 고방(古方)에 "백가지 병을 통치하여 치유가 되지 않는 것이 없다."는 기사회생(起死回生)과 보양(補陽)의 명혈입니다. 폐병, 심장병, 담질환, 호흡기 질환, 폐암, 만성난치병, 폐결핵, 기관지염, 도한(盜汗 : 일명 도둑땀 : 잘 때 식은땀을 많이 흘리는 증상), 유정(遺精), 실정(失精), 과로로 인한 척추와 등의 통증, 협심증, 늑막염, 흉막염, 견관절 주위염, 해수, 천식, 불안, 권태, 무월경, 오래된 병의 허로손상, 비위 허약, 구토, 식욕부진, 무맥증, 건망증, 신경쇠약, 오십견, 괴저(壞疽= 탈저

脫疽 : 당뇨병의 후유증으로 발가락이 썩는 병), 위산과다증,
만성안질, 수족냉증, 중풍, 반신불수, 신진대사 촉진, 신경
통, 근육통, 소화불량, 수척, 매독 등에 예방과 주치 효능
이 있습니다.

62. **神堂(신당)**—별칭을 금릉(金陵)이라고 하며, 마음과 정신을 편안하게
하고, 오장의 열을 내려주며, 담을 없애주고, 여러 심장질
환의 명혈입니다. 심장병, 협심증, 흉통, 호흡기질환, 천
식, 해수, 상기, 기관지염, 트림, 소화장애, 번열, 흉만(가
슴이 꽉 치밀어 오르는 증상), 오한, 늑간신경통, 어깨와 등
및 척추의 강직과 통증, 늑막염, 정신질환, 미쳐서 날뛰는
증상, 헛것을 보고 놀라는 증상, 꿈이 많고 정신이 몽롱
하고 산란한 증상 등에 예방과 주치 효능이 높습니다.

63. **志室(지실)**—정궁(精宮)이라고도 불리며, 신장의 허를 보하여주고 정
력을 북돋아주며, 하초의 습과 열을 내려주고, 골수를 보
충해주는 명혈입니다. 부신피질호르몬 분비를 촉진하며,
지방대사 분해를 신속히 하여 비만증과 고지혈증을 방지
합니다. 비뇨기, 생식기질환, 신장염, 방광염, 전립선염,

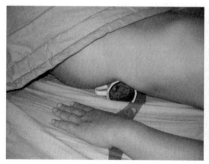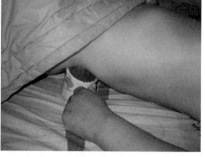

침상에 누워 지실혈, 질변혈, 신유혈에 대해 도자기 측면의 온열을 쪼이면서 향훈하면
쑥뜸 부위가 시원하고 상쾌합니다. 너무 뜨거우면 손수건이나 휴지를 받치고 합니다.
쑥뜸의 불꽃이 튀어나오지 않도록 주의합니다. 위중혈을 중심으로 괄사 방법으로 상
하 이동하면서 쑥뜸합니다.

허약체질개선, 허리와 무릎이 시리고 연약한 증상, 고환염, 신장이 허약하여 몸이 붓는 증상, 만성비만증, 관절염, 요통, 고혈압, 월경부조, 이명증, 난청, 복통, 척추마비, 하지마비, 허리 부위 신경통, 설사, 소화불량, 대소변이 원활치 못한 증상, 각종 성병, 건망증, 음낭습진, 유정, 음위(성교 불능증), 정력감퇴, 옆구리통증, 음부의 통증, 구토, 곽란 등에 예방과 주치 효능이 높습니다.

64. **秩邊(질변)**—허리와 무릎을 강건하게 해주며, 습과 열을 내려주고, 종양을 없애주며 치질을 다스려주는 명혈입니다. 비뇨기질환, 생식기질환, 고환염, 모든 부인병, 자궁암, 방광염, 방광암, 대장암, 치질, 관절염, 요통, 오한, 대소변의 곤란, 변비, 직장암, 음부의 통증, 좌골신경통, 선골통(仙骨痛 : 꼬리뼈 바로 위쪽의 통증), 각종 종양, 신경쇠약, 다리의 수척, 하지 마비 등에 예방과 주치 효능이 뛰어납니다.

65. **承山(승산)**—내장질환과 치질을 낫게 해주고 근육을 풀어주며, 피를 시원하게 해주는 근육질환의 명혈입니다. 다리의 경련, 장딴지의 마비(쥐가 나는 증상), 다리의 마비, 각기, 허리와 등이 쑤시고 아픈 증상, 치질, 좌골신경통, 간헐성 파행증, 설사, 변비, 다리와 무릎의 종창, 탈항, 산기(아랫배가 몹시 쑤시고 아픈 증상), 코피, 곽란, 혈변, 복통, 소아경련, 대변 곤란, 인후통, 낙침, 근육이 뒤틀어진 증상, 반신불수, 전율하며 오래 서 있지 못하는 증상, 다리 근육의 급한 통증 등에 예방과 주치 효능이 높습니다.

66. **飛揚(비양)**—중풍과 습열을 물리치며 종양을 없애주는 방광비뇨기, 생식기 질환의 명혈입니다. 열병 시에 땀이 나지 않는 증

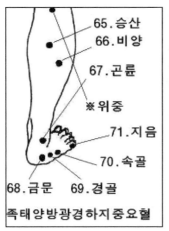

65. 승산
66. 비양
67. 곤륜
※위중
71. 지음
70. 속골
68. 금문   69. 경골

족태양방광경하지중요혈

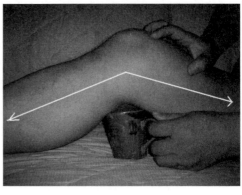

족태양방광경 하지의 중요 혈과 도자기 쑥뜸입니다.

상, 한열, 어지럼증, 허리와 등의 통증, 전광(癲狂 : 간질의
발작), 혼미, 하지무력증, 치질, 종양통, 오래 서있지 못하
는 증상, 각기병, 역절풍(歷節風 : 류머티스성 관절염, 관절이
붓고 통증이 극심하며 구부리고 펴기를 잘하지 못하는 병), 족
관절염, 장딴지 경련(쥐가 나는 증상), 두통, 코피, 좌골신
경통, 선골통(꼬리뼈 바로 위쪽의 통증), 변비, 코막힘, 신염
(腎炎) 등에 좋은 예방과 주치 효능이 있습니다.

67. **崑崙(곤륜)**—사기를 물리치고 자궁을 다스려주며, 기혈이 막힌 것을
뚫어주고 신장을 튼튼하게 하며, 종양을 없애주고 지통과
뇌질환의 명혈입니다. 중풍, 허리와 등의 신경통, 무릎과
발꿈치 부위의 관절염, 척추강직, 심통(가슴앓이, 심장통),
신염, 골통, 복부창만, 대소변 불리, 치통, 전간, 각기, 음
부 종양, 자궁질환, 좌골신경통, 후두통, 천식, 고혈압, 상
기, 어지럼증, 신허요통(腎虛腰痛), 다리의 종양, 하지마비,
안질, 코피, 난산, 설사, 귀의 통증 등에 예방과 주치 효
능이 높습니다.

68. **金門(금문)**—정신을 맑게 해주며 인체의 아홉 구멍이 잘 열리도록

조절해주고, 굳어진 근육을 풀어주며 경락을 활발하게 통하게 하고, 급성 동통(疼痛)과 경련 질환을 다스려주는 명혈입니다. 두통, 통증 발작 시 진통, 하지경련과 마비통, 치통, 현훈(어지럼증), 이명, 난청, 전간(간질), 소아경풍, 복통, 시궐(전신냉증, 맥박미약, 졸도, 기절, 인사불성의 가사상태), 산증(아랫배가 쑤시고 아픈 증세), 어깨의 통증, 다리와 무릎의 통증, 염좌(관절이 삔 데), 설사, 오한발열, 요통 등에 예방과 주치 효능이 뛰어납니다.

69. **京骨(경골)**—풍을 없애주고 사기를 몰아내며, 뇌와 눈을 맑게 해주고 정신을 편안케 하며, 근육을 풀어주고 허리와 무릎을 강하게 하며, 뇌질환에도 명혈입니다. 원기 부족, 소변 불리, 두통, 목의 강직, 사경(목이 비뚤어진 증상), 하지부종, 허리와 무릎과 다리의 신경통, 머리를 자꾸 흔드는 증상, 심장질환, 심통, 눈의 통증, 중풍, 어지럼증, 전간, 전광, 망녕된 행동, 진한(한기로 마구 떠는 증상), 자꾸 몹시 슬퍼하는 증상, 머리가 무겁고 발이 차가운 증상, 자주 놀라며 음식을 먹지 못하는 증상, 염좌, 다리와 등의 통증, 좌골신경통, 냉통, 하지 근육 경련, 구루병(꼽추), 뇌막염, 치질, 이롱(난청) 등에 뛰어난 예방과 주치 효능이 있습니다.

70. **束骨(속골)**—정신을 편안케 하고 마음을 안정시켜주며, 열을 내려주고 종양을 없애주며, 목과 등의 경련을 치료해주는 진통의 명혈입니다 신열통증, 두통, 어지럼증, 눈의 충혈과 통증, 얼굴과 눈이 노래지는 황달증상, 안질, 소변불리, 이명, 이롱(귀머거리, 난청), 목의 강직, 허리와 등의 통증, 좌골신경통, 뒷골의 신경통, 하지통, 하지부종, 전간, 전광, 뇌정신 질환, 장염, 설사, 치질 등에 생기는 등창, 코피,

고혈압, 뇌충혈, 오한 등에 좋은 예방과 주치 효능이 있습니다.

71. **至陰(지음)**──눈을 밝게 해주고 머리를 맑게 해주며, 하초의 기를 다스려주고, 중풍과 사기를 없애주는 진통및 순산(順産)의 명혈입니다. 머리와 얼굴과 눈 부위 질환, 피부과 질환, 두통, 눈의 통증, 다래끼, 눈의 충혈, 코막힘, 코피, 족부 냉한증, 풍한감기, 유정, 자궁출혈, 소변불리, 다리와 무릎의 부종및 통증, 족관절통, 냉대하, 붕루, 염좌, 허리와 무릎의 통증, 늑간신경통, 난산,태아의 위치 교정, 백내장, 녹내장, 머리가 무겁고 마음이 번잡한 증상, 뇌일혈, 유뇨 등에 뛰어난 예방과 주치 효능이 있습니다.

3-8. 족소음신경(足少陰腎經, 약칭 신경)의 27개 혈(좌우 합 54개 혈)

족소음신경의 27개 혈(좌우 합 54개 혈)은 비뇨생식기, 부인과 질환, 오관질병 기타 혼절, 중풍구급, 신경정신질환, 호흡기, 순환계질환, 만성신장질환, 요통, 수종, 경맥통과부위의 질환 등을 주치합니다.

72. **涌泉(용천)**──열을 내려주며 인체의 아홉 구멍을 원활하게 열어주고, 뇌를 깨어 있게 하고 정신을 안정시켜주며, 음을

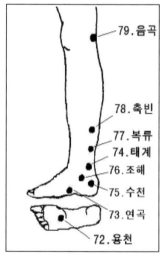

족소음신경의 하지에 있는 중요 혈을 나타냅니다.

보태어주고 화기를 내려주며, 양기를 회복시켜주고 풍을

없애주며, 신장을 좋게 해주고 혈액순환을 촉진하며, 인체의 탁기를 배출하고 몸과 마음을 평안하게 해주는 명혈입니다. 마음속의 번뇌, 불안초조, 불면증, 심장병, 고혈압, 노화방지, 소아경풍, 신경쇠약, 정신병, 중풍, 실어증, 황달, 난산, 불임증, 신장결석, 두통, 협심증, 전간, 인후종통, 신장결석, 두통, 협심증, 전간, 실신하여 졸도 시에 회양시켜 주는 구급혈, 심계, 기침병, 신열, 변비, 시력몽롱, 흉협창만(가슴과 옆구리가 부어오르는 증상), 신장의 허약으로 인한 양기부족, 냉대하, 상기, 뇌졸중, 뇌출혈, 시궐(졸도, 인사불성, 사지궐냉의 가사상태), 풍진, 후비(인후마비), 인후염, 심장쇠약, 어지럼증, 두통, 시력장애, 언어장애, 코피, 각혈, 해수, 소변을 잘 못 보는 증상, 구토, 설사, 자궁하수, 하복부냉증, 당뇨병, 족심열(足心熱) 등에 예방과 주치의 효능이 뛰어납니다. 뚝배기그릇을 이용하여 발바닥 전체를 도자기향훈쑥뜸하면 치료효과가 배가됩니다.

73. **然谷(연곡)**——용의 연못(용연龍淵)이라는 별칭이 있으며 신장을 이롭게 해주고, 습과 열을 물리치며, 하초를 다스려주는 명혈입니다. 부인병의 모든 질환, 불임증, 자궁염, 방광염, 당뇨병, 소아경풍, 후비(喉痹), 천식, 심장쇠약, 인후염, 인후종통, 양위(양기부족), 음위(성교 불능증), 음양(陰痒 : 음부가려움증), 월경불순, 고환염, 실어증, 방광염, 족관절통, 자한, 도한, 황달, 가슴앓이, 기관지염, 족통, 하지마비, 다리부종, 편도선염, 자궁출혈, 자궁하수, 자궁질환, 유정(遺精), 심번(心煩), 열병, 한열(寒熱), 선경(善驚 : 잘 놀라는 증상), 하초(하복부) 부종 등에 예방과 주치 효능이 높습니다.

74. **太谿(태계)**——쇠약해진 노인의 양기를 회복시켜주며 원기를 북돋아

주고, 신장을 보하며, 음을 보태여주고 화기를 내려주며 허리와 무릎을 강건하게 해주고, 허열을 물리쳐주는 명혈입니다. 심장병, 신경쇠약, 자궁질환, 인후(목구멍)의 건조, 인후종통, 인두염(咽頭炎), 신허로 인한 빈뇨증, 양위(양기 부족), 음위(성기위축, 성교 불능증), 코피, 불면증, 발과 발 뒤꿈치의 통증, 냉증, 치통, 허리와 등골이 쑤시는 요척통, 신경통, 빈혈, 이명, 난청, 중이염, 외이염 등 귀의 질환, 월경부조, 척수염, 기관지염, 흉통, 각혈, 구내염, 해수, 천식, 폐기종(폐암), 신장염, 방광염, 복부창만, 당뇨병, 건망증, 정신분열증, 구토, 변비, 피부미용, 협심증, 수족냉증 등에 우수한 예방과 주치 효능이 있습니다.

75. 水泉(수천)—신장을 이롭게 하며 열을 맑게 내려주고, 혈액순환을 활발하게 하는 부인과질환과 신장질환의 명혈입니다. 신장의 급성질환, 무월경, 임질, 복통, 족골통, 생리통, 소변불리, 빈뇨, 전신부종, 신장염, 자궁출혈, 자궁탈수, 소아만성난치병, 시력불청(視力不淸), 시력감퇴, 월경불순, 산통(疝痛 ; 하복부 동통), 방광염, 폐경(閉經), 폐결핵 등에 예방과 주치의 효능이 높습니다.

76. 照海(조해)—습열을 내려주고 마음과 정신을 맑고 평안하게 해주며, 음기를 보태어주고 인후를 이롭게 하며, 통증을 멈추게 하고 시력을 강화시켜주며, 신장을 보하여주는 명혈입니다. 인후종통, 구금(口禁 ; 입을 잘 열지 못하는 실어증), 편도선염, 눈의 충혈과 안질, 생리불순, 냉대하, 생리통, 다리의 종양, 족관절염, 반신불수, 고혈압, 심화병, 자궁의 모든 질환, 신장병, 신허로 인한 전신부종, 불안, 불면증, 신경쇠약, 자주 놀라는 증상, 전간, 사지무력, 변비, 목구멍

의 건조증, 우울증, 복통, 음부 가려움증, 빈뇨, 오줌이 막혀 잘 나오지 않는 증상, 임질, 천식, 중풍, 반신불수, 산통(疝痛 : 허리와 아랫배가 몹시 쑤시고 아픈 증상) 등에 우수한 예방과 주치 효능이 있습니다.

77. **復溜(복류)**―방광을 이롭게 하며 습기를 물리치고 체기를 없애주며, 신장을 튼튼하게 하고 수종을 다스리는 한기증상(寒氣症狀)의 명혈입니다. 다리의 통증, 허리와 배꼽의 통증, 허리와 척추의 통증, 신염, 요도염, 임질, 요폐증, 고환염, 냉대하, 복부창만, 수종, 일어나서 앉을 수 없는 증상, 발이 차갑고 등이 아픈 증상, 자궁출혈, 소아마비 후유증, 소갈증(당뇨병), 도한(밤에 몹시 땀을 흘리는 증상), 자한(식은땀), 낭습증(음낭 밑에 땀이 차는 증상), 이명, 어지럼증, 식욕부진, 고혈압, 뇌일혈, 중풍, 반신불수, 건망증, 치질, 혈변, 성을 잘 내고 말이 많은 증상, 유방 악성 종양, 혀의 건조, 사지종통, 한열, 변비, 허로, 정력 감퇴, 코피, 장명(腸鳴), 이질, 방광염, 복수(腹水), 복막염, 임질, 치통 등에 예방과 주치 효능이 뛰어납니다.

78. **築賓(축빈)**―담을 없애주고 정신을 안정시켜주며, 신장을 북돋아주고 하초(下焦)를 이롭게 하며, 기를 다스려주고 통증을 멈추게 하며, 모든 독에 대한 해독의 명혈입니다. 약물중독, 식중독, 충독(독충에 쏘인 독), 매독, 임독(淋毒), 광견병, 태독, 생식기 질환, 전광망언(간질발작중의 헛소리), 구토, 족통, 산통, 고환염, 질염, 방광염, 자궁질환, 이질, 하지 비복근 경련(다리와 장딴지 근육에 쥐가 내리는 것), 신장염, 치질, 냉대하, 망언, 구토, 정신분열증, 전광(간질광증), 정신신경질환 등에 예방과 주치 효능이 높습니다.

79. **陰谷(음곡)**—신장을 보하여 주고 습기를 물리쳐주며, 양기를 촉진하고 하초를 이롭게 하며, 생식기질환과 부인병의 명혈입니다. 신장염, 대하, 산통, 신열, 하복부의 종양, 전광(간질발작), 붕루(월경 과다증), 한열, 음부통, 질염, 대하, 복부창만, 소변곤란, 복통, 산통, 치질, 월경불순, 임질, 요도염, 무릎관절염, 빈뇨, 자궁출혈, 전립선비대증, 만성피로, 퇴행성관절염, 음위(성교 불능증), 정력감퇴, 하지 무력증 등에 예방과 주치 효능이 있습니다.

80. **橫骨(횡골)**—곡골혈의 양쪽 5푼(약 1.5cm) 위치. 하초의 기를 잘 다스려주며, 역겨움을 내려주고, 비뇨기와 생식기질환의 명혈입니다. 방광염, 방광마비, 요도염, 허로, 실정, 월경부조, 음부통, 산통, 복통, 양위(양기부족), 음위(발기부전증), 고환염, 요실금, 임질, 배뇨 곤란, 유뇨, 유정, 전립선염, 복부창만, 골반통, 다리의 종양, 눈의 충혈과 통증, 안질환, 전립선 비대증, 탈항, 치질 등에 예방과 주치의 효능이 높습니다.

81. **大赫(대혁)**—중극혈의 양쪽 5푼(약 1.5cm) 위치. 하초를 다스려주며 신장을 보하여 주고, 정력을 견고히 하며, 월경을 잘 조절해주는 비뇨기와 생식기질환의 명혈입니다. 유정, 음위(성교 불능증), 양위(양기부족), 조루증, 발기부전증, 허로, 신허, 실정(失精 : 유정), 고환염, 방광염, 자궁질환, 자궁종양, 자궁암, 적백대하, 눈의 충혈과 통증, 안질, 하복부창만과 통증, 산통(疝痛 : 아랫배와 허리 부위가 쑤시고 몹시 아픈 증상), 불임증, 생리통 등에 예방과 주치 효능이 높습니다.

82. **氣穴(기혈)**—별칭은 자호(子戶 : 아들집)이며, 관원(단전) 혈 양쪽 5푼 (약1.5cm)에 위치하며 신장을 보하여주고 기를 북돋아주는 곳이며, 월경을 조절해주고 하초를 다스려주며, 자궁을 따뜻하게 하는 비뇨기와 생식기질환의 명혈입니다. 월경 불순, 요배통(허리와 등의 통증), 요척통(허리와 척추의 통증), 설사, 불임증, 냉대하, 자궁내막염, 생리통, 분돈(奔豚 : 장과 하복부의 경련 발작 및 산통), 임질, 방광염, 변비, 설사, 허리와 척추의 통증, 장이 꼬여서 아픈 증상, 눈의 충혈과 통증, 자궁냉증, 신염, 허리와 등의 경련, 원기부족과 기혈부족 등에 예방과 주치 효능이 우수합니다.

83. **四滿(사만)**—기를 다스려주고 아랫배가 쑤시고 아픈 산통을 치료해주며, 복부의 창만을 없애주고 월경을 잘 조절해주며, 어혈을 배출해주는 명혈입니다. 삼차신경통, 부비강염(축농증), 안면신경마비, 치통, 적취(뱃속에 뭉친 오랜 적괴), 붕루(월경과다증), 월경불순, 생리통, 실정(失精 : 유정遺精), 요도염, 요실금, 복부창만, 분돈(奔豚 : 장과 하복부의 경련 발작 및 산통), 고창 (鼓脹 : 배 속에 가스가 차고 배가 붓는 병), 산후복통, 설사, 하복통, 눈의 충혈과 통증, 진한(한기로 몸을 떠는 증상), 산통, 자식을 못 낳는 불임증, 복중어혈(腹中瘀血), 자궁출혈, 눈의 부종, 장염 등에 예방과 주치 효능이 좋습니다.

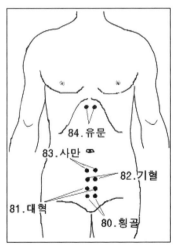

족소음신경의 중요 혈을 나타냅니다.

84. **幽門(유문)**—거궐혈 양쪽 5푼(약 1.5cm)에 위치하며, 비위를 튼튼하게 하고 기를 잘 다스

러주며 가슴을 트이게 하는 간장과 위장질환의 명혈입니다. 구토, 복통, 안질환, 건망증, 해수, 흉통, 만성위염, 위장과 복부경련, 기관지염, 설사, 아랫배 창만, 식욕부진, 잠이 몹시 많은 증상, 음식을 잘 삼키지 못하는 증상, 번민, 심통(가슴앓이), 늑간신경통, 가슴과 등의 통증, 유방통, 젖몸살, 유즙불통, 위산과다증, 위경련, 설사, 간장질환, 트림 등에 예방과 주치의 효능이 뛰어납니다.

3-9. 수궐음심포경(手厥陰心包經, 약칭 심포경)의 9개 경혈(좌우 합 18개 경혈)

수궐음심포경의 9개 경혈(좌우 18개의 혈)은 심혈관, 신경정신질환, 흉통, 심장병, 폐결핵, 천식, 위통, 장심열, 소아고열, 신경쇠약, 심통, 심계, 전광, 경맥통과 부위의 질환 등을 주치합니다.

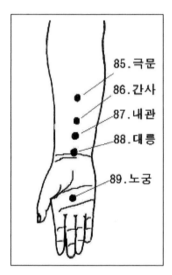

85. 郄門(극문)—정신을 안정시켜주고 마음을 편안케 하며, 기혈을 잘 다스려주고 경락을 통하게 하는 지혈의 명혈입니

수궐음심표경의 중요한 혈을 나타냅니다.

다. 토혈, 코피, 대인공포증, 정신의 기운 부족, 심계, 치매, 기혈울체(氣血鬱滯), 우울증, 건망증, 수전증(手顫症 ; 손을 마구 떠는 증상), 협심증, 늑막염, 심장질환, 심흉동통, 심화병, 전간, 번열, 수완통, 각기, 흉막염, 악성종창 및 부스럼, 늑간 신경통, 기침 등에 예방과 주치 효능이 우수합니다.

86. **間使(간사)**—별칭은 귀로(鬼路)인데, 정신을 맑게 해주며 기분을 조절해주고, 위장을 편안하게 하며, 담을 없애주고 가슴 결을 트이게 하며, 우울증을 떨쳐버리는 심열질환의 명혈입니다. 심계항진, 심통, 협심증, 심장병, 신경쇠약, 불안초조, 우울증, 열병, 전광(癲狂), 정신분열증, 손과 팔의 경련과 통증, 겨드랑이의 종양, 월경불순, 대하, 오심, 구토, 곽란, 중풍, 구안와사, 실어증, 번열, 자꾸만 슬퍼하는 증상, 손바닥의 열증, 후비(喉痺 : 인후마비), 미친 소리와 헛소리를 질러대는 증상, 오한, 늑간 신경통, 귀사(鬼邪 : 사기邪氣)의 침입으로 인해 귀신이 들린 증상, 위통, 위염, 임파선 종양 등에 예방과 주치의 효능이 높습니다.

87. **內關(내관)**—가슴을 느긋하게 해주며 경락을 잘 통하게 하고 마음을 평안하게 하며, 정신을 안정시켜주고 하초를 튼튼하게 하며, 위장을 조화롭게 해주는 진통과 진정의 명혈입니다. 모든 열병, 단기(短氣 : 기가 부족하여 숨이 가쁜 증상), 내상, 정신신경 질환, 허로, 일사병, 비위손상, 장염, 고저혈압조정, 심혈관질환, 신지병(神志病), 심장병, 심계항진, 무서움을 잘 타고 자주 놀라는 증상, 위통, 위염, 심통(가슴앓이, 심장통증), 치통, 구내염, 옆구리통증, 전간, 전광, 불면증, 중풍, 구안와사, 반신불수, 간장염, 황달, 구토, 소아경풍, 상지마비, 액하종(겨드랑이 밑의 종양), 멀미, 불안, 혼미, 실신, 학질(말라리아), 경련, 건망증, 각기, 복부창만증, 이명증 등에 예방과 주치 효능이 있습니다.

88. **大陵(대릉)**—심장을 맑게 해주며 정신을 편안케 하고, 가슴을 트이게 하는 명혈입니다. 열병 시에 땀을 흘리지 않는 증상, 쉬지 않고 자꾸 웃어대는 증상, 기뻐 날뛰다가 슬피 울고

잘 놀라며 공포를 느끼는 증상, 미친 헛소리를 질러대는 증상, 정신질환, 신열, 두통, 흉부질환, 심허(心虛), 원기 허약, 손과 손목의 관절염, 신경쇠약, 불면, 심약, 고혈압, 편도선염, 구취(口臭 : 입냄새), 눈의 충혈, 더위 먹은 증상 (일사병), 위통, 흉통, 늑간 신경통, 급성위염, 심장병, 후비 (喉痺), 열병, 토혈 등에 예방과 주치의 효능이 있습니다.

89. 勞宮(노궁)—별칭은 귀굴(鬼窟)이라고 하는데, 심화와 습열을 내려주고 풍을 없애주며, 진정작용이 있어 인체의 아홉 구멍을 원활하게 열어주고 양기를 회복시켜주는 명혈입니다. 장심풍(掌心風), 만성습진, 티눈과 같은 각화증, 중풍, 심장

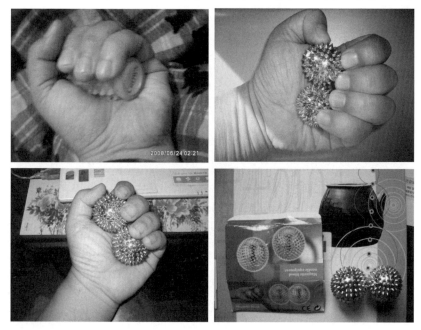

쑥뜸과 함께 가정에서 건강 보조 용구로 이용되는 옥추자, 수안마기, 황토혈침기 및 자력혈침기입니다. 쑥뜸 정양을 할 때 틈틈이 이들을 병행 활용하면 더 상쾌해지며, 비만과 피로 및 스트레스 해소 등에 효과적입니다. 산책 중일 때나 장거리 여행 때, 쑥뜸 정양이 불가능하면, 노궁혈과 손바닥, 손등 그리고 열 손가락 끝인 십선혈 등 기타 전신의 중요한 경혈들을 찾아 이들로 지압하거나 안마해주면 늘 건강을 보호할 수 있습니다.

병, 한열, 심장통, 자주 성내는 증상(善怒), 협심증, 전광, 신지병(神志病 : 우울증, 화병 등), 구창(口瘡), 구취, 구강염, 황달, 해수(기침병), 번뇌로 인한 열병, 가슴과 옆구리의 통증, 손과 손바닥의 장애, 이명증, 어지럼증, 각종 출혈증, 감기, 피로회복, 심장질환, 뇌출혈, 코피, 트림, 정신이상으로 쉬지 않고 자꾸 웃어대는 미친병(善笑, 不休狂症), 인사불성, 기절, 졸도 시의 구급회생혈, 화병으로 인한 담, 흉통, 번열로 인한 갈증, 치매 등에 예방과 주치 효능이 우수합니다.

3-10. 수소양삼초경(手少陽三焦經, 약칭 삼초경)의 23개 혈 (좌우 합 46개 혈)

수소양삼초경의 23개 혈은 부인과 질환, 갱년기장애, 변비, 이명, 견비통, 두면오관질병, 내분비질환, 흉부, 심장, 폐, 인후질병, 경맥통과 부위의 질환 등을 주치합니다.

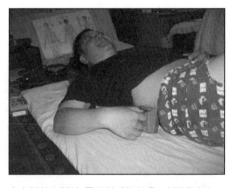

수소양삼초경의 중요한 혈(穴)을 나타냅니다.

※液門(액문)──수소양삼초경의 형수혈(滎水穴)로서, 화기를 끄고 몸의 열을 흩어지게 하며, 머리를 맑게 해주고, 인체의 아홉 구멍을 잘 통하게 해주는 명혈입니다. 풍한열의 해열, 발열, 손가락 관절통, 빈혈, 두통, 진액(침) 부족으로 인한 구건(口乾), 편도선염, 인후종통, 인후염, 인후마비, 치통, 치은염, 난청, 이명증, 수완(손과 팔) 신경통, 수완 신경마비, 수완 종창, 손가락 경련, 서경(書痙 ; 수전증手顫症), 수지(손가락)마비, 수지 무력증, 자주 놀래는 병, 폭변망언

90. 中渚(중저)——삼초의 사기와 열을 내려주며, 인체의 아홉 구멍을 잘 열어주고, 귀를 잘 들리게 하며, 근육통증과 골병을 낫게 해주는 명혈입니다. 두부 질환, 안질환, 귓병, 인후질환, 열병 시에 땀이 않나오는 증상, 어지럼증, 두통, 고혈압, 목의 강직, 이명, 이롱(난청), 인후종통, 눈의 충혈과 통증, 녹내장, 백내장, 어깨죽지의 신경통, 손가락의 통증, 팔의 마비, 손의 관절통, 허리와 등의 통증, 낙침, 좌골신경통, 수전증, 중풍, 족통(足痛), 대변곤란, 변비, 손등이 붉게 부어오르는 종양, 상한, 척추골신경마비 등에 예방과 주치 효능이 높습니다.

91. 外關(외관)——경락을 활발하게 통하게 하며 열을 맑게 내려 주고, 기의 체기와 풍을 흩어지게 하는 명혈입니다. 중풍, 수관절 마비, 반신불수, 언어장애, 불면증, 두통, 이롱(난청), 이명증(귀울음), 사지냉증, 치통, 눈의 통증, 관절염, 곽란, 상지

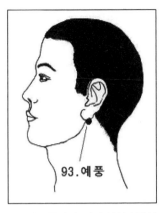

(팔) 신경통, 대변불통, 손가락 질환, 한열
(寒熱), 눈의 충혈, 안통(眼痛), 편두통, 상
한, 유행성독감, 고혈압, 비염, 해수, 흉협
통(가슴과 옆구리의 통증), 억병(癔病 : 울화병,
심화병), 불안초조, 열병, 낙침(자고 난 후에
고개를 잘 돌리지 못하는 증상), 수전증(손을
몹시 떠는 증상), 화상, 전신의 마디마디가
쑤시는 몸살병 등에 예방과 주치 효능이
뛰어납니다.

예풍은 두부의 수소양삼초경의
중요 혈입니다.

92. **天井(천정)**—양기를 상생시켜주며 경락을 잘 통하게 하여 담과 습
    을 없애주고 삼초(三焦)의 기화(氣火)를 소통시켜주는 해열
    의 명혈입니다. 울화와 사기의 열로 인한 모든 염증 질
    환, 이명, 이롱(난청), 치통, 담마진, 수관절염, 심화병, 우
    울증, 정신질환, 전간, 사경(목이 비뚤어지는 증세), 낙침(落
    枕), 임파선염, 편도선염, 기관지염, 목과 목덜미의 신경
    통, 인후염, 심흉통(가슴앓이, 심장통), 편두통, 상지마비, 상
    기, 각기, 해수, 한열, 경계(놀라 심장이 마구 두근거리는 증
    세), 견비통(어깨와 팔의 통증), 나력(癩瘰 : 림프샘의 만성 종
    창) 등에 예방과 주치 효능이 있습니다.

93. **翳風(예풍)**—귀 뒤 함몰된 곳의 가운데에 있으며, 삼초(三焦)를 잘
    조절해주고, 인체의 아홉 구멍을 잘 열어주며, 귀가 잘
    들리게 해주고, 중풍을 물리쳐주며, 열을 내려주는 진통
    의 명혈입니다. 머리 부위의 열성 질환, 모든 귓병, 이명,
    이롱(난청), 농아(聾啞 : 귀머거리와 벙어리 증상), 이하선염(耳
    下腺炎), 뺨이 붓는 종양, 나력(연주창), 구안와사, 삼차신경

통, 안면신경마비, 인후종통, 구금(口噤 : 실어증, 입이 굳게
닫혀져 말을 못하는 증상), 사지마비, 중풍, 반신불수, 기가
막혀서 아픈 증상, 치통, 눈의 통증, 갑상선 종양 등에 예
방과 주치 효능이 있습니다. 귀 부위 전체에 향훈쑥뜸을
하면 효험이 더욱 좋아집니다.

3-11. 족소양담경(足少陽膽經 ; 약칭 담경) 44개 혈(좌우 합 88개 혈)

족소양담경의 44개 혈(좌우 88개 혈)은 간담질환, 두면오관(頭面五官)질
병, 흉협(胸脇)열성질환, 내장출혈, 냉병, 좌골신경통, 신경정신과 질환,
경맥통과 부위의 질환을 주치합니다.

94. 瞳子髎(동자료)—태양혈(太陽穴)이라고도 부르며, 열을 내려주고 풍
을 흩어지게 하며, 눈을 밝게 해주고 통증을 멈추게 하며, 머리를
맑게 해주고 눈의 장막을 거두어주며, 종양을 없애주는 명혈입니
다. 눈이 빨갛게 충혈되는 증상, 간이 피로하고 사기(邪氣)로 인하
여 붉게 충혈된 눈, 안질, 중풍 후유
증(구안와사), 안면신경마비, 삼차신경
통, 감기, 백내장, 녹내장, 시력감퇴,
색맹, 편두통, 야맹증, 결막염, 각막염,
망막염, 시신경 위축, 청맹과니(靑盲 ;
눈뜬장님), 원시, 두통 등에 예방과 주
치 효능이 있습니다.

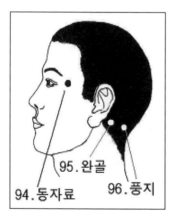

족소양담경의 중요 혈을 나타냅
니다.

95. 完骨(완골)—중풍을 물리치고 열을 내
려주며, 경락을 활발하게 통하게 하고
간을 다스려서 정신을 평안하게 하는

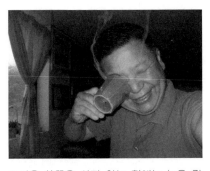

안면(安眠)의 명혈입니다. 정신신경 질환, 두부와 뇌와 안면부(顔面部 : 얼굴 부위)의 모든 질환, 두통, 비염, 안질, 구내염, 불면증, 편두통, 어지럼증, 삼차신경통, 중풍, 구안와사(口眼喎斜), 치통, 면종(얼굴이 붓는 종양), 목의 통증, 후비(喉痺), 심란, 전간, 다리의 위축증상, 이명, 뇌출혈, 중이염, 난청, 입이 굳어져서 말을 못하는 증상, 사경(목이 비뚤어진 증상), 치은염 등에 예방과 주치의 효능이 높습니다. 귀 부위 전체에 향훈쑥뜸을 하면 효험이 더욱 좋아집니다.

뜨거운 쑥뜸을 하지 않는 혈에는 눈을 감고 따뜻한 여열이 남아 있는 쑥뜸 도자기를 동자료 혈과 함께 두 눈 언저리를 1~3분 정도 따스하고 부드럽게 마찰하면서 향훈쑥뜸해주면 머리와 마음이 상쾌해지면서 눈 부위의 피곤이 빠르게 회복됩니다.

96. 風池(풍지)—기와 혈을 조화롭게 하며 정신을 맑게 하고, 열을 내려주며 인체의 아홉 구멍을 잘 열리게 하고, 눈을 밝게 해주며 각 기관들을 이롭게 하고, 뇌를 깨어나게 하며 중풍과 차가운 사기를 물리쳐 백병을 다스려주는 명혈입니다. 두통, 현기증, 목과 등의 통증, 감기, 해열, 불면증, 눈의 충혈과 통증, 이명, 상한, 열병 시에 땀이 나오지 않는 증세, 편두통, 척추통, 비염, 코피, 바람을 맞으면 눈물을 자주 흘리는 증상, 사지마비, 반신불수, 갑상선종양, 영기(癭氣 : 혹이 나고 기가 막혀 말을 못하는 증세), 담마진, 단독, 이롱(난청), 중이염, 외이염, 인두염, 전간, 고혈압, 뇌신경 질환, 눈과 귀와 코의 질환, 중풍 등에 예방과 주치 효능이 있습니다.

97. 肩井(견정)—풍을 흩어지게 하고 습을 물리쳐주며, 열을 내려주고

종양을 없애주며, 통증을 멈추게 하고 사통팔달로 경락을 활발하게 통하게 해주며, 우울증을 해소해주고 담을 없애 주며, 인체의 아홉 구멍을 잘 트이게 하는 명혈입니다. 해열, 견갑통, 위완통, 오장(폐, 심장, 비장, 간장, 신장)병의 여러 증상을 완화, 두통, 목과 어깨와 등의 통증, 유방통, 팔을 높이 못 드는 증상, 폐병, 간과 담부위의 질환, 오십 견, 이명증, 관절염, 중풍, 반신불수, 뇌충혈, 담석통, 갑상 선 종양, 산후냉증(産後冷症), 자궁출혈, 유선염(유방염), 소 아마비 후유증, 난산, 치매, 천식, 낙침(목이 아파 잘 돌리 지 못하는 증상), 팔의 통증, 겨드랑이의 동통, 유옹(乳癰 ; 유방의 악성종양), 정창(疔瘡 : 증세가 아주 심한 여러 가지 부 스럼), 나력(연주창), 결핵성 림프선염, 난산 등에 예방과 주치 효능이 있습니다.

98. **日月(일월)**—담의 기를 트이게 하고 습열을 고쳐주며, 눈을 밝게 해 주고 간의 기를 소통시켜주며, 담을 이롭게 하는 명혈입니다. 담 낭염, 담도염, 담교통(膽絞痛), 위경련, 위장질환, 옆구리와 갈비뼈

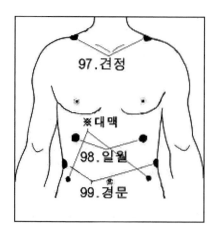

부위의 신경통, 횡격막경련, 구 토, 황달, 담석증, 십이지장궤양, 신염, 자궁내막염, 급만성 간염, 언어 부정확(착어증錯語症), 유방 통, 늑막염, 자주 슬퍼하는 증 상, 신경쇠약, 산통(疝痛) 등에 예방과 주치의 효능이 있습니 다.

흉복부 족소양담경의 중요 혈을 나타냅니 다.

99. **京門(경문)**—신장을 북돋아주고 허리와 비위를 튼튼하게 해주

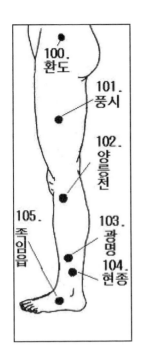

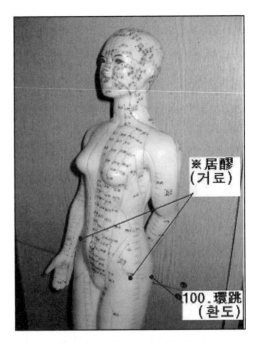

하지의 죽소양담경 중요 혈을 나타냅니다.

며, 체내의 수분대사를 이롭게 하고 근육을 펴주며, 경락을 활발하게 해주는 명혈입니다. 신장질환, 수도불통(水道不通), 산통, 한열, 장에서 소리가 나는 증세, 복부창만, 요통, 복통, 아랫배의 급성종양, 신장결석, 신우염, 장경련, 오줌이 샛노란 증세, 설사, 늑간신경통, 소화불량, 하지통, 난청 등에 예방과 주치 효능이 있습니다.

※帶脈(대맥)-흉복부의 대맥은 청열거습(淸熱祛濕 ; 열을 내려주고 체내의 습기를 물리침) 하며, 간장과 신장 및 하초를 이롭게 하고, 전신의 경락을 활발하게 통하게 하며, 허리와 복부창만과 한냉통 및 수종, 부인과 질환의 명혈입니다. 월경불순, 대하, 자궁탈수, 산통(아랫배가 몹시 쑤시고 아픈 증상), 복부비만, 유뇨, 난청, 신경통, 척수염, 장경련, 복통, 방광염, 자궁내막염, 불임증, 양기부족 등에 예방과 주치 효능이 있습니다.

※ **居髎(거료)**—거료는 족소양담경의 중요한 혈로서, 경락과 기혈을 잘 유통시켜 근육을 펴주고, 통증을 멈추게 해주며 허리와 대퇴부를 튼튼하게 해주는 명혈입니다. 하복부통, 요통, 고환염, 넓적다리의 통증인 고관절통(股關節痛), 월경불순, 생리통, 냉대하, 자궁통, 자궁내막염 등 자궁질환, 방광염, 신장염, 허리와 등 및 아랫배와 허벅지의 풍습통, 허리와 다리의 모든 질환, 좌골신경통, 산후풍, 산후요통, 맹장염, 다리와 어깨의 신경통, 사지경련 등에 예방과 주치의 효능이 있습니다.

100. 環跳(환도)—허리를 강하게 하고 신장을 이롭게 하며, 풍과 습기를 물리치고 한기를 흩어지게 하며, 경락을 소통시켜주는 하지(다리) 병증의 명혈입니다. 가려움증을 수반하는 습진과 어지럼증, 두통, 중풍, 하지마비증, 각기, 넓적다리와 허리와 무릎의 관절염, 다발성 신경염, 몸이 붓는 수종, 요통, 반신불수, 풍진, 좌골신경통, 소아마비, 부인병, 하지위축, 하지마비, 하지무력증, 풍습통 등에 예방과 주치의 효능이 높습니다.

101. 風市(풍시)—경락을 잘 통하게 하여 풍한습사를 물리치고, 열을 내려주며 지통과 지양의 명혈입니다. 중풍, 구안와사, 반신불수, 각기, 대퇴부와 다리의 마비증, 좌골신경통, 무릎관절염, 피부염, 피부소양증(가려움증), 하지무력, 허리와 넓적다리의 통증, 고혈압, 나병(문둥병), 담마진(두드러기), 어지럼증, 두통, 소아마비 후유증, 허리와 무릎의 무력증, 풍습통 등에 예방과 주치 효능이 있습니다.

102. 陽陵泉(양릉천)—근육을 풀어주며 경락을 활발하게 통하게 하고, 습과 열을 내려주며 풍과 사기를 몰아내고, 간과 담을 이롭게 하며 허리와 무릎과 넓적다리를 튼튼하게 하는 명혈입니다. 팔회혈 중에 근회혈(筋會穴)로서, 이 혈은 온갖

근육질환(근육마비, 근육경련, 관절통 등)에 효과가 있습니다. 간과 담질환, 담낭염, 옆구리와 가슴의 통증, 허리와 무릎이 시리고 아픈 증세, 반신불수, 염좌(삔 데), 통풍, 소화불량, 위산 부족증, 토혈, 질염, 전질(간질), 이롱(난청), 말초신경염, 각기, 소아마비, 진전증(손발을 계속 덜덜 떠는 증세), 하지마비, 근육경련, 늑막염, 간염, 소아경풍, 해수, 허로, 고혈압, 안면신경마비, 자궁출혈, 냉대하, 요실금, 유뇨, 중풍, 구안와사, 사경(목이 비뚤어진 증상), 좌골신경통, 편두통, 곽란, 냉습마비증 등에 예방과 주치의 효능이 좋습니다.

103. **光明(광명)**—광명혈은 눈의 신광영명(神光英明)에서 유래된 이름으로, 간에 맺힌 울체증을 해소시켜주며, 간을 맑게 하여 눈을 밝게 해주고 풍습을 물리쳐주며, 간과 담을 보(補)하여주는 명혈입니다. 물체가 흐리게 보이는 시물불청(視物不淸), 시력강화, 안질환, 야맹증, 시신경 위축, 근시, 결막염, 좌골신경통, 눈의 통증, 노안, 녹내장, 백내장, 유방이 부어서 아픈 유창통(乳脹痛), 유즙분비를 중단하는 혈(젖을 떼려고 할 때 이곳에 쑥뜸을 해주면 바로 효과가 있습니다.), 다리의 마비증, 다리의 신경통, 만성안질, 야맹증, 담낭염, 무릎과 다리의 근육통, 광견병, 공수병(恐水病), 구루병(곱추병), 편두통, 열병 시에 땀이 나오지 않는 증상, 앉아서 일어날 수 없는 증상(앉은뱅이), 정신병 등에 예방과 주치 효능이 있습니다.

104. **懸鍾(현종)**—별칭을 절골혈(折骨穴)이라고 불리며, 간을 다스려주고 풍을 없애주며, 골수의 열을 내려주는 골수질환의 명혈입니다. 팔회혈 중에 수회혈(髓會穴)로서, 이 혈은 모든 수

(髓 ; 뇌수, 척수, 골수 등)의 질환에 효력이 있습니다. 노인 성질환인 이명증에 현저한 효과가 있으며, 목과 척추의 통증, 다리의 관절염, 신경통, 고혈압, 중풍, 반신불수, 소아마비, 거식증, 복부창만, 옆구리의 통증, 낙침, 수족 위축 및 마비증, 마음속에 번거로움이 가득하면 쉽게 미쳐 버리는 증상, 요도염, 편도선염, 방광염, 각기, 두통, 하지 풍습통, 치창(치질종창), 시신경 위축, 목이 굳어진 증세, 골수염, 허로상한, 두열(머리의 심한 열), 다리의 냉증, 전신관절통 등에 예방과 주치 효능이 높습니다.

105. **足臨泣(족임읍)**—간을 다스려주며, 중풍을 물리쳐주고, 눈과 귀를 밝게 하며 담과 종양을 없애주는 명혈입니다. 자궁질환, 사지부종, 복부의 창만, 요통, 겨드랑이 아래의 종양, 심장 내막염, 신열(身熱), 결막염 등 안질, 이명, 관절염, 신경통, 중풍, 사지통, 임파선결핵, 치통, 후두염, 두통, 어지럼증, 귀의 통증, 생리불순, 냉대하, 유선염, 유방종양, 유즙분비를 중단하는 혈(젖을 떼려고 할 때 이곳에 쑥뜸을 해주면 바로 효과가 있음), 갑상선종양, 담석증, 발등의 통증, 통풍, 다리의 관절통, 염좌(삔 데), 하지마비, 복통, 옆구리 통증, 간의 기혈 불통, 울체증, 일체의 화병, 혀가 굳어 말을 못하는 실어증 등에 예방과 주치 효능이 있습니다.

3-12. 족궐음간경(足厥陰肝經 ; 약칭 간경) 14개 혈
　　　 (좌우 합 28개 혈)

　족궐음간경의 14개 혈(좌우 28개 혈)은 간담 질병, 안질, 구역질, 신장 질환, 소변불리, 담석증, 늑막염, 만성위장병, 신경계 질환, 부인과 및

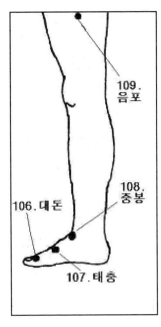

비뇨생식기 질환, 경맥통과 부위의 질환
등을 주치합니다.

106. 大敦(대돈)—간장과 신장을 조화롭게
하고 하초를 다스려주며, 정신을
맑게 하고 인체의 아홉 구멍을 잘
통하게 하며, 비뇨기와 생식기 질
환의 명혈입니다. 혼미하여 졸도
시에 소생하게 해주는 구급혈입니
다. 두통, 협심증, 음부종통, 폐경,
자궁하수, 신지병(神志病 : 히스테리,
울화병), 허리와 아랫배가 쑤시고 아
픈 산통, 복막염, 복수(腹水), 임질,
소아 야뇨증, 전광(간질발작), 중풍,
인사불성, 시궐(尸厥 : 기절, 전신한냉,

혼수, 가사상태), 자궁출혈, 월경 과다 출혈증인 붕루, 혈뇨, 빈뇨,
고환염, 유뇨, 요실금, 눈병, 변비, 복통, 복부창만 및 종양 등에
예방과 주치 효능이 있습니다.

107. 太衝(태충)—간화(肝火)를 다스려 간장병을 치유해 주고 풍을 없애
주며, 경락을 잘 통하게 하고 기혈을 활발하게 유통시켜
주는 내장조절의 명혈입니다. 간기능 장애, 간염, 중풍,
황달, 허리와 아랫배가 아픈 산통, 복부 창만증, 소화불
량, 급만성 위장병, 자궁출혈, 장출혈, 변비, 혈액순환을
잘 조절하여 월경을 잘 통하게 하고, 두통, 옆구리 통증,
인후종통, 심장통, 불면증, 장염, 먹은 음식이 갑자기 체
하여 계속 토하며 대소변이 통하지 않는 증상인 관격(關
格), 설사, 소아경풍, 이명증, 고혈압, 월경 과다 출혈증인

붕루, 월경통, 하지통, 안색 창백, 유선염, 어지럼증인 현훈, 간질, 통풍, 비염, 얼굴의 기미와 주근깨, 불안초조감, 무릎관절염, 파상풍 등에 예방과 주치 효능이 있습니다.

108. 中封(중봉)—간의 울체를 풀어서 소통시켜주고 기를 다스려 경락을 잘 통하게 하며, 엉키고 뭉쳐진 담이나 종양을 흩어지게 하는 명혈입니다. 물체가 흐리게 보이는 증상, 허리와 아랫배가 몹시 아픈 산통, 복통, 다리의 관절통, 대소변불리, 유정, 간염, 간종대(肝腫大), 황달, 식욕부진, 변비증, 임질, 음경통, 고창(장에서 북소리가 나고 배가 부어오르는 증세), 복수(배에 물이 차오르는 증상), 다리의 냉증, 요통, 방광염, 보행곤란, 전신마비, 신경통, 비뇨기와 생식기질환 등에 예방과 주치 효능이 있습니다.

109. 陰包(음포)—음을 통하게 하고 신장에 이로우며, 습열을 말끔히 내려주고 허리를 튼튼하게 해주는 진통의 명혈입니다. 비뇨기, 생식기, 부인과질환, 신경통, 선골통, 무릎관절통, 요통, 변비, 하복통, 하지마비, 소변불리, 요실금, 유뇨, 허리와 허벅다리의 통증, 월경불순, 불안, 불면증, 우울증, 산통, 허리와 둔부의 근육 경련 등에 예방과 주치 효능이 있습니다.

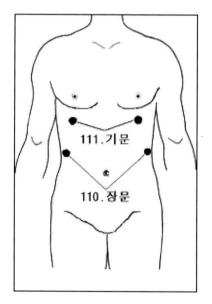

111.기문

110.장문

흉복부에 있는 족궐음간경의 중요 혈

110. 章門(장문)─오장육부의 문호로서 오장의 한기와 적체를 흩어지게
하며, 혈액순환을 활발하게 하고, 담과 어혈을 없애주며
간을 소통시켜주고, 기를 다스려주는 오장병의 명혈입니
다. 팔회혈 중에 장회(臟會穴)로서 모든 오장(간, 심장, 비
장, 폐, 신장) 질환에 특효입니다. 비위간담의 모든 병증,
간염, 간경화, 간종대(간장 부종 및 비대증), 비장 부종 비
대증, 자주 노하는 증세, 황달, 복수, 수종, 소화불량, 위
경련, 오심구토, 설사, 장염, 번열, 구건, 전간, 코피, 흉협
통, 복통, 사지무력, 자꾸 먹어도 수척해지는 증상, 신경
통, 늑막염, 요통, 식욕부진, 거식증(음식을 잘 먹지 못하고
거부하는 증상), 자궁경련, 위열, 복막염, 중풍, 기관지염,
천식 등에 예방과 주치 효능이 있습니다.

111. 期門(기문)─임독양맥을 제외한 인체 12경락 기혈출입의 시작 혈
이며, 또한 마지막 혈입니다. 혈(血)의 사기(邪氣)와 열과
담을 없애주며, 어혈을 사라지게 하는 명혈입니다. 간장
과 담, 비장과 심장의 모든 질환, 가슴과 옆구리의 통증,
과음, 간울혈, 간경화증, 간염, 간암, 간종양, 간종대(간장
부종 비대증), 복수, 온갖 간장병, 정력감퇴, 불면증, 식욕
부진, 산후여독(産後餘毒), 소화불량, 구토, 담석증, 흉막염,
천식, 늑간신경통, 월경불순, 하혈, 상한, 심통, 신장염, 복
막염, 대장질환, 이질, 유방종양, 우울증, 열병, 담낭염, 당
뇨병, 늑막염, 기관지염 등에 예방과 주치 효능이 있습니
다.

3-13 독맥(督脈 ; 인체 정중앙선 28개 단혈)

기경(奇經) 중에 독맥은 인체의 양경(陽經)을 전체 주관하며, 구급혈, 정신신경계 질환, 호흡기, 소화기, 비뇨생식기, 부인과, 운동계 질환, 열성병, 경맥통과 부위의 질환등을 주치합니다.

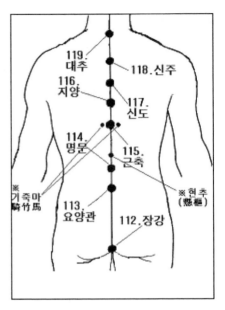

등 부위에 있는 중요한 독맥의 혈을 나타냅니다.

112. 長強(장강)——독맥의 시작 혈로서 양기를 강하게 해주며, 열과 습기를 내려주고, 허리와 척추를 이롭게 하며, 오장육부를 잘 조절해주고 대소변이 잘 통하게 하며, 치질을 없애주고, 지혈과 지통 및 정신을 평안하게 해주는 명혈입니다. 전립선암, 회음부통, 치질, 종창, 탈항, 모든 신경 질환, 정신병, 전간, 요척통(허리와 척추의 통증), 소아경풍, 야뇨증, 뇌척수병, 변비, 적리(혈변설사), 장출혈, 양위(양기 부족, 발기부전), 음부소양증, 낭습(음낭습진), 대소변 곤란, 방로(과도한 방사房事 ; sex로 인한 피로), 불안과 공포로 놀라서 정력을 상실한 증상, 척추강직(척추가 뻣뻣하게 굳은 증상), 임질, 요배통(허리와 등의 통증), 뇌염, 자궁염, 냉대하, 고환염, 두통, 현훈(어지럼증), 음부습진, 방광염, 전립선염 등에 예방과 주치 효능이 있습니다.

113. 腰陽關(요양관)——별칭이 정궁(精宮)인데, 신장을 튼튼하게 하고 허

리와 무릎을 강하게 하며, 하초(하복부 아래)의 한습을 물리치고, 근육을 펴서 경락을 활발히 통하게 하는 명혈입니다. 모든 부인과 질환, 생식기 질환, 신경쇠약, 조울증(조급증과 우울증), 만성피로, 양위(양기부족, 성교 불능증), 허리와 무릎이 시리고 연약한 증세, 허리와 척추의 꼬리뼈 통증, 허리의 냉증, 냉대하, 월경부조, 하지 무력 마비증, 유정, 신경통, 복부창만, 치질, 파상풍, 임질, 산통, 중풍마비, 좌골신경통, 대장염, 장폐색(腸閉塞), 방광염, 자궁염, 고환염, 탈항, 월경불순, 요통, 선골신경통, 하지신경통, 척수질환, 만성장염 등에 예방과 주치 효능이 있습니다.

114. **命門(명문)**—생명의 기운을 유통시켜주는 곳으로서, 원기를 북돋아주고 신장과 위장을 보하여주며, 척추와 허리를 강건하게 해주는 명혈입니다. 비뇨기질환, 생식기질환, 빈뇨증, 요실금, 유정, 양위(양기부족, 성교 불능증), 불임증, 붕루(월경과다), 모든 출혈증상, 소아마비 후유증, 산후부종(産後浮腫), 허리와 척추가 뻣뻣하게 굳고 아픈 증상, 위염, 위장병, 간질, 장결핵, 신장염, 허로, 요통, 두통, 신열, 불면증, 장풍(腸風), 치질, 냉비(한기로 인한 전신마비증상과 사지가 차가운 병), 이명증, 여러 귓병, 오한, 한열 시 땀이 나오지 않는 증세, 부종, 신허의 모든 증상, 소화불량, 구루병(곱추병), 신염, 만성피로, 유정, 정력감퇴, 조루증, 척추염, 산통, 척수질환, 월경불순, 자궁내막염, 대하, 좌골신경통, 유뇨 등에 예방과 주치 효능이 있습니다. 12세 이하 소아의 모든 질환은 신주(118)와 배합하여 향훈쑥뜸을 해주면 효험이 아주 좋습니다.

※**懸樞(현추)**—양쪽 삼초유(三焦兪)의 정중앙에 있으며, 배꼽과 허리의 중심축으로서 대자연의 태극음양의 기운을 영활(靈活)케 하여 정력과 양기를 북돋아주며, 비

장을 튼튼하게 하고, 명문혈과 더불어 위장분문(胃腸噴門) 부위 등 복부의 긴장
증과 식적(食積), 식체(食滯), 위통, 요통 등 각종 소화기질환과 척추질환의 명
혈입니다. 허리 부위와 척추 부위의 강직통(强直痛), 요배복부동통(腰背腹部疼
痛 ; 허리, 등, 복부가 매우 쑤시고 아픈 증상), 비위허약체질 개선, 소화불량,
복중적괴(腹中積壞, 적취積聚 ; 오랫동안 뱃속의 뭉친 어혈 및 부종), 복명(腹
鳴), 이질 설사, 장염, 위장병, 거동굴신 불능, 복부에 머물러 있는 각종 만성질
환 등에 탁월한 예방과 주치 효능이 있습니다.

115. 筋縮(근축)——전신의 기혈을 원활하게 유통시켜주고 풍을 없애주며,
정신을 편안하게 하고 경련을 가라앉히며, 모든 간장 질
환과 근육위축을 다스려줄 뿐만 아니라 바로 옆자리 좌
우 5푼(약 1.5cm) 기죽마혈(騎竹馬穴)과 함께 모든 암과 옹
저(癰疽)와 종창을 치료해주는 명혈입니다. 각종 암질환,
근육마비, 전신질환, 중풍, 반신불수, 불면증, 언어와 시력
장애, 간장염, 담질환, 위장병, 허리척추의 강직과 신경통,
뇌척수질환, 간질, 경풍, 장경련, 심통(가슴앓이), 불안, 히
스테리(발작), 신경질환, 정신병, 파상풍, 신경쇠약, 조울증
(조급증과 우울증), 척추의 급성강통, 만성위염, 장염, 요통,
소아마비, 담낭염, 췌장염, 당뇨병, 늑막염, 늑간신경통,
발열경련, 언어장애, 시력장애 등에 예방과 주치 효능이
있습니다.

※騎竹馬(기죽마)——이곳은 척추9~10 흉추에 있는 근축혈 좌우 5푼(약 1.5cm)의
경외 기혈입니다. 송나라 진자명(陳自明)의 저서 〈외과정요(外科精要)〉의 '기
죽마쑥뜸법'과 〈동의보감〉 등 각종 의서에 기록된 명혈입니다.
　근축혈 좌우 1.5cm, 간유혈 수평선 안쪽 2cm 지점에 있으므로, 도자기 쑥뜸
을 할 때는 도자기의 지름이 크므로 기죽마의 정확한 위치를 잘 몰라도 근축 등
여러 개의 주요 경혈을 동시에 쑥뜸할 수 있으며, 위의 각종 질병에 대한 예방
및 치료 효과가 더욱 좋아집니다.

116. 至陽(지양)——양중의 양혈(陽穴)이며, 가슴을 느긋하게 트이게 하고

기와 습과 열을 다스려주며, 간과 담과 위장질환의 명혈입니다. 복통, 간 부위의 통증, 황달, 척추의 강직과 통증, 기관지염, 식욕부진, 구토, 해수, 낙상(落傷낙마, 추락, 골절상 등), 흉막염, 장복명(장과 배에서 계속 소리가 나는 것), 허리와 등이 쑤시고 아픈 증상, 신장의 열, 신염, 천식, 모든 혈의 병증, 부인병, 불감증, 담낭염, 늑간신경통, 족골통, 급만성 위염, 위산과다증, 위무력증, 사지무력, 권태증, 허리와 등의 신경통, 담석통, 위의 한기로 인하여 식사를 못하는 증상, 소화불량, 식욕부진, 폐질환, 장염, 요통, 소아마비, 간염, 당뇨병, 늑막염, 방광염, 부종, 심장질환, 천식, 폐렴 등에 예방과 주치 효능이 있습니다.

117. **神道(신도)**──마음과 정신을 편안하게 하며 열을 맑게 내려주고 담과 풍과 습을 물리치며 천식을 낫게 해주는 명혈입니다. 척추와 허리, 등의 강직과 통증, 건망증, 잘 놀라고 심장이 몹시 두근거리는 증상, 해수, 심통, 폐렴, 풍진, 담마진, 감기, 오한, 기억력 감퇴, 비만증, 단독, 임파선염, 빈혈, 천식, 늑막염, 척추염, 발작(히스테리), 심장질환, 소아경풍, 전간, 신열, 두통, 고혈압, 신경쇠약, 불안초조, 정신질환, 상한발열, 황홀비수(恍惚悲愁 : 정신이 몽롱하며 자주 슬퍼하는 증상), 뇌척수질환, 늑간신경통 등에 예방과 주치 효능이 있습니다.

118. **身柱(신주)**──사기를 물리치고 기를 잘 다스려주며, 열을 내려주고 심장(마음)을 맑게 해주며(淸心 : 청심), 폐를 보하여 주고 진정시켜주는 명혈입니다. 12세 이전 소아의 각종 질환 회복을 위한 필수 향훈쑥뜸 혈입니다.
　　뇌척수, 호흡기, 폐, 심장질환, 요통, 기관지염, 감기, 소아 허약체질 개선, 해수, 담천(가래와 천식), 흉통, 요통, 척추의 강직과 통증, 천식, 코피, 신열, 섬어(譫語 : 헛소리), 간질, 발광, 견귀(귀신이 들여 헛것을 보는 증상), 신경쇠약, 정신병, 불안발열, 얼굴에 생기는 악성종창, 소아경풍, 전신경련, 백일해, 견배통(肩背痛 ; 어깨와 등의 통증), 폐렴, 인후염, 목이 쉼, 후두통, 늑막염, 안면신경마비 등에 예방과 주치 효능이 좋습니다.

119. **大椎(대추)**—폐를 낫게 하고 풍을 없애주며, 열을 풀어주고 기를 다스려 진정시켜주며, 정신을 편안케 하고 뇌를 깨어나게 하며, 양기를 통하게 하는 명혈입니다. 열병, 상한, 감기, 폐질환, 상기, 두통, 우울증, 황달, 전간, 정신분열증, 해수, 천식, 학질(말라리아), 목의 통증, 소아마비 후유증, 기관지염, 편도선염, 척수통, 신경쇠약, 목의 무력증, 자한(기가 약하여 식은땀을 저절로 흘리는 증상), 도한(수면 시에 몹시 땀을 흘리는 증상), 허한(기가 허하여 흘리는 식은땀), 코피, 구토, 갑상선질환, 더위 먹은 병, 일사병, 단기(기가 부족하여 숨이 몹시 가쁜 증상), 실어증, 각기, 좌불안석, 한열, 불안 초조하여 오래 서있지 못하는 증상, 목덜미가 뻣뻣하면서 아픈 증상, 폐기종(폐암), 폐결핵, 상지 신경통, 소아경풍, 뇌막염, 피부병, 백일해, 뇌충혈, 고혈압, 저혈압, 인후염, 풍진, 간염, 비염, 어지럼증, 이명증, 중풍, 탈항, 음정(陰挺 : 음부이탈, 자궁탈수子宮脫垂), 고열, 난청, 안질, 졸도, 치질, 뇌염, 임신중독증, 습진, 안면흑반(기미, 주근깨 등), 여드름 등에 예방과 주치 효능이 있습니다.

120. **百會(백회)**—이 혈의 별칭은 천만혈(天滿穴 : 하늘의 기운이 가득한 혈), 또는 니환궁(泥丸宮)입니다. 니환궁은 도교상의 전설에

아홉 명의 신선이 사는 거처로서 열반과 해탈에 도달하는 궁전입니다.

또한 백회는 탐진치(貪嗔痴) 삼독(三毒 : 탐내는 마음, 성내는 마음, 어리석은 마음)과 가슴에 천불이 나는 화병, 백팔번뇌를 녹여내고, 모든 업장(業障)들을 소멸시켜, 큰 지혜의 문으로 들어가는(慧大寶門혜대보문)의 혈입니다. 즉 하나의 혈이지만 백가지 혈이 서로 만나 통하는 일통백통(一通百通)의 최상혈입니다.

나아가 깨달음의 길로 인도하는 지혜와 총명과 정신의 정화와 기억력을 증진시켜주고, 뇌세포의 건강을 촉진하여 치매를 예방하고, 학습 연구능력을 향상시켜주는 혈이기도 합니다. 이곳은 우주의 백가지 기가 경맥에 모여 모든 양(陽)이 만나고 통하는 혈로서, 하늘의 뜻에 응답하여 전신의 질병을 다스려줍니다.

백회는 조혈기능이 있고, 자율신경을 조절하며, 뇌를 건강하게 하고 깨어나게 하며, 정신을 편안히 하며, 간을 다스려주고, 중풍을 없애주며 양기를 회복시켜줍니다. 열을 내려주고 인체의 아홉 구멍을 원활하게 열어주며, 모든 양이 모여 경맥을 통하게 하는 백병을 치료해주는 명혈입니다. 이른바 신령한 우주의 기가 천목영통(天目靈通)으로 개안(開眼)하여 하느님(天神)의 글을 하사받아 교신하는 지혜와 창조와 계발의 중요 혈입니다.

이 백회와 사신총혈 등 중요 혈에 시간이 날 때마다 향훈쑥뜸을 실천하면, 이른바 아편보다 200배나 뛰어난 진통 진정효과가 있으면서 부작용이 전혀 없는 엔도르핀과 다이돌핀이 자연 생성됩니다. 그 결과 노화가 방지되고 면역력이 강화되며, 기억력이 향상됩니다. 또한 통증을 멈추게 하며, 만병을 예방하고 치유시켜줍니다. 건강장수를 위한 양기 발생의 최고점인 백회혈의 쑥뜸을 실행하여 심신 건강의 행복감을 충만히 체험하시기 바랍니다.

이 외에 이곳 혈은 뇌의 모든 질환, 두통, 뇌출혈, 현기증, 신경불안증, 심계항진, 요동불안(搖動不安), 사지무력증, 헛것(귀신)을 보는 증상, 전간, 정신병을 치유하고, 축농증, 주의산만, 기억력 감퇴, 학습능력 저하, 멀미, 진정진통, 탈모증, 조혈, 대머리, 일찍 백발이 되는 증상, 고혈압, 신경쇠약, 건망증, 이명, 구금(입이 굳어 말을 못함), 실어증, 전광(간질발작), 뇌척수 질환, 어지럼증, 당뇨, 치매, 모든 암 증상, 중풍, 경계(驚悸 : 갑자기 자주 놀라고 심장이 벌떡거리는 증상), 혼미, 뇌일혈, 뇌빈혈, 두풍, 비염, 코막힘, 변비, 치질, 심번(心煩 : 마음이 번거로운 병, 속을 몹시 상한 증상), 탈항, 음정(陰挺 : 음부이탈, 자궁탈수), 시궐(인사불성, 기절, 사지궐냉), 야제(夜啼 : 밤에 우는 병), 코막힘, 저혈압, 무맥증, 수전증(書痙 : 손을 마구 떠는 병), 백일해, 미골통,

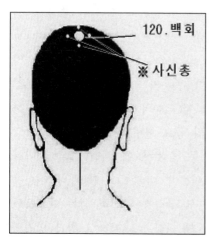

오래된 여러 고질병, 설사, 반신불수, 음주적면(술을 조금만 마셔도 얼굴이 빨개지는 증상), 뇌척수 질환, 불면증 등에 예방과 주치 효능이 있습니다.

후두부의 독맥 중요 혈인 백회와 사신총을 나타냅니다.

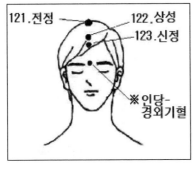

전두부에 있는 독맥의 중요 혈을 나타 냅니다.

121. 前頂(전정)—뇌를 맑게 하고 정신을 편안하게 해주며, 중풍을 없애고 경련을 진정시켜주는 뇌척수질환의 명혈입니다. 어지럼증, 두통, 수종, 시력장해, 반신불수, 두부질환, 고혈압, 뇌충혈, 저혈압, 뇌빈혈, 적면(赤面), 전간, 어지럼증, 두통, 콧물, 비염, 상기, 결막염, 눈의 충혈, 여드름, 신경쇠약, 소아경풍, 코피 등에 예방과 주치 효능이 있습니다.

122. 上星(상성)—별칭을 신당(神堂)이라고 하며, 풍을 흩어지게 하고 해열을 시켜주며, 정신을 평안하게 하고 뇌를 맑게 해주며, 인체의 아홉 구멍을 잘 열어주고, 혈맥을 소통시켜주는 뇌척수질환의 명혈입니다. 비염, 축농증, 코피, 감기, 두통, 어지럼증, 상기, 눈의 충혈, 결막염등 눈병, 전광(간질발작), 안면신경통, 앞머리의 신경통, 안부통증(眼部痛症), 콧물, 전광(癲狂), 학질, 열병 시 땀이 잘 나오지 않는 증상, 편두통, 면종(얼굴의 부종), 귀어(鬼語 : 귀신들린 듯한 헛소리), 풍열, 머리와 얼굴 질환, 정신신경 질환, 뇌충혈, 고혈압, 오한 냉통, 자주 토하는 증상, 적면(얼굴이 붉은 증상), 뇌풍 등에 예방과 주치 효능이 있습니다.

123. 神庭(신정)—뇌를 맑게 하고 정신을 편안하게 해주며, 풍과 열을 발산시키는 뇌척수질환의 명혈입니다. 비염, 축농증(부비강염), 상악동염(上顎洞炎), 감기, 두통, 편두통, 머리가 무거운 증상, 코피, 냄새를 못 맡는 증상, 반신불수, 고혈압, 정신신경계 질환, 현훈(어지럼증), 중풍, 인사불성, 상기, 눈 충혈, 결막염등 눈병, 천식, 전간, 실신, 시력장애, 신경쇠약, 불면증, 전광, 심계, 불안증 등에 예방과 주치 효능이 있습니다.

※**印堂(인당)**—인당은 중요한 경외기혈(經外奇穴)로서 양 눈썹 사이 중간에 있는 단혈입니다. 별칭은 상단전(上丹田)이라 불리며, 천지우주의 기와 정신을 통합하여 지혜로움을 열리게 하고, 깨달음의 도를 통달케 하며, 두뇌가 맑고 명석해지는 명혈입니다. 두통, 감기, 콧물이 줄줄 흐르는 증세, 심장이 몹시 두근거리는 심계항진, 어지럼증, 구토, 반신불수, 소아경풍, 비염, 삼차신경통(안면, 후두부, 어깨 쪽의 동통 발작), 안면신경마비, 고혈압, 신경쇠약, 학질(말라리아), 두종(머리에 나는 종기), 얼굴에 나는 종기, 눈병, 축농증, 코막힘, 불면증 등에 예방과 주치 효능이 있습니다.

※머리와 얼굴과 인당 부위는 열이 많은 직접 뜸이나 장시간 쑥뜸은 적절하지 않습니다.

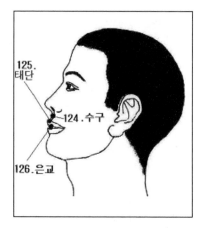

124. 水溝(수구=인중 ; 人中)—인중의 중심 바로 위쪽입니다. 혹은 간편하게 인중이라고도 불립니다. 열을 내려주고 간을 다스려주며, 정신을 편안하게 하고 구규(九竅 ; 인체의 아홉 구멍)를 원활하게 열어주며, 양기를 회복시켜주는 구급시의 명혈입니다. 안면신경마비, 요통, 인사불성, 혼미, 실신,

얼굴 부위의 중요 독맥 혈입니다.

뇌척수질환(전간, 전광, 중풍, 소아경풍), 구안와사, 당뇨병, 수종, 정신병, 중서(中暑 : 더위를 먹은 증세), 일사병, 황달, 단독, 곽란, 비염, 주비(酒鼻 : 딸기코), 구내염, 여드름, 신경쇠약, 차멀미, 고혈압, 저혈압, 홍역, 풍진, 담마진, 안면신경통, 얼굴의 부종, 허리와 척추가 뻣뻣하게 굳어지면서 아픈 증상, 뇌일혈, 흉통(가슴의 통증), 입술 부위의 부종, 정신분열증, 치아 부위의 턱이 굳어서 입이 잘 열어지지 않는 증상 등에 예방과 주치 효능이 있습니다.

※ 태단, 은교, 승장, 지창, 염천 5개혈을 동시에 쑥뜸하면서 때때로 흡연하듯이 향훈을 깊이 부드럽게 흡입하고 배출하면 그 해당 부위의 질병 예방과 치료효과가 더욱 좋아집니다.

125. **兌端(태단)**──진액(침)이 잘 나오게 하며, 갈증을 멈추게 하고 정신을 평안하게 해주며 뇌를 깨어나게 하는 구급의 명혈입니다. 치통, 비염, 비색(코막힘), 콧물이 줄줄 흐르는 증상, 당뇨병, 열병, 풍습통, 전광(간질발작), 구내염, 구순염, 치은염, 설건(혀가 건조하여 목이 타는 것), 설염, 말문이 막혀버린 증세, 가슴앓이, 마음속의 번민, 혼미, 자궁하수, 각막염, 황달, 상악동염(上顎洞炎 ; 위턱과 눈 아래 동공 속의 염증), 입술 부위의 부종, 입 냄새 등에 예방과 주치 효능이 있습니다.

126. **齦交(은교)**──열을 내려주고 종양을 없애주며, 해독하고 정신을 평안하게 하며 인체의 아홉 구멍을 원활하게 열어주고, 경련을 진정시켜주는 명혈입니다. 치조농루, 비색(코막힘), 비염, 전광, 안질, 황달, 적면(얼굴이 붉은 증상), 마음속이 번거로운 증세, 전신의 강직, 코피, 얼굴의 부종, 얼굴의 부스럼, 입 냄새, 축농증, 각막염, 눈물이 많이 나오는 증상, 안면신경마비, 구내염, 구순염, 설염, 치은염, 황달, 상

악동염 등에 예방과 주치 효능이 있습니다.

3-14. 임맥(任脈)-인체 정중앙선의 24개 단혈

임맥의 24개 혈은 음경(陰經) 전체를 주관하고, 정신신경, 호흡기, 소화기, 비뇨생식기, 부인과 질환, 한성병(寒性病 : 차가운 냉증의 병), 경맥통과 부위의 질환 등을 주치합니다.

127. 會陰(회음)—음부 또는 음낭과 항문 사이의 정중간에 있습니다. 습과 열을 내려주며 양기를 회생시켜 주고 정신을 깨어나게 하며, 월경을 잘 조절하고 신장을 튼튼하게 하며, 크게 놀란 것을 진정시켜주는 명혈입니다. 비뇨생식기 질환, 모든 암종양(癌腫瘍) 질환, 월경불통, 월경불순, 대소변불통, 치질, 질염, 음부통, 자궁탈수(子宮脫垂), 자궁기류(子宮肌瘤 : 자궁의 혹), 자궁종양, 자궁암 등 자궁의 모든 병, 항문의 모든 종양통, 낭습(囊濕 : 음낭습진), 전광(癲狂), 회음부통, 요도염, 전립선염, 산통(疝痛), 음낭종양(陰囊腫瘍), 유정, 조루증, 정력증강, 음부다습증, 음부소양증, 음경통, 월경통, 유정(遺精), 임질 등에 예방과 주치 효능이 있습니다. 또한 물에 빠져 질식한 사람의 구급혈로서, 물을 토하게 하고 이곳에 급히 쑥뜸을 해주거나 지압과 침 등으로 자극을 가하면 기사회생(起死回生)이 가능하다고 동의보감에 기록되어 있습니다.

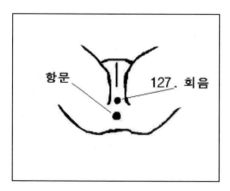

임맥의 중요 경혈인 회음혈

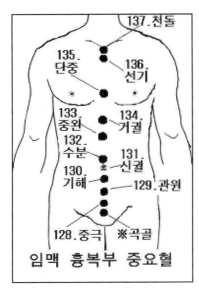

흉복부의 중요한 임맥 혈을 나타냅니다.

128. **中極(중극)**—별칭을 기실(氣實)이라 하고, 원기를 북돋아주며 습열을 맑게 내려주고, 조혈작용이 있으며 하초를 다스려주고, 신상을 이롭게 하며 월경을 조절해주고, 방광을 통하게 하는 명혈입니다. 전립선염, 방광염등 방광질환, 하혈, 비뇨생식기 질환, 요도염, 신장질환, 자궁질환, 복막염, 양위(양기부족), 음위(발기부전, 성교불능증), 빈뇨, 뇨폐(尿閉), 유뇨, 수종(부종), 붕루, 냉대하, 음양(陰痒 : 음부 가려움증), 자궁내막염, 고환염, 산증(허리와 아랫배가 몹시 아픈 증상), 임질, 요통, 복통, 시궐(尸厥), 불임증, 생리불순, 자궁근종, 심장병 등에 예방과 주치 효능이 있습니다. 단 임산부는 이곳 중극혈에 쑥뜸을 금합니다.

129. **關元(관원)**—단전(丹田)이라고 불리는 관원혈은 우리 몸을 강장하게

해주는 제일 중요한 혈로서, 신장을 북돋아주고 원기를 보하여 양기를 회복시켜주며, 한기와 습기를 물리치고 사기를 흩어지게 하며, 정혈(精血)을 저장하여 정력을 증진시켜주는 양생혈입니다. 인체 음양의 기가 출입하는 것을 총관장하며, 정력을 모아 원기를 전신에 잘 통하게 하는 혈이니, 정성을 다하여 꾸준히 수신하면서 이곳에 쑥뜸을 실천하면 진기(眞氣)가 자동으로 발생하여, 인간 본래의 최대수명인 2갑자 120세의 천수를 누릴 수 있습니다.

〈황제내경〉에 이르기를, "매년 봄가을에 온구(溫灸)로 300장(壯)씩 쑥뜸을 하면 인간의 수명이 2갑자(120세)이다."라고 하였습니다. 신장의 기운을 더하여 주어 신수(腎水)가 잘 통하게 하고, 기운과 정력을 보충하여 모든 병을 쾌유시켜 건강을 회복시키는 불로장수의 명혈입니다.

전신쇠약, 상기(上氣), 양기 부족이 원인인 소변 빈삭(소변을 조금씩 자주 보는 것), 부인병인 월경 이상도 잘 조절해주고, 불임증, 감기, 기관지염, 천식, 폐렴, 폐결핵, 오한, 흉통, 심장병, 심계항진, 동맥경화, 고혈압, 저혈압, 위무력증, 위하수, 식욕부진, 구토, 위산과다, 위산결핍증, 위궤양, 장출혈, 만성간염, 복수, 부종, 신장결석, 신장결핵, 방광염, 요도염, 전립선염, 소변불통, 몽정, 조루증, 빈혈, 갑상선종양, 당뇨병, 관절염, 뇌출혈, 뇌졸중, 척수염, 신경쇠약, 발작(히스테리), 현기증, 두통, 불면증, 서경(수전증), 후두염, 허리와 등의 통증, 좌골신경통, 요통, 무월경, 불임증, 불감증, 냉대하, 자궁하수, 갱년기장애, 임신부종, 탈장, 중이염, 난청, 이명, 만성비염, 인후염, 편도선염, 치통, 치조농루, 중풍, 복통, 대소변불리, 양위(양기부족), 음위(성교불능증), 남녀 비뇨기와 생식기질환, 모든 부인병, 만성장염, 정신병, 신허(腎虛), 하복부 냉증(冷症), 소화불량, 설사, 수척, 위염, 치질, 자한(기가 약하여 식은땀을 자주 흘리는 증상), 도한(수면 시에 몹시 땀을 흘리는 증상), 월경불순, 자궁근종, 신장염, 중풍, 허탈증, 모든 허약체질로 인한 피로와 백 가지 손상 등에 예방과 주치 효능이 높습니다.

130. 氣海(기해)—정력을 더하여 원기를 북돋아주는 강장 쑥뜸혈로서, 심폐와 고황(膏肓) 및 기와 혈의 난치병을 다스려주며, 신허를 보하여 하초를 따뜻하게 해주는 명혈입니다. 생식기 및 비뇨기질환과 장질환, 신장질환, 모든 부인병, 복통, 불면증, 고혈압, 중풍, 심장병, 폐병, 맹장염, 신장염, 방광염, 몽정, 발기부전, 음위(성교불능증), 임질, 야뇨증, 불임증, 자궁근종, 요통, 급성장염, 붕루(월경과다증), 대하, 월경통, 불안, 신경쇠약, 설사, 수종, 허탈, 사지무력증, 구토, 위염, 복창종양(腹脹腫瘍 : 배가 부어오르고 종양이 생기는 병), 복수, 산증(疝症 : 아랫배와 허리가 몹시 아픈 증상), 천식, 유뇨, 선경(善驚 : 잘 놀라는 증상), 상기(上氣), 혈림(血淋 : 오줌에 피고름이 나오는 증상), 상한, 수척, 사지가 몹시 찬 증세, 요통, 분돈(奔豚 : 급성 장경련 하복통), 진기 부족, 심한 주색잡기로 병을 얻은 증상, 신허(腎虛), 대소변 불통 등에 예방과 주치 효능이 있습니다. 관원혈과 신궐혈을 이 기해혈과 함께 배합하여 향훈쑥뜸을 하면 그 효과가 훨씬 배가 됩니다.

131. 神闕(신궐)—천지우주의 원기가 출입하는 길목인 배꼽이며, 정신의 궁궐로서 어머님의 탯줄과 연결되었던 성스러운 혈입니다. 심장과 신장과 정신의 뜻이 이어지는 문호(門戶)로서, 기혈을 따뜻하게 통하게 하며 장과 비위를 다스려주고,

양기를 회복시켜주며 인체의 아홉 구멍을 원활하게 열어
주는 명혈입니다. 허로, 허냉, 허탈증, 불임증, 대소변 불
통, 변비, 곽란, 시궐, 복통, 장염, 설사, 소화불량, 장명(腸
鳴 : 장에서 소리가 나는 증세), 탈항, 수종, 중풍, 뇌일혈, 인
사불성, 졸도 시에 구급혈, 인체 오장의 모든 병증, 소아
의 모든 질환, 자궁탈수, 혼미, 복부냉증, 복부창만(腹部脹
滿) 등에 예방과 주치 효능이 있습니다. 이 신궐혈에 관
원혈(丹田 : 단전)과 기해혈과 중완혈과 족삼리혈과 고황혈
과 백회혈 등을 배합하여 향훈 쑥뜸하면 불로장생을 누
릴 수 있습니다.

132. **水分(수분)**——인체의 수도(水道)와 습기를 조절하여 통하게 하고, 수
독(水毒)을 풀어주며 종양을 없애주고 기를 다스리며, 아
픔을 멈추게 하는 명혈입니다. 방광염, 복수, 부종(수종),
수액대사이상(水液代謝異常), 비만증, 복막염, 요빈삭, 고지
혈증, 복부창만, 장명(腸鳴), 복통, 대소변 곤란, 위장허약,
현훈(어지럼증), 천식, 위하수, 산통, 소화불량, 식욕부진,
신염(腎炎), 전립선염, 급성설사, 곽란, 얼굴의 종양, 척추
강직, 요통, 반위(反胃 : 초기 위암증세), 신중(몸이 몹시 무거
운 증상), 거식증, 식체, 담음(痰飮), 비위 허약, 소갈증(당뇨
병), 황달, 허로, 위통, 위산과다, 구토 등에 예방과 주치
효능이 있습니다.

133. **中脘(중완)**——간담과 비위를 튼튼하게 하고 습기와 체기를 다스려
주며, 중초(中焦 : 배꼽 위와 가슴 아래의 몸통 부위)를 조절
해주는 명혈입니다. 팔회혈 중에 부회혈(腑會穴)로서, 이
혈은 육부(담, 위, 대장, 소장, 방광, 삼초)의 모든 질환에 효
력이 있습니다. 비장과 위장 및 간장과 담과 췌장의 모든

질환, 토혈, 곽란, 중풍, 췌장 인슐린 분비액 부족, 당뇨
병, 소아경풍, 오장손상, 허로, 복부창만, 장명, 설사, 토산
(吐酸 : 위산과다 구토증), 복통, 위완통, 위허약, 소화불량,
심계(가슴이 몹시 두근거리는 증상), 황달, 변비, 위염, 위암
(반위), 위궤양, 위하수, 고혈압, 천식, 불면증, 담마진(두드
러기), 장염, 식체, 급체, 위경련, 담음(痰飮), 신한(몸이 몹시
찬 증상), 구토, 식욕부진, 소화불량, 설사, 위출혈, 회충
증상, 전광, 정신병 등에 예방과 주치의 효능이 있습니다.

134. 巨闕(거궐)—거궐혈은 마음의 궁궐이며, 마음속의 화를 다스려주고
　　　중초(中焦)를 조화롭게 하며, 심열과 습을 맑게 내려주고
　　　정신을 평안케 하며, 마음을 안정시켜주고 기를 다스려주
　　　며, 가슴을 관대하게 풀어주어서 아픔을 멈추게 하는 명
　　　혈입니다. 심장병, 폐병, 간장병, 위장병, 신경정신장애,
　　　알코올 중독 및 담배 니코틴중독, 혈압 이상인 고저혈압
　　　을 정상화 시켜줌, 위경련, 위궤양, 황달, 반위(反胃 : 초기
　　　위암증상), 심흉통, 복부창만, 심계항진, 각기병, 소아의 모
　　　든 병증, 경풍, 간질, 광증, 식도협착증, 심화병, 식곤증,
　　　정신질환, 상기, 해수, 단기(短氣), 발광, 거식증, 상한, 번
　　　열, 오심구토, 심통(가슴앓이), 시궐, 횡격막 경련, 구토, 늑
　　　막염 등에 예방과 주치 효능이 있습니다.

135. 膻中(단중)—중단전(中丹田), 또는 전중이라고도 불립니다. 심을 길
　　　러주고 정신을 안정시켜주며, 기를 다스려주고 폐를 좋게
　　　하며, 젖줄을 통하게 하고 아픔을 멈추어 주며, 가슴을
　　　관대하고 너그럽게 해주고, 진액 분비를 촉진하며 심혈을
　　　보강하고, 전신의 혈액을 제독시켜 각종 암병독 등 난치
　　　병을 낫게 해주는 명혈입니다.

213

팔회혈 중에 기회혈(氣會穴)로서, 이 혈은 모든 기(氣)의 질환인 기체(氣滯), 기울(氣鬱), 기허(氣虛) 등에 특효입니다. 주독(알코올 중독), 마약중독, 농약중독, 노화현상, 각종 난치불치병, 젖의 양이 적은 것(유즙분비 촉진), 유방통, 흉통, 상기, 단기(短氣), 늑막염, 흉막염, 늑간신경통, 식도경련, 심장병, 협심증, 심근경색, 기관지염, 신지병(神志病 : 정신신경성질환), 심화병, 흉색(가슴이 꽉 막힌 것), 식도염, 소화기질환, 우울증, 실어증, 폐질환, 폐옹, 폐기종(폐암), 심장통, 고지혈증, 구토, 토혈, 심통(심장통증, 가슴앓이), 감기, 갑상선질환, 천식 등에 예방과 주치 효능이 있습니다.

136. **璇璣(선기)**—〈침구갑을경(鍼灸甲乙經)〉에 이르기를, 전신의 질환을 치료하는 천지인 삼재혈(天地人 三才穴)은 응천혈인 백회혈과 응지혈인 용천혈과 응인혈(應人穴)인 선기혈이라고 했습니다. 가슴을 관대하고 느긋하게 트이도록 하고, 폐를 이롭게 해주며 기침과 천식을 멈추게 해주는 인후질환의 명혈입니다. 후비(喉痺 : 목이 메고 마비되는 증상), 기관지염, 흉통, 목의 통증, 편도선염, 천식, 인후종통, 해수, 식도협착증, 경련마비, 흉막염, 늑간신경통, 가슴과 옆구리가 꽉 차오르고 아픈 증상, 상기, 언어장애, 식체, 마시는 물과 미음 등이 잘 내려가지 않는 증상 등에 예방과 주치 효능이 있습니다.

137. **天突(천돌)**—폐를 좋게 하고 담을 없애주며, 기침을 멈추게 하고 인후를 이롭게 하여 음성이 트이게 하며, 맺히고 결린 것을 흩어지게 하는 명혈입니다. 상기(上氣)와 하기(下氣)의 기능이 제대로 통하지 않는 증세, 모든 가래와 담이 가슴 속에 울체(鬱滯)된 증상을 없애주며, 인후의 통증, 호흡이

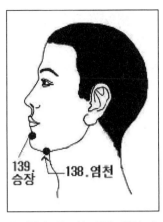

곤란하고 의식을 제대로 차리지 못하는 천식, 갑상선질환, 인후종통, 후두암, 기침병, 목소리가 째지고 목이 쉬어 말을 못하는 증상, 실어증, 혀가 굳어진 증상, 황달, 혹과 종양, 식도암, 두통, 얼굴이 붉어지고 열이 나는 증상, 편도선염, 호흡질환, 폐렴, 갑상선 종양, 목구멍 속이 가려운 증상, 구토, 나력(연주창), 기관지염, 인두염, 후두염 등에 예방과 주치 효능이 있습니다. 천돌과 선기혈을 함께 배합하여 향훈하면 더욱 효과가 좋습니다.

아래턱의 중요한 임맥 혈인 승장과 염천을 나타냅니다.

138. 廉泉(염천)—아래턱의 아래쪽 가운데 오목 들어간 곳입니다. 인후와 흉격을 잘 소통시켜주며 해열과 담을 없애주고, 목이 쉰 것을 맑게 해주는 명혈입니다. 목구멍과 혀의 통증, 중풍 후유증으로 인하여 혀가 굳어버려 발음을 제대로 못하는 것과 목이 잠겨 말을 못하는 실어증, 언어장애, 중풍, 혓바닥의 마비, 목구멍의 통증, 후두염, 기관지염, 천식, 구창(口瘡 입안의 종창), 설하종(혀 아래의 종양), 침을 잘 조절하지 못하는 질환, 귀머거리와 벙어리 증상, 소갈증(당뇨병), 편도선염, 갑상선염, 갑상선종양 등에 예방과 주치 효능이 있습니다.

139. 承漿(승장)—풍과 사기를 없애주고 경락을 잘 통하게 하여 아픔을 멈추게 하며, 종양을 소멸시켜주고 해열과 함께 정신을 일깨워주며, 인체의 아홉 구멍을 열어주는 구급의 명혈입니다. 한열, 소갈, 당뇨병, 중풍, 구안와사, 반신불수, 치통, 치은염, 충치, 치아신경통(齒牙神經痛), 입이 굳어 말문

이 막혀버린 증상, 언어장애(실어증, 착어증), 간질발작, 입가에 나는 각종 종창과 부스럼, 구강염, 얼굴의 부종, 구안와사, 코피, 머리와 목의 강한 통증, 졸도, 구토, 곽란, 신허, 요통, 정신신경계 질환 등에 예방과 주치 효능이 있습니다.

제 **5** 장

병증에 따른
향훈 쑥뜸의
명혈

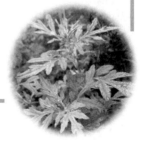

우리 인체는 참으로 신비한 소우주와 같아서 조성된 혈액은 동맥과 정맥, 모세혈관을 따라 전신을 두루 주유하는데, 체내의 혈액은 무려 9만~12만km나 되는 길고도 긴 수많은 혈관을 따라 순환한다고 합니다. 인체의 경락은 마치 전기회로의 그물망처럼 서로 연결되어 있어서, 어느 한 부위를 쑥뜸하면, 막혀있던 경혈의 기혈이 뚫리면서 자연히 일통백통(一通百通), 경혈 하나가 통하면 백 가지 경혈들이 통하여 집니다.

다음은 수천 년간 축적되어 온 선현들의 침구의학서(鍼灸醫學書)들을 바탕으로 쑥뜸의 임상치료결과를 종합한 것으로서 필자가 교직 명퇴후 약 12년간 침구양생(鍼灸養生)의 연구 및 체험 중에 알게 된 주요 병증에 대한 도자기향훈 쑥뜸의 특효 및 주치혈 등 명혈(名穴)들을 소개합니다. 중요한 혈도의 정확한 위치와 각종 질환의 예방 및 주치 효능은 본서 〈제4장—향훈쑥뜸의 적소〉를 참조하시기 바랍니다.

아울러 각자 병증에 따른 향훈 쑥뜸의 명혈들을 선정하여 각 부위들을 교차로 이동하면서 날마다 꾸준히 정성껏, 수시로 자기 체질에 적합한 적당량(약1~5장, 20분~100분간)을 향훈쑥뜸하는 것이 매우 중요합니다. 그 외 아시혈(阿是穴 ; 일명 천응혈天應穴—d압통점 혹은 환부)을 배합하고, 수족장부(手足掌部 : 손과 발바닥 부위)와 이부(耳部 : 귀 전체 부위), 요복배부(腰腹背部 ; 허리와 복부와 등 부위), 회음회양둔부(會陰會陽臀部=좌훈구坐薰灸), 안면폐목쌍안부(顔面閉目雙眼部 ; 얼굴과 함께 눈 주변 부위)를 향훈쑥뜸하면서 괄사안마와 황토혈침기 등을 활용한 지압도 함께 병행합니다.

화상을 입지 않도록 너무 뜨거우면 화장지나 손수건을 깔고 도자기 쑥뜸하며, 주치혈과 특효혈과 아시혈 등을 찾아 교차로 이동하면서 실천하면 그 치유효력이 더욱 좋아집니다.

1) 중풍(뇌출혈, 뇌혈전증, 뇌빈혈, 뇌졸중, 혈관혈류장애, 실신, 졸도 포함)과 중풍 후유증(구안와사 ; 입과 눈이 비뚤어지는 증상, 언어장애, 실어증, 수족마비, 반신불수 등), 중노년기 보건과 노화방지, 면탄(안면신경마비),

삼차신경통(안면신경통, 안면경련), 좌골신경통, 늑간신경통, 수완마비, 수지(手指 ; 손가락)마비, 서경(書痙 ; 글을 쓸 때 손을 떠는 증상 ; 수전증), 장딴지 경련(쥐가 자주 내리는 데), 각기병, 일사병, 더위 먹음, 의식혼미, 수족경련, 간질(전간), 구토, 호흡곤란, 질식, 허탈, 의식불명, 가사상태, 구급 시 :

백회, 전정, 합곡, 족삼리, 곡지, 수구(인중), 인당, 신문, 태충, 간유, 격유, 비유, 풍지, 완골(腕骨 : 손목의 완골), 완골(完骨 : 귀 뒤의 완골), 견정, 견우, 천정, 곤륜, 해계, 풍시, 현종, 지창, 동자료(태양), 내관, 외관, 승장, 열결, 소해, 조해, 중완, 질변, 양릉천, 협거, 간사, 예풍, 염천, 연곡, 용천, 풍륭, 노궁, 신궐, 관원, 기해, 대추, 신주, 풍문, 극문, 명문, 천돌, 단중, 방광유, 중극, 신유, 회음, 회양, 삼음교, 용천, 환도, 척택, 거궐, 기문(期門), 수분, 극천, 승산, 지실, 중부, 천종, 태연, 대릉, 대장유, 신정, 소장유, 태계, 폐유, 궐음유, 고황, 천추, 금문, 대거, 삼초유, 십선혈(열 손가락 끝), 십정혈(열 손가락 손톱 중앙의 바로 밑),

2) 심계, 경계, 정충(심계항진, 심장박동이 극렬하며, 두려워하고 놀라며 불안초조한 증상), 발작증(히스테리), 신경쇠약증(노이로제), 흉통심통(흉부와 심장 부위의 통증), 고혈압, 저혈압, 현훈(어지럼증), 심장병, 협심증, 동맥경화, 빈혈, 수족마비, 편두통, 흉막염, 늑막염, 뇌빈혈, 심장판막증, 혈액순환기 장애 등 모든 심장질환, 유방 부위의 통증, 유방통, 유옹, 유선염, 유방암 등 모든 유방 질환 :

단중, 통리, 내관, 간사, 신문, 동자료(태양), 풍륭, 완골(腕骨 : 손목의 완골), 완골(完骨 : 귀 뒤의 완골), 환도, 족삼리, 연곡, 태백, 양릉천, 극문, 풍문, 백회, 회음, 유근, 관원, 삼음교, 양구, 견정, 격유, 기문(期門), 천정, 간유, 신유, 태충, 비유, 폐유, 대추, 곡지, 합곡, 신주, 기해, 중완, 곡지, 풍지, 견우, 곤륜, 외관, 풍시, 현종, 통리, 궐음유, 혈해, 대저, 천종, 열결, 조해, 거궐, 경문, 장문, 위유, 상성, 통리, 수분, 대돈, 인당, 신도, 신당, 용천, 태계, 태연, 고황, 대거

3) 관절염, 요통(허리통증), 요배통(허리와 등의 통증), 요각통(허리와 다리의 통증), 좌골신경통, 늑간신경통, 요추통(허리와 척추의 통증), 대퇴부통(넓적다리의 통증), 족슬 관절통(다리와 무릎관절의 통증), 수완수지통(손과 팔 및 손가락의 통증), 견갑통(어깨뼈의 통증), 오십견, 경추경직통(목뼈의 경직과 통증), 견비경직통(어깨와 팔의 경직과 통증), 척추배통(척추와 등의 통증), 교통사고 후유증, 목뼈와 등 부위의 질환, 척추관절염, 관절 삔 데(좌상), 경추관절 삔 데(목 디스크), 어혈통(맑지 않은 피가 막히고 엉겨 생기는 통증), 팔꿈치의 관절통, 어깨팔의 관절통, 팔목 과로로 인한 팔목관절의 통증, 가슴과 옆구리 갈비뼈 부위의 통증, 늑막염, 신중(몸이 무거운 증상), 사경(목이 비뚤어진 증상), 낙침(자고난 뒤에 고개를 잘 못 돌리는 증상), 수족마비, 현훈(어지럼증), 사지냉증, 근육통, 타박상, 뇌진탕, 의식불명, 두부 외상, 중증 하지마비, 추간판 변형 요추 통증, 척추 디스크, 경직성 척추염, 척추와 다리 골반의 노화 등 :

대돈, 음곡, 폐유, 연곡, 격유, 삼음교, 태충, 풍륭, 견우, 견정, 곡지, 천종, 요양관, 신유, 명문, 합곡, 곡지, 신주, 곤륜, 인중(수구), 태백, 족삼리, 백회, 척택, 승장, 양릉천, 풍시, 기해, 관원, 지실, 환도, 풍문, 비유, 중완, 천추, 외관, 팔료, 장강, 양로, 질변, 비양, 현종, 대저, 간유, 기문(期門), 중봉, 노궁(손바닥 전체포함), 해계, 양구, 혈해, 신문, 대장유, 장문, 담유, 풍지, 고황, 천정, 내관, 극문, 중부, 풍문, 소장유, 근축, 거궐, 양로, 태연, 지양, 승산, 완골(完骨 : 귀 뒤편), 완골(腕骨 : 손목 아랫부분), 중극, 열결, 대추, 통리, 조해, 궐음유, 천돌, 간사, 인당, 상성, 전정, 지음, 예풍, 대거, 축빈, 용천, 소해, 대릉, 삼초유, 방광유, 단중, 태계, 십선혈(손가락 끝), 십정혈(손가락 손톱 정중앙의 바로 아래)

4) 모든 음한기 허증(몸이 차갑고 늘 추우며, 조열이 있고, 방사 과다로 인하여 정력이 허약한 증상), 양위(양기와 정력부족), 음위(발기부전증, 성불능증, 성불감증), 음낭습진(낭습증), 하초냉증(하복부의 냉증), 허한(원기

부실로 인한 식은땀을 흘리는 증상), 자한(병적인 다한증, 식은땀), 도한 (신체가 허약하여 수면 시에 식은땀을 많이 흘리는 증상), **빈혈, 울혈, 몽정, 위무력증, 냉증, 정력감퇴, 정력증강, 강장혈, 중추신경 자극혈, 체질강화, 건망증, 치매, 노화방지, 스트레스 해소 :**

상성, 백회, 통천, 승광, 대추, 척택, 신주, 폐유, 합곡, 풍지, 혈해, 고황, 지실, 족삼리, 중완, 관원, 삼음교, 신유, 연곡, 신문, 기해, 격유, 중극, 명문, 용천, 궐음유, 비유, 태계, 조해, 태충, 회음, 축빈, 간유, 팔료, 복류, 횡골, 내관, 소해, 단중, 인당, 중부, 해계, 대돈, 방광유

5) 만병의 근원인 감기, 쉽게 감기가 걸리는 사람, 유행성 각종 독감 (전염성 바이러스 병독균, 각종 신종 인플루엔자 감염 등), **콧물, 비염, 기침, 오한, 발열, 인후종통(咽喉腫痛)** 등 감기의 모든 증상 :

천정, 천돌, 선기, 용천, 인당, 척택, 간유, 양릉천, 고황, 대저, 폐유, 곡지, 외관, 중완, 조해, 태백, 중부, 단중, 관원, 삼음교, 풍문, 족삼리, 백회, 합곡, 태충, 풍지, 대추, 열결, 동자료(태양), 신주, 내관, 극문, 염천

6) 두통, 편두통, **외감(外感)으로 인한 두통, 열병시 두통, 무기력, 사지무력증, 과로와 스트레스로 인한 두통, 뇌신경과 안구 피로, 뇌의 집중력 저하, 기억력과 학습능력의 향상, 백혈병, 뇌암(뇌종양), 말라리아** 등 열병, 과로 후 피로회복, 간과 담의 보호, 심혈관 강화, 연년익수, 기혈왕성을 위한 보건혈 :

통리, 내관, 궐음유, 거궐, 단중, 관원, 삼음교, 족삼리, 풍문, 신주, 명문, 비유, 신유, 백회(사신총), 신정, 완골(腕骨), 완골(完骨), 견정, 폐유, 대추, 지양, 간사, 곡지, 동자료(태양), 상성, 장강, 회음, 혈해, 풍지, 중봉, 열결, 합곡, 해계, 곤륜, 격유, 승광, 통천, 태충, 인당, 외관, 장문, 태백, 풍륭, 양릉천, 중완, 비유, 지기, 신문, 현종, 조해, 태연, 간유, 대저

7) 만성기관지염, 인후염, 후비(인후 부위 마비증), 후두염, 목이 메이고 붓고 아픈 증상, 후풍(喉風 ; 급성 인후질환), 인후통(목구멍이 쑤시고 아픈 증상) 등 목구멍의 모든 질환, 급만성 편도선염, 해수(기침), 천식, 호흡곤란, 흉통, 발작증, 담(가래), 담음(체내의 수액이 잘 통하지 못하여 생기는 증상), 목이 쉬는 증상, 폐결핵, 각혈, 식은땀, 흉통, 폐기종(폐종양), 폐렴, 폐암 등 모든 호흡기 질환 :

백회, 장문, 회음, 천돌, 선기, 열결, 풍륭, 중부, 단중, 풍문, 폐유, 고황, 격유, 척택, 기해, 경문, 신유, 공최, 족삼리, 중완, 간유, 신주, 대저, 태연, 축빈, 풍지, 관원, 삼음교, 염천, 대추, 곡지, 혈해, 합곡, 태충, 수분, 견정, 온류, 내관, 명문, 비유, 조해, 극문, 위유, 거궐, 궐음유, 지실, 기문(期門), 음극

8) 불면증, 불안과 초조감, 신경과민, 각종 통증 및 망상과 잡념 등으로 인하여 잠을 잘 못 이루는 증상 :

합곡, 삼음교, 인당, 간사, 백회, 격유, 간유, 조해, 신문, 내관, 신유, 곤륜, 양릉천, 비유, 중완, 족삼리, 담유, 기문(期門), 신주, 용천, 완골(完骨), 풍지, 신정, 거궐, 장문, 대거, 관원, 용천, 소장유, 태계

9) 복부창만(배가 빵빵하게 부어오르는 증상), 허리와 복부, 엉덩이 부위의 비만증, 영양 과잉섭취, 운동부족, 부종(몸이 붓는 증상), 수종(물혹이나 부종), 산증(산기, 하복부 수종, 산통 ; 아랫배가 붓고 쑤시고 아픈 증상), 난소염, 고환염, 분돈(급성 장경련과 하복통 증상), 적취(복중 적괴, 뱃속에 어혈 덩어리가 뭉쳐 생긴 병) :

신유, 비유, 척택, 경문, 중부, 수분, 견정, 승산, 용천, 백회, 곡지, 삼음교, 풍륭, 천추, 중완, 관원, 수도, 합곡, 태충, 조해, 내관, 장문, 기해, 혈해, 귀래, 신유, 족삼리, 단중, 간유, 중극, 곡골, 폐유, 신궐, 수구(인중), 온류, 열결, 음곡, 중봉, 기문, 궐음유, 거궐, 양구, 경문, 담유, 위유, 대장유, 소장유, 삼초유, 곤륜, 지기, 태계, 용천

10) 변비증, 습관성 변비증, 대소변 곤란, 통변, 이뇨, 발한 :

천추, 조해, 합곡, 태충, 비유, 족삼리, 신궐, 곡지, 중완, 위유, 기해, 신문, 관원, 팔료, 수도, 중극, 삼음교, 대추, 외관, 대장유, 축빈, 소장유, 장강, 풍륭, 삼초유, 대거

11) 우울증, 화병, 울화병, 자살충동, 조울증, 심화병, 신지병(정신활동 장애질환), 정신분열증, 조급증, 성공강박증, 결벽증, 심신증(심리적 병적 증상, 정신신경질환), 욕구불만, 건망증, 치매, 백치, 불안초조감의 진정과 안신(安神), 불면증, 공포증, 정신병, 발작(히스테리), 신경과민, 신경쇠약, 신경증(노이로제), 전간(간질), 경풍, 전광(간질발작), 광증, 신경불안증, 대인공포증, 안면 창백, 설태, 갱년기 장애 등 정신신경계의 모든 질환 :

인중(수구), 척택, 장강, 대추, 신주, 내관, 간사, 신문, 백회와 사신총, 풍지, 신정, 합곡, 인당, 중완, 기해, 신유, 간유, 족삼리, 곡지, 관원, 해계, 기문, 풍륭, 대릉, 승장, 노궁, 상성, 통천, 태충, 열결, 예풍, 경문, 견정, 태계, 폐유, 신당, 비유, 지실, 중부, 단중, 거궐, 천추, 삼음교, 족임읍, 소해, 양릉천

12) 간장병, 권태감, 식욕부진, 발열, 구토, 전염성 간염, 간경화, 간경변, 전신피부 가려움증, 시력강화, 명목(눈이 밝아짐), 담석증, 담석통, 황달, 복수(배에 물이 차오르는 증상), 간암, 췌장암 :

천추, 태충, 합곡, 관원, 중봉, 완골(腕骨), 비유, 중완, 족삼리, 풍륭, 지양, 곡지, 신유, 간유, 기문(期門), 일월, 장문, 담유, 광명, 동자료(태양), 수분, 연곡, 수도, 신유, 태충, 신주, 근축, 양릉천, 내관, 은교, 인중(수구), 삼음교, 백회, 용천, 거궐, 대거

13) 만성위염, 위장 허약, 위무력증, 위통, 위장병, 신경성 위장질환, 위궤양, 위하수, 만성 위장질환, 십이지장 질환, 위경련, 식욕부진, 만성

하리, 설사, 복통, 식체, 식중독, 배탈, 기체, 기허, 식적(과식, 소화불량으로 인한 위장 적체), 트림, 토산(위산과다로 위액을 토하는 증상), 멀미, 위장장애, 횡경막 경련(딸꾹질), 구토, 토혈, 장출혈, 목이 막혀 자주 토하는 증상, 식도협착증, 식도암 증상, 반위(反胃 ; 음식을 섭취한 후에 곧바로 구토하는 증상, 위암증상), 췌장암 등 모든 소화기 질환 :

백회, 회음, 장문, 내관, 비유, 족삼리, 지기, 중완, 양구, 조해, 합곡, 태충, 위유, 관원, 풍륭, 천추, 기해, 신유, 격유, 거궐, 삼음교, 간유, 조해, 양릉천, 혈해, 신문, 신궐, 대거, 담유, 기문(期門), 폐유, 신주, 대추, 곡지, 팔료, 수분, 곤륜, 지양, 소장유, 근축, 천돌, 축빈, 일월, 태백, 충양, 공손, 여태, 경문, 곡골, 대장유, 상양, 예풍, 풍지, 신정, 태계

14) 대소장의 모든 질환, 급만성 장염, 과민성 장염, 하복통, 복통, 장옹(장종양), 맹장염(충수염), 복막염, 설사, 혈변, 이질, 항문 질환, 탈항, 치질, 장출혈, 항문출혈, 대장암 :

관원, 신궐, 삼음교, 태충, 합곡, 천추, 온류, 풍륭, 조해, 중완, 대저, 기해, 비유, 신유, 양구, 장문, 곡지, 족삼리, 위유, 양릉천, 수분, 팔료, 곤륜, 격유, 간유, 혈해, 축빈, 장강, 대장유, 소장유, 고황, 내관, 천돌, 단중, 백회, 요양관, 공최, 질변, 연곡, 열결, 비양, 노궁, 명문, 극문, 태양(동자료), 대추, 삼초유

15) 신장질환, 방광질환, 비뇨생식기 질환, 전립선염, 방광염, 신장염, 신장결석, 신허, 오줌싸개, 요실금(오줌을 참지 못하고 자주 옷에 싸는 병), 대소변 불리, 요의빈삭(오줌을 자주 보고 싶은 증상), 오줌을 잘 누지 못하는 증상(요폐증), 요도염, 방광결석, 방광종양, 전립선염, 전립선비대증, 임질, 담석증, 혈뇨, 신장암, 전립선암, 방광암, 신장과 방광의 기능 강화 :

신유, 팔료, 기해, 태계, 용천, 외관, 노궁, 지실, 관원, 삼음교, 조해, 내관, 방광유, 합곡, 중극, 태충, 풍륭, 폐유, 비유, 중완, 간유, 음곡, 중

봉, 단중, 척택, 수분, 혈해, 족삼리, 용천, 축빈, 궐음유, 명문, 요양관, 수도, 곡골, 경문, 격유, 거궐, 장문, 신문, 태백, 명문, 비양, 대혁, 귀래, 곤륜, 경골, 대거, 백회, 복류, 장강, 공손

16) 낙침(수면 시에 풍한사기가 침범하여 목을 잘 못 움직이는 증상), 항강 (목덜미가 굳어 아픈 증상), 등이 굽은 증상, 가슴뼈가 튀어나오는 증 상(새가슴), 골발육 부진, 구루병(곱사등이), 정창(뿌리가 깊은 부스럼), 영류(혹이나 종양), 갑상선 종양, 갑상선 비대증, 갑상선 기능이상, 만 성 갑상선 기능항진증 등 모든 갑상선 질환, 경부(목 부위) 임파종, 나력(연주창 ; 목과 등에 멍울들이 생기는 증상), 임파선 질환, 후두암 :
대저, 풍문, 양릉천, 용천, 대추, 풍지, 백회, 열결, 인중(수구), 족삼리, 신주, 폐유, 곡지, 근축, 합곡, 격유, 천돌, 담유, 견정, 일월, 태충, 신문, 내관, 위유, 해계, 고황, 천정, 장문, 신유, 비유, 삼음교, 관원, 기해, 척 택, 풍륭, 단중, 중부, 간유, 예풍, 염천, 중봉, 동자료(태양), 승광, 명문, 거궐, 중완

17) 건강혈색 피부미용, 티눈, 굳은살, 멍울, 두드러기, 풍진(발진성 급성 피부전염병), 담마진(두드러기가 나는 증상), 단독(피부가 빨갛게 달아오르 는 증상), 습진, 아장풍(손발바닥의 껍질이 벗겨지면서 생기는 피부병), 무 좀, 주부습진, 피부염, 대상포진, 수두, 각화증(피부각질 증식증), 학슬 풍(다리가 학다리처럼 수척해지고 무릎이 붓고 아픈 증상), 파상풍(상처에 파상풍균이 침범하여 전신이 경직되는 급성전염병), 나병(문둥병, 만성 전 염성 난치피부병), 매독, 화상, 독벌레에 물린 데, 탈저(손가락이나 발가 락이 썩어 떨어져 나가는 병), 동상, 급성피부병, 땀띠, 사마귀, 피부독 소의 배출, 여드름, 전신 피부가려움증, 기미, 주근깨 등 모든 피부질 환 :
합곡, 족삼리, 중완, 신유, 관원, 혈해, 비유, 간유, 견우, 천추, 대추, 명문, 삼초유, 삼음교, 열결, 풍문, 폐유, 격유, 곡지, 중부, 장문, 풍시,

풍지, 기문(期門), 척택, 태충, 위유, 신궐, 단중, 신주, 현종, 용천, 축빈, 천돌, 노궁, 장강, 곤륜, 외관, 양릉천, 백회, 신문, 조해, 기해, 팔료, 방광유, 완골, 지양, 내관, 대추, 간사, 인중, 협거, 예풍, 지창, 승장, 대장유, 태계, 궐음유, 거궐, 천추, 대거, 견정

※ 탈모 예방치료, 원형탈모증, 대머리, 악성 탈모증 :
신유, 명문, 지실, 백회, 중부, 중완, 관원, 풍지, 곡지, 합곡, 태연, 대추, 신주, 폐유, 공최, 그 외 탈모 부위

18) 눈의 충혈, 눈이 붓고 아픈 증상과 다래끼, 바람을 쏘이면 눈물이 나는 증상, 결막염, 근시, 원시, 색맹, 야맹증, 안정피로, 노안, 백내장, 녹내장, 사시(斜視), 안구진전(눈알이 자꾸 떨리는 증상), 눈꺼풀이 아래로 처지는 증상 등 눈의 모든 질환 :

음곡, 중봉, 동자료(태양), 합곡, 곡지, 해계, 족삼리, 풍지, 태충, 백회, 삼음교, 양로, 노궁, 혈해, 조해, 광명, 신문, 내관, 간유, 신유, 격유, 태백, 단중, 양릉천, 비유, 대추, 관원, 지창, 천돌, 상성, 지음, 기해, 족임읍

※ 뜨거운 쑥뜸을 해서는 안 되는 눈 부위의 금구혈들은 1~3분간 눈을 감고 쑥뜸 향훈이나 따뜻한 여열이 남아 있는 도자기쑥뜸, 또는 두 손의 쑥뜸 온기를 사용하여 따스하고 부드럽게 눈 부위를 비벼 안마를 해주면, 상쾌하게 마음이 열리며 각종 안질환과 눈 부위의 피로가 빠르게 회복됩니다.

19) 귀울림증인 이명과 중이염, 외이염, 난청, 귀먹고 말을 못하는 농아, 실어증 등 귀의 모든 질환 :

대추, 합곡, 백회, 풍지, 신유, 기해, 간유, 족삼리, 혈해, 염천, 통리, 천돌, 외관, 예풍, 완골(完骨), 협거, 태계, 지실, 경문, 인중(수구), 태충, 신문, 내관, 신정, 중완, 견정

20) 급만성비염, 코막힘, 축농증, 부비강염, 누런 콧물이 흐르는 병, 주

사비(酒査鼻 ; 딸기코), 코피, 후각 마비 등 코의 모든 질환 :

상성, 인당, 영향, 합곡, 간유, 풍지, 통천, 족삼리, 열결, 인당, 대추, 공최, 지음, 금문, 곡지, 폐유, 신주, 풍문, 신유, 위유, 비유, 극문, 음곡, 대저, 백회, 태양(동자료), 중완, 고황, 명문, 기해, 삼음교, 용천, 격유, 태충, 내관, 척택, 관원, 여태

21) 치통, 이빨에서 피가 나는 증상, 치조농루(잇몸이 흔들리고 고름이 나오는 증상), 잘 때 이빨을 가는 증상, 입술에 나는 종기, 입안과 입술에 나는 종창(구순염), 구강염, 입안의 악취, 구내염, 편도선염, 인후염, 목안이 아파서 침을 잘 못 삼키는 증상, 후두염 등 모든 구강(입안쪽)과 인후(목구멍) 및 치과의 질환 :

승장, 태충, 혈해, 삼음교, 조해, 신문, 내관, 축빈, 염천, 태단, 은교, 풍륭, 비유, 관원, 외관, 양릉천, 대릉, 궐음유, 곡지, 견우, 온류, 폐유, 합곡, 족삼리, 충양, 위유, 풍지, 협거, 예풍, 중완, 신유, 지기, 열결, 지창, 인중

22) 월경통, 월경불순, 월경과다(붕루), 월경과소, 난소자궁질환, 혈액순환 장애, 수족냉증, 어지럼증, 생리통, 빈혈, 냉대하증, 적백황대하, 폐경(무월경), 음부 가려움증, 음부종창, 질염, 자궁탈수, 오심구토, 낙태, 자연유산, 난산, 산후에 냉이 그치지 않는 증상, 산후통, 산후풍, 산후 어지럼증, 유즙 부족증, 최유(유즙분비 촉진), 괜히 울고 웃는 정신신경장애 증상, 갱년기장애, 불임증, 자궁내막염, 자궁후굴, 자궁암 등 모든 부인과 질환 :

간유, 격유, 신유, 경문, 혈해, 삼음교(잉태시엔 장시간 뜨거운 쑥뜸이 적합하지 않는 혈, 낙태 및 유산 가능성이 있음), 조해, 족삼리, 태충, 신궐, 신문, 내관, 명문, 풍륭, 지기, 합곡, 노궁, 중완, 비유, 폐유, 관원, 중극, 고황, 기해, 기문, 온류, 팔료, 음곡, 수도, 축빈, 방광유, 양릉천, 귀래, 극문, 장강, 곡지, 인중(수구), 용천, 곤륜, 견정, 양구, 백회, 유근, 단중,

천종, 궐음유, 대추, 대돈, 천추, 신주, 음포, 지실, 곡골, 삼초유, 대거, 대혁, 태계, 중부

23) 소아경풍, 소아경기, 뇌염, 요풍(소아 경련), 파상풍, 소아 감기, 소아 발열, 소아 열병, 어린이 소화불량, 폐렴, 백일해, 홍역, 유행성 이하선염(볼거리), 야맹증, 사시, 소아비만, 밤에 자꾸 우는 증상, 밤에 오줌싸는 증상(오줌싸개), 소아마비, 척추성 소아마비, 뇌성마비, 소화불량, 구토, 설사, 이질, 소아 식중독, 부종, 아구창, 중설(혀에 또 혀 같은 것이 돋아나는 증상), 소아천식, 소아신경과민 등 모든 소아과 질환 :

신주, 인중(수구), 합곡, 인당, 용천 족삼리, 백회, 대추, 양릉천, 곡지, 태충, 곤륜, 풍륭, 간유, 비유, 중완, 기해, 명문, 천추, 관원, 신유, 신궐, 조해, 신문, 축빈, 대저, 외관, 풍문, 태백, 내관, 폐유, 격유, 위유, 삼음교, 열결, 완골, 광명, 동자료(태양), 혈해, 방광유, 해계, 승장, 지창, 중극, 염천, 척택, 간사, 협거, 수분, 대돈, 태계, 지실, 삼초유, 대장유, 태연, 견우, 거궐, 기문, 십선혈(손가락 끝), 십정혈(손톱의 중앙 바로 밑)

24) 소갈증(만성당뇨병 ; 많이 마시고, 많이 먹고, 많이 소변을 보는 증상), 기타 내분비선, 성선(性腺)의 각종 장애 질환 :

백회, 명문, 요양관, 관원, 격유, 척택, 중부, 폐유, 족삼리, 위유, 중완, 음곡, 경문, 신유, 기문(期門), 지기, 비유, 간유, 지창, 승장, 풍지, 천추, 대거, 양릉천, 삼음교, 곡지, 단중, 거궐, 대거, 폐유, 축빈

25) 통풍, 시궐(尸厥 ; 인사불성, 기절, 사지 냉한증) 등 체내 한독과 냉증 질환, 고지혈증, 협심증 등 심혈관 질환과 풍한습독, 침한고질병(沉寒 痼疾病)으로 인한 기혈불통(氣血不通)의 모든 질환 :

대추, 관원, 족삼리, 현종, 합곡, 곡지, 양릉천, 삼음교, 태충, 용천, 기해, 혈해, 지기, 백회, 대저, 견우, 요양관, 환도, 신문, 거궐, 단중, 내관, 지실, 지음(두통, 산통, 감기, 방광염, 변비의 특효 혈), 대돈(심화병, 산통, 중풍, 시궐, 냉통의 특효 혈), 태백(식욕부진, 빈혈, 심화병, 불면증, 족골통, 신허, 치질, 요통, 고혈압의 특효 혈), 팔풍혈(발가락 사이의 오목한 곳 ; 통풍, 학질, 월경불순, 심화병, 각기, 냉증, 고혈압, 족배통, 종기와 부스럼, 치통, 족부종, 번열, 두통의 특효 혈)

26) 금연, 니코친 중독, 금주, 주벽, 알코올 중독, 마약, 농약 등 각종 약물 중독, 금단현상, 불안초조증, 주의력 산만, 숙취, 진정, 상기, 사지경련, 구토, 기침, 복통, 소염진통, 기억력 감퇴, 건망증, 노인성 치매, 적면, 대인공포증, 강박관념, 말더듬이 등 질환 :

백회와 사신총, 중부, 거궐, 열결, 통리, 폐유, 내관, 용천, 승장, 지창, 중완, 위유, 풍륭, 곡지, 관원, 간유, 축빈, 신유, 비유, 합곡, 조해, 태연, 양릉천, 족삼리, 태충, 외관, 삼음교, 척택, 천돌, 선기, 기해, 대돈, 지실, 신주, 단중, 대거, 중극, 풍지, 견정, 팔료, 방광유, 곤륜, 태계, 기문(期門), 장문, 천추, 대추

27) 쉽게 동상이 걸리는 체질, 말초모세혈관의 혈액순환 장애, 수족냉한증, 선병질(체질이 허약하여 전신 병체질), 병약체질 개선, 허리와 다리의 허약, 피부 근육 관절의 노화 예방 등 노화방지 :

백회, 신유, 용천, 합곡, 신문, 족삼리, 거궐, 단중, 궐음유, 삼음교, 대장유, 중부, 중완, 천추, 관원, 양구, 천정, 태연, 지기, 해계, 현종, 양릉천, 승산, 대추, 견정, 고황, 격유, 간유, 지실, 곤륜, 혈해, 태계, 풍지, 견우, 폐유, 위유, 삼초유, 척택, 대릉

28) 심신안정, 피로회복, 체력강화, 성기능저하와 정력감퇴, 불임증 :

기해, 중극, 명문, 신유, 팔료, 삼음교, 삼초유, 관원, 축빈, 태계, 풍지, 태양(동자료), 견정, 백회, 곡지, 단중, 거궐, 기문(期門), 대거, 폐유, 간유, 족삼리, 대추, 근축, 지실, 중부, 중완, 태충, 합곡, 음곡, 용천

29) 전신건강, 피부미용, 모발을 윤기 있게 하고 아름다운 얼굴과 목소리, 아름다운 눈동자와 아랫배의 비만 제거, 날씬한 허리, 처진 엉덩이 올려주기, 날씬한 전신, 비만 및 얼굴의 주름살 방지, 기미와 주근깨, 여드름과 부스럼 방지, 생리불순, 뇌하수체 호르몬 분비 이상 :

폐유, 신유, 중부, 공최, 태연, 단중, 신주, 궐음유, 격유, 거궐, 중완, 천추, 관원, 대장유, 삼초유, 기해, 대거, 풍시, 대추, 비유, 태계, 견우, 간유, 척택, 대릉, 곡지, 양구, 해계, 곤륜, 혈해, 용천, 지기, 승산, 지실, 명문, 팔료, 축빈, 복류, 전정, 통천, 예풍, 동자료(태양), 풍지, 지창, 승장, 인당, 비유, 양로, 기문

30) 운전 또는 학습 중에 졸음 예방, 정신회복, 어깨와 팔의 통증, 집중력과 기억력향상, 학습능력과 성적향상, 멀미 :

백회와 사신총, 풍지, 대추, 폐유, 격유, 간유, 신유, 거궐, 기문(期門), 중완, 족삼리, 태계, 예풍, 곡지, 단중, 대거, 축빈, 견정, 궐음유, 고황, 신당, 대장유, 장문, 천추, 내관, 신문

31) 폐암, 위암, 간암, 자궁암, 유방암, 대장암, 췌장암, 신장암, 전립선암, 담낭암, 백혈병, 뇌종양, 뇌암, 방광암, 대장암, 식도암, 피부암, 골수암 등 모든 암종양 :

중완, 곡지, 족삼리, 백회, 관원, 기해, 폐유, 고황, 중부, 천돌, 선기, 팔료(상료), 지기, 혈해, 풍지, 용천, 신유, 신궐, 합곡, 삼음교, 대추, 단중, 인당, 수도, 양로, 신문, 명문, 신주, 경문, 환도, 양릉천, 광명, 음포, 기문(期門), 간유, 일월, 장문, 견정, 수분, 천추, 귀래, 중극, 곡골, 대거,

양구, 축빈, 유근, 통천, 승광, 상성, 태충, 염천, 풍문, 장강, 요양관, 회음 및 회양 부위 좌훈구, 기죽마와 근축(일체 옹저나 악성 종양이나 부스럼에 특효 혈이라는 기죽마혈의 최근접 혈), 지양, 신도, 궐음유, 격유, 담유, 비유, 위유, 삼초유, 대장유, 방광유, 소장유, 질변, 지실, 노궁

32) 에이즈(후천성면역결핍증), 에이즈 합병증, 항생제 남용과 내성으로 인한 슈퍼박테리아 감염증 등 모든 난치병, 유행성독감(세계에 유행하는 신종 플루 포함), 각종 통증과 염증을 수반하는 급만성 질환, 오로칠상(五勞七傷) 등 기허, 허약 다병체질, 기타 병증의 원인과 병명을 잘 모르는 각종 질병에 대한 예방 및 치료 :
   중완, 곡지, 족삼리, 백회, 관원, 기해, 폐유, 고황, 중부, 천돌, 선기, 상료(팔료), 지기, 혈해, 풍지, 용천, 신유, 신궐, 합곡, 삼음교, 회음, 회양, 노궁, 대추, 단중, 인당, 수도, 양로, 신문, 명문, 신주, 경문, 환도, 양릉천, 광명, 음포, 기문, 간유, 일월

33) 장시간 컴퓨터를 사용하거나 독서 후에 피로감, 눈의 피로, 안부 통증, 두중(頭重), 목의 통증, 사지무력, 두통, 졸음, 권태, 업무과로에 따른 후유증 :
   대추, 천주, 견정, 풍지, 태양

34) 허리와 등이 아픈 증상, 신허요통, 발기부전, 양기부족, 음위, 정자 부족 :
   신유, 지실, 관원

35) 원기회복, 정력증진, 노화방지, 강장 장수혈 :
   관원, 기해, 신궐, 족삼리

36) 복부창만, 비만, 부종, 소화불량, 변비증
   : 중완, 수도, 수분

37) 심란, 심번, 불면증, 심장병, 고혈압, 저혈압, 심계, 두중, 두통, 사지
무력 :
대추, 풍지

38) 안질, 안충혈, 시력강화, 노안, 청간, 간장보호, 눈의피로, 간화 :
인당, 태양, 기문, 간유, 광명

39) 남녀 생식기질환(음낭습진, 자궁냉증, 하체냉습 다한증, 냉대하 등), 보
건체력증진 :
중극, 수도, 삼음교, 관원, 신유, 팔료, 특별히 여성은 회음, 회양, 둔
부의 좌훈구를 병행하면 더욱 좋습니다.

40) 마약, 약물, 주정(알콜), 농약, 중금속 중독(도자기 쑥뜸이나 후에 독
소가 땀이나 대소변, 방귀, 담, 콧물 등으로 신속하게 배출되어 해독이 됩니
다.)
: 축빈, 관원, 백회

41) 원기를 보강하고 위와 신장을 튼튼히 하고, 빈뇨, 뇨실금, 냉한마비
증, 이명, 오한발열, 요척통 등 신허의 모든 증상 :
명문, 관원, 기해, 신궐, 신유, 족삼리, 대추, 지실

42) 소아의 모든 질환 : 신주, 명문, 신궐, 중완(부모의 애정 어린 도자기
쑥뜸과 함께 손바닥에 온열 쑥뜸 향훈을 담아 주요 경혈과 아시혈 부위에
안마를 병행해주면 더욱 효험이 있음)

43) 각종 만성질환의 예방과 치료 및 면역력 증강 :
기죽마, 신주, 풍문, 폐유, 고황

44) 매일 적당량 쑥뜸해주면 백세건강장수가 가능한 경혈 :
족삼리, 관원, 기해, 중완, 명문

45) 감기, 독감, 난치고질병의 예방과 치료 :

풍문, 합곡, 족삼리, 폐유, 고황, 관원, 기해, 신궐

46) 소아 폐렴, 백일해 :

신주, 명문, 폐유, 풍문

47) 각종 소화기질환 :

신궐, 중완, 신주, 명문, 위유

48) 뇌출혈(뇌일혈, 뇌졸중) :

인중(실신 구급시), 족삼리, 현종

49) 과식으로 인한 만성 위분문부, 복부 긴장증발생, 식체, 급체, 기체,
보행곤란, 위경련, 사지무력증, 만성피로감, 협심증, 고혈압, 소화와
수면장애, 심계, 신경질, 현기증, 불안초조, 수족과 안면의 신경마비
증, 전광발작, 경풍, 기천, 관절동통변형, 신경통, 장출혈, 위장소화기
질환, 산부인과, 이비인후과, 내과, 구강질환 :

현추, 삼초유, 중완, 족삼리, 간유, 비유, 위유, 담유, 합곡, 신문, 곡
지, 수분, 내관, 신주, 양구, 위중, 혈해, 환도, 양릉천, 지기, 천추, 기해,
방광유, 관원, 단중, 팔료, 기문, 폐유

50) 위경련, 복통, 하복부 복통(산통) :

중완, 족삼리, 합곡, 천추, 관원, 중극

51) 구역질, 구토증 :

중완, 족삼리

52) 만성대장염, 복통, 설사, 이질 :

장문, 삼음교

53) 변비증, 숙변 등 체내 독소, 오염물질 신속 배출 :
   축빈, 중완, 신궐, 수도, 관원

54) 장염, 장교통(장이 꼬이듯 아픈 증상), 회충증, 담낭염, 복명(배에서 소리 남), 결장염, 이질, 설사, 복韓냉, 하복통, 분돈(奔豚 ; 장 하복부경련 발작, 산통), 적취(복중적괴) :
   대장유, 중완, 신궐, 천추, 족삼리, 기혈, 사만, 기해, 관원, 대거, 소장유, 담유, 일월, 기문, 양릉천, 지양, 천종, 광명, 비유, 신유, 지실, 대혁

55) 복통, 소아복통(나의 초등학교 교사 경험에 의하면 대부분의 아동들이 용변이 급할 때 복통이 나며, 대변을 배설한 후에는 즉시 복통이 낫게 됨을 알 수 있었습니다.) :
   내관, 공손, 신궐, 중완

56) 췌장염, 담낭염 :
   간유, 비유, 담유, 위유, 삼초유, 족삼리

57) 만성간염, 간암 :
   간유, 기문(期門 ; 양쪽 갈비뼈 바로 밑의 期門혈입니다.)

58) 감기, 오한발열, 비체(콧물), 해수(기침), 담(가래) :
   상성, 대추, 폐유, 풍문, 신주, 족삼리, 천돌

59) 기관지염, 폐렴, 인후염, 인후종통, 편도선염, 후두염, 식도협착 등 호흡기와 인후질환 :
   천돌, 선기, 대추, 염천, 신주, 폐유, 고황

60) 천식, 기천, 폐기종(폐암 증상), 후두암 :

천돌, 선기, 내관, 공손, 조해, 열결, 합곡, 폐유, 풍문, 고황, 천종, 신주, 신도, 대추

61) **심장병, 심통, 심번, 협심증, 심부전증, 심장판막증 등 순환기계 질환 :**

공손, 내관, 조해, 열결, 신문, 합곡, 소해, 심유, 단중, 중완, 족삼리, 극천, 현추

62) **고혈압, 뇌출혈, 반신불수, 실어증 등 중풍 후유증 :**

족삼리, 현종, 곡지, 관원, 기해, 신궐, 거궐, 대추

63) **신장염, 각종 신장질환 :**

수분, 지실, 신유, 삼초유, 삼음교

64) **방광염, 요도염, 임질, 대소변 불리, 요실금, 배뇨 곤난, 야뇨증 :**

방광유, 곡골, 중극, 수도, 수분, 관원, 중완, 족삼리, 태계, 삼음교, 위중

65) **늑간신경통, 좌골신경통, 요통, 추간판 탈출증(허리 디스크), 척추변형, 슬관절통, 견갑관절통, 안면신경마비, 신경 질환 :**

곡지, 내관, 합곡, 족삼리, 양릉천, 위유, 간유, 삼초유, 공손, 혈해, 양구, 양릉천, 풍시, 위중, 곤륜, 환도, 중완, 신주, 요양관, 명문, 현추, 신유, 지실, 대장유, 팔료, 질변, 대추, 대저, 근축, 중극, 삼음교

66) **치질, 탈항 :**

공최, 백회, 축빈

67) **타박상, 관절부종, 염좌, 옹저, 단독, 임파선염, 유방염 등 각종 어

혈 농양 종창 질환 :

신주, 기죽마, 근축 (간단한 소독과 배농 후에 아시혈을 집중적으로 쑥뜸합
니다.)

68) 중이염, 이명, 이롱(난청) 등 각종 이부(귀 부위) 질환 :

청궁, 완골, 예풍 및 귀 부위 전체 향훈

69) 편도선염, 구창, 구강염, 인후종통, 인후염, 구취, 구변습진, 치통,
치은염, 설염, 설암, 식도염, 폐렴 :

곡지, 합곡, 승장, 염천, 천돌, 선기, 지창, 협거(협차), 흡연하듯이 향
훈 병행

70) 비염, 신경통, 신장염, 간염 기타 난치병 :

신유, 지실, 간유, 기문, 중완, 수분, 신궐, 관원, 풍문, 신주, 고황, 대
추

71) 충수염(맹장염 ; 맹장은 면역 및 항암작용을 하는데, 과식이나 과로, 복부
와 위분문 부위의 긴장증, 급체, 식중독을 미연에 방지하는 것이 매우 중요
함) :

족삼리, 관원, 기해, 기혈, 대거, 중완, 삼초유, 현추

72) 하복부와 수족냉증, 설사, 만성대장염, 신허, 요슬산통, 냉한풍습,
사지마비 :

관원, 기해, 족삼리(쑥뜸 후 체내의 냉습 오물과 독변과 숙변을 배설한 후
영양 대사율이 높아지면 체온이 따뜻해지고 원기를 회복합니다.)

73) 소화기질환, 구토, 차멀미, 뱃멀미, 복부창만, 수종, 비위손상, 소아
경풍, 심번, 불면, 불안초조증 :

공손, 내관, 신문, 신주, 명문

74) 강장, 각종 질병 예방, 면역력 증강, 장수 :
   관원, 기해, 족삼리, 중완, 신궐, 신주

75) 악창, 각종 암종양, 옹저, 피부질환, 화농성 질환 :
   기죽마, 근축, 고황, 축빈

76) 담낭 담석 질환, 담즙 분비 부족, 울체, 기체 :
   간유, 담유, 양릉천, 태충

77) 고환염, 난소염, 전립선비대증, 자궁근종, 대소변 불리, 낭종 등 비
   뇨기와 생식기 질환 :
   대돈, 삼음교, 곡골, 수도, 귀래, 방광유, 팔료

78) 혈액순환 개선, 생리불순, 자궁냉증, 불임증 등 자궁 질환, 부인과
   질환, 남녀 생식기 질환 :
   음곡, 음포, 혈해, 조해, 삼음교, 수도, 곡골, 좌훈구와 병행

79) 뇌출혈, 오장질환, 회양, 원기회복, 수족복부 냉증, 복통, 설사, 소화
   기, 소아과질환 :
   신궐, 신주, 명문, 관원, 기해, 중완

80) 심장병, 협심증, 불안초조, 불면증, 심통, 진정 :
   신문, 음극, 통리, 영도, 내관, 심유, 단중

81) 검버섯, 사마귀, 피부질환, 명목(明目 : 시력강화), 노화방지 :
   양로, 일월, 동자료(태양), 광명

82) 근육신경통, 갱년기장애, 생식기 질환, 소갈증(당뇨병) :
   삼음교, 지기, 양릉천, 수천, 혈해, 수분, 수도

83) 과민성 체질자의 각종 피부병, 담마진, 습진, 음낭습진. 신경성 피부염, 마풍, 피부종창, 홍진, 상피증(象皮症), 경피증(硬皮症), 건성 피부 균열증 등 :

장문, 기문, 중완, 곡지, 혈해, 위중, 양로, 풍문, 신주, 족삼리, 삼음교, 신유, 지실, 간유, 음릉천, 양릉천, 외관, 내관, 소해, 승산, 풍융, 양구, 공손, 현종, 관원, 백회, 풍지

84) 기관지염, 인후염, 천식, 흉부 질환, 호흡기 질환 :

열결, 조해, 천돌, 선기, 폐유, 염천

85) 편두통, 늑간신경통, 견갑통, 수완통, 서경(수전증) :

중저, 외관, 족임읍, 풍지

86) 실신, 졸도, 물에 빠진 사람 등 회생 응급 시 :

인중, 열 손가락 끝의 십선혈, 수족장부의 노궁과 용천, 회양 및 회음부 중점 좌훈구 실시

87) 요통, 요실금, 야뇨증, 방광염, 당뇨병, 과음 과식 과로 등 불규칙적인 생활습관으로 인한 권태, 췌장 피로, 인슐린 분비 부족, 두통, 건망증, 수척, 시력장애, 시력상실(실명), 당뇨족(특발성 괴저-발가락이 썩어 떨어져 나가는 증상) 등 당뇨병 합병증, 갑상선질환 등 내분비와 신진대사 장애, 지방분해 이상 질환, 기체, 식체, 좌골신경통, 요슬관절통, 요슬산연(허리와 무릎이 시리고 연역한 증상), 요산배통(허리와 등이 시리고 아픈 증상) :

위중, 음릉천, 곡골, 중극, 내관, 합곡, 공손, 방광유, 팔료, 요양관, 신유, 지실, 풍시, 폐유, 담유, 비유, 위유, 삼초유, 현추(삼초유 중앙 독맥의 기체, 식체, 위장 분문부 긴장증의 특효혈), 격유, 대추, 단중, 근축, 지양, 고황, 중완, 수천, 신궐, 기해, 천주, 풍지, 풍문, 천돌, 선기, 기문, 경문,

식두, 천추, 대거, 양릉천, 족삼리, 지기, 삼음교, 곡지, 관원, 수분, 수도

88) 소화기, 심장혈관 질환, 강장, 노화와 만병 예방 및 치료 :
    족삼리, 관원, 신궐, 기해, 중완

89) 뇨빈삭, 배뇨 곤난, 방광신경증, 냉대하, 변비, 자궁냉증, 수종, 불임
    증, 정자 부족증, 무사(無嗣 ; 남자의 자식이 없는 증상), 양기부족 :
    중극, 수도, 곡골, 귀래, 방광유, 팔료, 장강

90) 위분문부 복부 긴장증, 급체, 경풍, 위장병, 진통, 진정 :
    중완, 현추(삼초유 중앙의 독맥), 합곡, 태충

91) 감기, 기관지염, 폐렴, 폐결핵 등 호흡기질환 :
    풍문, 폐유, 신주, 고황, 중부, 천돌, 선기, 단중

92) 〈편작심서〉에 기재된 병이 없을 때라도 항상 쑥뜸을 하면 백세장
    수가 가능한 보건혈 :
    관원, 기해, 신궐, 중완, 식두(명관혈)라고도 하며, 비경 제5 늑골간에
    있음.

93) 어혈을 없애주고 간장, 담, 비장, 심장병, 과음으로 인한 간경화증,
    간화, 울화병, 간염, 복수, 간장병, 정력감퇴, 불면증, 천식, 상한, 심
    통, 우울증, 당뇨병, 기혈 부족, 빈혈 :
    기문, 간유, 수도, 천돌, 선기, 단중, 관원, 기해, 족삼리, 중완, 고황,
    폐유, 신유, 지실, 신문

94) 장시간 장거리 운전, 등산, 피곤 방지, 정신력과 지구력 강화, 여행
    전후의 피로회복, 노독, 중풍예방, 비위허약, 심장 뇌혈관 질환, 허탈,

각기, 사지무력, 불면증 등 만병 예방과 치료 :

족삼리, 관원혈 등

95) 해수, 심번, 천식, 기관지염, 감기, 유행성독감, 천식 등 호흡기질환,
무기력, 매사 권태 피곤, 자살 충동 등 우울병, 정신질환 :

천돌, 선기, 단중, 풍문, 폐유, 고황, 백회, 관원, 신문, 중부, 공최

96) 반신불수, 좌골신경통, 두통, 설사 :

곡지, 열결, 복류, 족삼리

97) 허로(만성피로), 요통, 진통, 식적, 소화불량, 자궁질환, 대소변 불리,
간염, 중풍, 수종(부종), 양기부족, 족슬통, 열병, 갱년기장애, 신경쇠
약, 울화병, 소갈증(당뇨병) :

삼음교, 족삼리, 지기, 음릉천, 양릉천, 수도, 수분, 수천, 관원, 단중,
신유, 지실

98) 피부미용, 혈색 개선, 빈혈, 노화방지 :

혈해, 양로, 합곡, 족삼리, 신궐, 관원, 기해

99) 수완신경통, 심화병, 현훈, 서경(수전증), 액취(겨드랑이의 암내) :

신문, 소해, 극천, 대포

100) 안신, 진정, 신경쇠약, 건망증, 치매, 고지혈증, 허로손상, 번열, 장
염, 중풍, 경풍(驚風＝경기 ; 驚氣), 정신신경 및 심혈관질환, 시궐(尸
厥 ; 사지궐냉, 실신, 혼미, 가사상태) :

신문, 내관, 단중, 백회, 중완, 관원, 명문, 대추, 심유, 신유, 지실

101) 안면신경마비, 안면신경통, 안면 피부질환, 코막힘, 구안와사, 이

통, 치통, 고혈압, 편두통, 딸기코, 축농증(부비강염), 만성 비염 :

인중, 지창, 영향, 하관, 협차(頰車＝협거), 통천, 합곡, 백회, 전정, 상성, 신정, 인당, 사만

102) 뇌출혈, 중풍 졸도, 인사불성, 실신, 혼미, 일사병, 더위 먹은 데, 감전 쇼크, 기절 시 구급혈 :

인중, 대돈, 족삼리, 십선혈에 소독침을 사용하여 어혈을 한두 방울 떨어뜨리거나, 이쑤시개나 손톱으로 꾹 눌러 자극하여 지압한 뒤에 백회, 신궐 등과 더불어 향훈 쑥뜸을 실시하면 더욱 효과적입니다.

103) 신경쇠약, 공포증, 협심증, 체력증강 :

명문, 신도, 백회, 단중, 관원, 신궐, 기해

104) 고혈압, 전간, 구토, 코피, 황달, 중풍, 뇌일혈 :

신주, 대추, 백회, 풍문

105) 복부창만, 비만증, 피부미용과 각선미, 정력증진 :

관원, 신궐, 족삼리, 천추, 수분, 수도

106) 소아마비, 척추질환, 소아급간(소아 급성간질), 야제(夜啼 : 아기가 밤에 몹시 우는 증상) :

명문, 근축, 신주, 중완, 백회, 지양, 간유

107) 허약 체질 개선, 원기회복, 정력증강 :

관원, 기해, 신궐, 족삼리, 중완, 신주, 폐유, 고황, 신유, 지실

108) 백일해, 해수, 거담, 천식, 인후종통 :

염천, 천돌, 선기, 관원, 단중, 신주, 폐유, 고황, 풍문

109) 유선염, 유방종창, 유방통, 유방암 :

단중, 천종, 고황, 지양, 유근, 식두, 기죽마, 근축, 족삼리, 중완, 유문, 기문

110) 족통, 족부 경련 마비, 족관절 피로 :

승산, 금문, 경골

111) 각종 약물중독 해독, 하지(下肢 ; 두다리) 경련 :

축빈, 간유, 신유, 대장유, 족삼리, 관원

112) 이뇨 촉진, 발기불전, 조루증, 양기부족, 정력강화 :

음곡, 신유, 지실, 관원, 대거, 수도, 귀래, 기해, 방광유, 족삼리

113) 노안, 눈가의 주름, 간장질환, 신경쇠약, 두통 :

태양, 일월, 기문, 간유, 양로

114) 오장육부의 질병, 그외 모든 질병의 침습을 예방 퇴치하는 보건강화혈 :

폐유, 궐음유, 심유, 격유, 간유, 비유, 위유, 삼초유, 신유, 대장유, 소장유, 방광유

115) 트림, 안면창백, 집중력 부족, 불안증상 :

합곡, 위유, 중완, 족삼리, 현추

116) 오심, 구토, 위통, 복부팽만, 사지냉증 :

중완, 족삼리, 내관, 위유

117) 간경화증, 지방간, 간종대, 간염, 간암, 복부팽만과 긴장, 복수, 황

달, 혈관종, 부종, 소양증, 전신악취, 구취, 호흡촉박, 간화, 노안, 피부와 안색이 어둡고 좋지 않음 :

간유, 기문, 신유, 지실, 중완, 천추, 수분, 수도, 관원, 삼음교, 족삼리, 지양, 내관, 대추, 신주, 담유, 비유, 격유, 신궐, 귀래, 기죽마, 근축

118) 이명, 조혈, 빈혈, 고혈압, 뇌충혈, 저혈압, 현기증, 심계, 두통 등 뇌신경, 심장, 혈관의 모든 질환, 좌골신경통, 정력감퇴, 냉증, 월경불순, 각종 부인과 질환, 독감, 기관지염, 천식, 식도와 인후등 호흡기 질환, 설사, 복통, 위통, 위장병, 간장병, 요통, 전신부종, 내장 및 관절질환, 피부미용, 습진 등 각종피부질환, 거습한기(祛濕寒氣 ; 습기와 한기를 몰아냄), 어혈배독(어혈 및 독소배출), 소종(종양을 없앰), 모든 암 종양의 예방 및 치료 :

혈해, 조해, 족삼리, 삼음교, 곡지, 합곡, 중완, 장문, 기죽마, 근축, 기해, 관원, 고황, 축빈, 기문, 간유, 풍융, 백회, 장문, 위유, 음릉천, 팔료, 중극, 수도, 음곡, 신유, 지실, 명문, 중부, 폐유, 신주, 태충, 일월, 양릉천, 내관, 외관, 지기, 방광유, 천추, 대장유, 통천, 풍문, 격유, 비유, 천돌, 선기, 단중, 상성, 대추, 염천, 복류, 대맥, 열결, 담유, 공손, 비양, 천주, 대저, 장강, 현종, 식두, 유근, 예풍, 천창, 풍지, 신궐, 인당, 양로, 신문, 경문, 환도, 광명, 음포, 견정, 수분, 귀래, 곡골, 대거, 양구, 승광, 요양관, 지양, 신도, 궐음유, 삼초유, 소장유, 질변

119) 십이지장궤양, 복통, 야간 복통 :

합곡, 족삼리, 중완, 기문, 일월, 장문, 내관, 위유, 비유, 천추, 신궐, 관원,

120) 관절염, 관절연골의 울혈, 종창동통, 요통, 허리부위 동통 :

외관, 곤륜, 중봉, 태계, 곡지, 소해, 합곡, 삼음교, 태충, 대맥, 지실, 신유, 견정, 양릉천, 경문, 견우, 천종

121) 콜레스테롤 과다, 고지혈증, 어혈, 요산과다, 요독증, 배뇨및 배독 촉진, 혈전증, 통풍, 중풍, 폐결핵, 호흡기질환, 시궐, 사지냉통, 풍한 독감, 체내병독 및 사기축출, 해독, 수족마비, 관절부종 및 변형동통, 반신불수, 전신 혈관과 기혈 순환장애, 와병중 거동불편, 신허, 오로 칠상, 오장육부의 보건 강화, 병마사기 불침(不侵), 무병장수 :

혈해, 중부, 장문, 기문, 경문, 간유, 환도, 족삼리, 음릉천, 양릉천, 신문, 통리, 합곡, 곡지, 수천, 태백, 위유, 비유, 폐유, 격유, 풍문, 고황, 중완, 수분, 수도, 천추, 기해, 관원, 음곡, 지기, 삼음교, 팔료, 신유, 지실, 내관, 곡골, 중극, 귀래, 방광유, 풍지, 백회, 단중, 축빈, 근축, 명문, 태충, 위중, 승산, 곤륜, 금문

122) 뇌진탕, 두부 외상, 의식불명, 뇌수술 후유증, 두통, 반신부수, 사지마비 무력증, 무취각(냄새를 못 맡는 증상), 거동 및 보행장애, 기억력 감퇴 :

견우, 곡지, 합곡, 환도, 풍지, 양릉천, 현종, 곤륜, 위중, 태충, 족삼리, 백회, 사신총, 상성, 신정, 전정, 인당, 열결, 신문, 승광, 통천, 천주, 관원, 신궐, 대추

123) 인공유산(임신중절)후유증, 하복부 및 요배통, 구토, 오로, 대하, 식욕불진, 복부창만, 구건, 소갈증, 불임증, 정자부족증 :

신유, 지실, 기해, 관원, 귀래, 중극, 기혈, 신궐, 수천, 삼음교, 대맥, 간유, 혈해, 양릉천, 음릉천, 기문, 수도, 특히 좌훈구 도자기 쑥뜸을 중점적으로 실천하면 더욱 효과적입니다.

124) 척수염, 골수염, 풍습관절염, 척추염, 척추강직, 소아마비, 목의 통증, 경추통, 사지무력, 반신불수, 척추마비, 전신신경마비, 골절과 관절 동통 질환, 등산중 낙상으로 인한 골절상 또는 교통사고 후유증, 전신 관절 신경마비 질환 :

근축, 신주, 팔료, 대추, 풍문, 대저, 신유, 지실, 요양관, 중극, 양릉천, 음릉천, 삼음교, 명문, 중완, 신궐, 기해, 관원, 고황, 족삼리, 현종, 태계, 곡지, 합곡, 지양, 신도, 곤륜, 백회, 신정, 전정, 완골, 예풍, 외관, 경골, 질변, 위중, 풍시, 환도

125) 갑상선 종양, 갑상선 질환, 우울증, 심화병, 심번(心煩 ; 마음이 번잡하고 답답한 증상), 고성다언(高聲多言)으로 기를 상함, 불안초조, 조급증 :

합곡, 염천, 천돌, 선기, 천정, 천창, 삼음교, 곡지, 양릉천, 중봉, 백회, 태양, 내관, 대추, 풍지, 천주, 족삼리, 척택, 승광, 간사

126) 시력감퇴, 복시(複視), 뇌척수막염, 사안(斜眼 ; 사팔뜨기), 사시(斜視 ; 째보), 시력상실, 노안, 시신경염, 백내장, 녹내장, 시신경 장애, 안검(眼瞼 ; 눈꺼풀)경련, 안통, 결막염, 중증 근무력증(筋無力症), 안검하수(眼瞼下垂 ; 눈꺼풀이 아래로 쳐지는 증상), 야맹증, 시력장애, 결막염, 맥립종(麥粒腫 ; 다래끼), 근시, 약시, 적안(赤眼 ; 핏발이 선 눈), 당뇨합병증으로 인한 시력장애 등 각종 안질환 :

태양(눈을 감고 양눈 부위를 쑥뜸), 합곡, 관원, 간유, 광명, 해계, 예풍, 인당, 지창, 대추, 천돌, 선기, 인중, 백회, 통천, 승광, 상성, 지음, 신유, 영향, 일월, 대추, 신유, 양로, 비유, 위유, 천주, 풍지, 천추, 대거, 양릉천, 음릉천, 족삼리, 삼음교, 곡지

127) 이명, 이롱(난청), 설근신경마비, 언어장애, 실어증, 중이염 등 귀 부위와 구강질환 :

합곡, 대추, 백회, 풍지, 신유, 지실, 기해, 간유, 족삼리, 혈해, 통리, 천돌, 선기, 예풍, 완골, 협거, 경문, 수구, 신문, 내관, 신정, 중완, 견정, 태충, 태계, 천주, 귀부위 전체와 구강(입안) 향훈구(흡연하듯이 쑥뜸을 실행합니다.)

128) 급만성비염, 과민성비염, 비색(코막힘), 비강악취, 비농양(고름 같은 콧물), 후두통, 편두통, 콧물, 후각감퇴, 비점막부종, 부비강염(축농증), 코피, 딸기코(주독으로 인한 주사비), 후각마비, 호흡곤란, 천식, 유행성 독감, 각종 전염성 질환, 전신동통, 오한발열, 안구충혈, 인후통, 백일해, 안면홍조 혹은 창백, 뇌염모기에 의한 학질(말라리아─쑥잎차 병용), 허약체질 개선 :

합곡, 인당, 영향, 하관, 천주, 명문, 족삼리, 풍지, 대추, 신정, 전정, 상성, 백회, 사신총, 통천, 승광, 곡지, 간유, 열결, 공최, 지양, 금문, 폐유, 신주, 풍문, 신유, 지실, 위유, 비유, 음곡, 대저, 태양, 중완, 고황, 기해, 음교, 격유, 태충, 내관, 척택, 관원, 여태, 극문, 인중, 천돌, 선기, 중부, 축빈, 삼음교, 구강(입안)과 비강(코안)을 흡연 방식으로 향훈쑥뜸을 실시합니다.

129) 파상풍(칼에 베이거나 못에 찔린 후 세균 감염, 어금니 부위의 긴장통증, 안면 근육경련, 허리, 등, 사지경직동통, 쓴웃음을 짓는 얼굴모습, 설염) :

백회, 인중, 합곡, 예풍, 지창, 하관, 곡지, 외관, 내관, 양릉천, 음릉천, 족삼리, 곤륜, 삼음교, 신주, 대추, 풍지, 명문, 관원, 기해, 신궐, 상처 부위를 향훈으로 소독살균합니다.

130) 폐결핵, 각혈, 흉통, 식욕불진, 자한, 해수, 불면증, 몽정, 유정, 방로(房勞 ; 과다 sex 사정 ; 射精), 과로 등 오로칠상(五勞七傷), 상한(傷寒) :

척택, 열결, 태연, 천돌, 선기, 풍문, 대저, 지양, 신도, 폐유, 고황, 신주, 곡지, 공최, 삼음교, 기해, 관원, 신궐, 신유, 지실, 합곡, 복류, 중완, 족삼리, 중부, 기문, 장문, 풍지, 대추

131) 매독, 임질, 요도염, 냉대하, 질염 등 남녀생식기질환, 에이즈(후천

성면역결핍증) 등 각종 성병과 면역체계 이상 질환 :

백회, 대추, 신도, 지양, 신주, 명문, 중완, 신궐, 기해, 중극, 곡골, 관원 등 임독양맥의 주혈, 간유, 기문, 폐유, 비유, 신유, 지실, 천추, 내관, 대장유, 삼음교, 축빈, 족삼리, 혈해, 간사, 수도

132) 구루병(곱추), 강직성 척추염, 척추골 노화, 천식, 흉번(가슴속이 번잡하고 답답한 증상), 수족마비동통, 소화불량, 변비, 중노동으로 인한 척추 변형 :

중부, 단중, 거궐, 기문, 중완, 신궐, 기해, 신주, 관원, 대거, 견정, 대추, 폐유, 격유, 간유, 위유, 신유, 지실, 소장유, 혈해, 양구, 족삼리, 해계, 축빈, 음릉천, 양릉천, 현추와 요양관 및 근축 등 척추의 독맥부위를 중점적으로 실시합니다.

133) 탈모, 원형탈모증, 대머리, 신경쇠약, 스트레스, 정신피로, 조기 백발 :

백회, 천주, 풍지, 대추, 신주, 폐유, 신유, 지실, 중부, 중완, 관원, 곡지, 합곡, 공최, 태연

134) 허리와 무릎과 다리의 무력증과 피곤, 다리의 부종, 혈액순환장애, 노화, 부신피질호르몬 분비이상, 발꿈치 통증, 불면증, 보행곤란 :

신유, 지실, 대장유, 요양관, 팔료, 위중, 족삼리, 곤륜, 해계, 혈해, 조해, 양구, 삼음교, 태계, 수천

135) 입시 및 고시생의 학습능력 향상과 집중력 강화, 건뇌, 두뇌청신, 지나친 수면 탐수(貪睡 ; 수마퇴치), 수면 조절기능 강화, 숙면, 전신무력증, 신경성 불면증 해소, 눕기를 좋아하는 오랜 병자, 생활의욕 상실, 건망증 해소, 치매 예방 :

백회, 사신총, 천주, 풍지, 동자료(태양), 열결, 풍문, 곡지, 단중, 유문,

거궐, 기문, 신궐, 대거, 관원, 기해, 폐유, 격유, 간유, 근축, 명문, 신유, 지실, 족삼리, 삼음교, 중완, 천추, 대추, 태계, 태충, 신주

136) **과음, 음주 후 두통, 구토, 숙취, 주독 해소, 위염, 해독** :
백회, 완골(完骨), 풍지, 천주, 거궐, 기문, 중완, 장문, 천추, 관원, 간유, 축빈, 신유, 지실, 비유, 위유

137) **전간(간질)발작 예방 및 증상 개선** :
백회, 전정, 신정, 상성, 풍지, 곡지, 천주, 족삼리, 금문, 삼음교, 중완, 대거, 폐유, 심유, 삼초유, 신유, 지실

138) **모발의 윤기, 백발방지, 미안청안(美顔淸眼 ; 맑은 눈과 아름다운 얼굴), 주름살, 주근깨, 여드름, 안면종창 및 좌창, 습진, 전신피부미용, 과민성피부염, 동상, 무좀, 수족의 피부균열증상, 복부비만, 전신부종, 기미, 백전풍(어루러기), 자전풍(보라색 어루러기) 등 난치성 피부병, 미성(美聲), 각선미유지** :
백회, 통천, 예풍, 관원, 승장, 지창, 폐유, 신유, 지실, 천돌, 선기, 간유, 명문, 양로, 중부, 중완, 기문, 신궐, 풍지, 신주, 승부, 곡지, 격유, 풍문, 풍시, 족삼리, 축빈, 태충, 곤륜, 혈해, 태양, 합곡, 삼초유, 단중, 태계, 삼음교, 대장유, 소장유, 척택, 위유, 대추, 대저, 위중, 내관, 눈을 감고 눈과 얼굴과 목부위 및 아시혈 중점

139) **일체의 전염병 예방 및 퇴치, 실내공기 정화, 각종 공해, 약물중독 해독, 식중독, 태독(胎毒), 수독(水毒), 살균소독** :
중완, 신궐, 관원, 족삼리, 축빈, 신유, 대장유

140) **정신분열증, 정서불안, 다동증(多動症), 무도병(舞蹈病─주로 아이들이 춤을 추듯 마구 출랑대는 증상), 정신박약, 신경쇠약, 조울증, 우울증,**

자살충동, 기혈부족, 경공(驚恐 ; 자주 놀래는 공포증), 조로(早老), 건망증, 치매 등 신경정신질환, 심화병, 번열, 조급증, 선노(善怒 ; 자주 성내는 증상), 간화, 울화병 등 일체의 화병 :

대추, 신주, 신도, 심유, 신유, 지실, 신문, 대릉, 족삼리, 영도, 통리, 곡지, 합곡, 풍지, 천주, 풍시, 양릉천, 태충, 백회, 사신총, 통천, 상성, 단중, 관원, 기해, 신궐, 요양관, 명문, 기문, 간유, 천정(天鼎), 천창(天窓), 비유, 중완, 혈해, 삼초유

141) 인후 마비, 설근 마비, 음식섭취 곤란, 거식증, 식체, 구토, 식욕부진, 비위 허약증, 전신수척, 체질허약, 소화불량, 신경쇠약, 빈혈증, 우울병, 불면증, 정력감퇴, 혈액순환 촉진, 대인공포증 해소, 진정, 담대, 강심, 자신감 회복, 스트레스 해소, 안심평안, 노화방지, 미용, 혈색윤기, 오장보호, 근골강화, 익수건강 :

천돌, 선기, 신주, 조해, 대추, 천정(天鼎), 천창(天窓), 풍지, 천주, 격유, 위유, 비유, 족삼리, 삼음교, 중완, 기문, 천추, 관원, 간유, 기해, 명문, 신유, 지실, 복류, 합곡, 태충, 인당, 백회, 풍륭, 내관, 혈해, 심유, 단중, 해계, 신궐, 삼초유, 태계, 궐음유, 거궐, 내관, 통리, 신문, 풍문

142) 간담 질환, 안질환, 야맹증, 시력감퇴, 황달, 간염, 간장병, 간장해독, 금연과 금주를 위한 경혈, 알코올 및 니코틴, 마약 중독 등의 금단현상의 해독 및 불안감 해소, 간장 부위 통증, 울화병, 해소, 담도질환, 담석증, 구역질, 구건, 구고(口苦), 토혈, 간기울체, 늑간신경통, 간암, 피부소양증, 위장병, 반신불수, 인후마비, 인후종통, 각종 병마사기의 침습으로 인한 광사귀어(狂邪鬼語 ; 괴성발광증) :

간유, 기문, 명문, 상양, 심유, 비유, 신유, 지실, 복류, 풍지, 백회, 사신총, 신문, 통리, 태양, 합곡, 폐유, 고황, 대저, 격유, 풍문, 근축, 기죽마, 지양, 신도, 거궐, 중완, 풍륭, 위유, 승장, 지창, 중부, 열결, 천창, 천정, 염천, 천돌, 선기, 단중

143) 늑간신경통, 늑막염, 흉협통, 요배통, 좌골신경통, 신경마비, 근육
경련 및 위축, 다발성 신경염 :

격유, 담유, 지양, 양릉천, 지기, 소해, 단중, 거궐, 기문, 장문, 곡지,
내관, 신유, 지실, 명문, 팔료, 위중, 대장유, 질변, 환도, 삼음교, 음릉
천, 백회, 대추, 풍지, 천주, 합곡, 외관, 승산, 족삼리, 현종, 관원, 기해,
신궐, 해계

144) 비전형 폐렴(SARS), 조류독감(A.I), 돼지독감(신종플루), 구제역
등 가축전염병 예방 및 퇴치, 여행시 식중독, 복통설사, 각종 지방풍
토병, 고산병, 콜레라와 흑사병 같은 전염병, 독사, 광견, 지네, 독충
등의 교상(인근에 병원, 약국 등이 없고 긴급 시에 응용함) :

대추, 중완, 곡지, 관원, 족삼리, 합곡, 폐유, 고황, 풍지, 풍문, 태연,
축빈, 신궐, 천추, 삼음교, 신주, 수분, 수도, 대장유, 천주, 견정, 눈 부
위, 구강과 비강 향훈(흡연하듯이 실시), 쑥잎을 달여 마시거나 환부를 세
척하거나 생쑥잎을 씹어 환부에 붙여 소독, 살균, 해독, 지혈, 배농 후
에 향훈도자기쑥뜸으로 실내공기도 함께 정화합니다.

145) 산후통, 산후풍, 각종 수술 후유증과 치유지연 및 환부의 고름배
출촉진, 환부동통으로 신음 고통중이거나 불면시에 진통 및 진정, 사
지경련 마비증상 :

합곡, 족삼리, 내관, 외관, 양릉천, 음릉천, 공최, 양구, 삼음교, 대추,
백회, 풍지, 천주, 태충, 신유, 지실, 팔료, 환도, 관원, 신궐, 중완, 단중

146) 나력(연주창), 경부임파선결핵, 골결핵, 단독(丹毒 ; 임파결종대, 발열,
궤양 및 두통, 구토증상) :

풍문, 천돌, 선기, 천정, 천창, 소해, 곡지, 견정, 공최, 대추, 백회, 풍
지, 신도, 인중, 관원, 견우

147) 지방 과다축적으로 심장압박통증, 요복배부와 흉부비만증, 중풍, 고혈압, 동맥경화, 당뇨병, 뇌빈혈, 현기증, 혈색부족, 창백, 혈액순환 장애, 중노년기 보건 강화 :

심유, 단중, 신문, 신유, 지실, 간유, 기문, 삼음교, 중완, 관원, 신궐, 천추, 수분, 수도, 복결, 식두, 백회, 폐유, 중부, 척택, 격유, 위유, 경문, 음곡, 족삼리, 현종, 기해, 천주, 풍지, 인중, 거궐, 대돈, 혈해, 명문, 비유, 풍문, 곡지, 합곡, 삼초유, 인당, 태충, 풍륭, 내관

148) 장시간 에어컨 및 선풍기 사용, 냉수욕 등으로 인한 저체온증, 풍한감기, 상한, 한독(寒毒=寒氣)침습, 동상으로 인한 수족부 탈저(脫疽) 등 각종 냉방병의 예방 및 퇴치 :

평상시 정상체온 유지를 위한 방한 및 보온이 매우 중요하며, 관원, 기해, 신궐, 중완, 삼음교, 풍문, 폐유, 격유, 영향, 인당, 곡지, 족삼리, 고황, 지양

제 **6** 장

도자기 쑥뜸에
대한
문답과 체험기

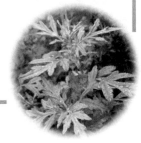

1. 도자기 쑥뜸의 문답편

1) 쑥뜸 연기를 장기간 흡입하면 유독성이 있습니까?

유독성이 없습니다. 단, 주의할 것은 2~3년 이상 바람이 잘 통하는 응달에서 건조한 청정무공해 지역에서 채집한 양질의 쑥잎을 선택하는 것이 중요합니다. 도자기 쑥뜸시 쑥잎 향훈의 연기는 공기 정화와 아울러 항균 및 소독작용이 있고, 각종 전염병독균-폐결핵 병균, 포진(疱疹) 병균, 유행성독감 바이러스 등에 대한 멸균작용이 있습니다.

예로부터 쑥뜸의 향훈 연기는 온역(瘟疫 : 각종 전염병)을 구제하고, 실내의 공기정화와 살균소독과 아울러 파리나 모기, 지네 등 해충들을 쫓아내며, 병마사기(病魔邪氣)들을 없애준다고 하였습니다.

필자 부부는 지난 5년간 거의 매일 쑥뜸을 약 1~2시간 이상 해왔는데, 두 사람 모두 호흡기가 병약한 체질이어서 이 문제에 대해 무척 걱정하고 부담스러웠습니다만, 지금까지 전혀 부작용이 없었으며, 오히려 둘 모두 더욱 건강해졌습니다. 그러나 유해 중금속 물질 등으로 오염된 지역에서 생산되는 쑥잎은 독성이 있을 수 있습니다. 한국, 일본, 중국 등 동북아시아의 청정한 지역에서 나는 품질 좋은 쑥잎은 인체에 부작용이 전혀 없으며, 쑥뜸의 효능은 매우 좋습니다.

밀폐된 실내에서 장시간 과량 쑥뜸 향훈을 실시하면, 매운 연기에 기침과 눈물이 자주 나오고 혹시 유해가스가 발생하는 등 해가 될 수 있으므로, 수시로 창문을 열어 청정한 공기로 환기시켜야 합니다.

2) 급성 열병과 음허화왕(陰虛火旺) 체질의 사람은 도자기쑥뜸이 과연 적합합니까?

이것은 예나 지금이나 그 논쟁들이 그치지 않는 쑥뜸에 관한 문제인데, 필자가 조사한 바에 의하면 그 의견은 같지 않고 아주 분분합니다. 명나라 시대의 〈의학입문〉에 이르기를, "화병(火病)과 사기(邪氣)로 인하여 생긴 병자는 쑥뜸을 실행하면 좋아지리니, 마치 보사법(補瀉法)처럼 사악한 병마의 기운에 따라오는 화기를 발산할 수 있느니라. 열독과 병마사기로 인하여 생긴 환자의 울화병과 열독의 기운을 가진 것을 모두 외부로 발산하느니라."

그러므로 열병자 역시 본 도자기쑥뜸이 가능하며, 각종 열병의 예방과 치료가 가능합니다. 이것은 마치 이열치열(以熱治熱 : 열로써 열을 다스림), 이화제열(以火制熱 ; 쑥뜸의 불로써 열병을 다스림)은 쑥뜸의 보사법(補瀉法)입니다. 이와 동시에, 일본 강호(江戶)시대 명의인 후등간산(后藤艮山)의 저서 〈애조통설(艾條通說 1762년 발간)〉에서는, "쑥뜸의 불은 인체에 조열(燥熱)을 발생시키지 않느니라. 조열이란 번열(燥熱 속이 답답하여 생기는 열)과 갈증 및 열독을 유발하는 증상이니라. 쑥뜸은 진액(津液)을 상하게 하거나 진기를 소모시키지 않나니라. 양기를 보하여 주고 음을 온화하게 하는 공덕이 있나니라. (음양평형 조절작용)" 라고 했습니다.

그러므로 오심발열자(五心發熱者 : 손바닥과 발바닥 그리고 심장 한가운데가 몹시 답답한 번열증자)와 양열실증자(陽熱實證者 : 화기와 사기가 왕성한 울화병자) 모두 쑥뜸치료가 가능합니다. 현대 임상과학이 증명한 바로는, 현대인은 한여름에 선풍기나 에어컨, 냉장고 등을 사용하여 음허화왕(陰虛火旺) 체질은 거의 없고, 양허(陽虛)한 냉체질자가 많은데, 청년 시에는 음허화왕 체질이었던 사람도 중노년기에 이르면 대부분 양허한냉(陽虛寒冷)체질로 변합니다. 쑥뜸은 인체 음양평형 조절작용과 전신체질 개선작용이 있으며, 열성과 한성체질, 음허화왕자, 양허한 냉병 약체질을 보양하는 자동조절 작용이 있습니다.

그러므로 혈압의 고저조절, 각종 호르몬의 분비조절, 백혈구와 적혈구 등 혈액 성분 조절, 혈액순환 촉진, 내분비기능 조절, 지통(止痛), 진통, 진정(鎭靜), 해열, 배설촉진, 해독, 면역력강화와 자생치유력 증진 등 많고 좋은 효능들이 있습니다.

그래서 명나라의 명의인 공거중(龔居中)은 그의 의서(醫書) 〈홍로점설(紅爐點雪)〉에서 말하기를 "화유발산지력, 범한실허열, 무왕불이, 균가구지. (火有拔山之力(火＝灸), 凡寒實虛熱, 無往不宜, 均可灸之. ; 쑥뜸의 불속에는 마치 병마사기의 빙산을 뽑아내는 역발산의 힘이 있나니라. 한 증이든 실증이든 허증이든 열증이든, 부적합함이 없이 두루 쑥뜸을 할 수 있나니라."라고 하였습니다.

한국의 신의(神醫)요 죽염(竹鹽)의 발명자였던 인산(仁山) 선생은 "너무 욕심이 과하여 성급하게 큰병을 치유하려고 장시간 높은 열과 참기 어려운 고통을 수반하는 직접구를 즉시 중지하지 않고, 밤낮을 가리지 않고 잠도 자지 않고 너무 오래토록 실시하면, 화기의 열독이 심장을 침범하여 혈액이 증발하고 생명이 위험해지느니라."고 하였습니다. 이것은 바로 "욕속부달이요, 과유불급(欲速不達, 過猶不及) 즉, 속히 이루려고 욕심을 부리면 이루지 못할 것이요, 너무 과하거나 부족한 것은 결국 이르지 못한다." 는 중용의 법칙입니다.

급성열병환자는 자기가 믿는 전문 의사를 찾아가 적절한 진료를 받아 먼저 열을 식혀 안정을 취한 다음에, 본서의 도자기쑥뜸요법과 같은 치료방법을 선택하여 안전하게 실천하는 것이 지혜롭고 합리적인 대처방안이라고 필자는 생각합니다.

3) 도자기쑥뜸 후에 두통이나 열이 많이 나는 등 호전반응이 일어나면 어떻게 할까요?

아주 드물지만 하체가 차고 상체에 열이 있는 상열하한(上熱下寒)의 신체허약자나 오로칠상(五勞七傷)의 병약체질자는 때때로 도자기 쑥뜸 후에 두통, 발열, 갈증, 변비, 눈꼽, 누런 콧물, 정신흥분, 불면증, 코피, 피부발진과 가려움증 등이 일시적으로 나타나는 경우가 있습니다. 이것은 쑥뜸 후에 일어나는 신체의 음양조절 및 병약체질의 개선반응으로서, 체내의 한독 병마사기와 도자기쑥뜸의 기혈충만한 온열정기(溫熱正氣)가 서로 전투 중에 비롯된 호전반응이오니 놀라지 마시고 염려하지 않아도 됩니다.

만일 증상이 쉽게 사라지지 않으면 쑥뜸을 잠정적으로 중단하면 수일 후에는 자연히 소멸됩니다. 또한 해열과 진정 및 안신(安神)의 명혈인 대추(119)와 풍문혈(47) 등을 1장(약 20~25분) 가량 교차로 이동하면서 도자기쑥뜸을 해주면 열이 곧바로 발산하면서 내려갑니다. 다시 족삼리(21)와 삼음교(30), 용천(72), 태충혈(107)을 교차로 이동하면서 1장 정도 쑥뜸해주면 더욱 좋아집니다. 아울러 본서 4장에서 소개하는 화병과 심장병 및 심열질환 등을 치료하는 수궐음심포경(약칭 심포경)의 주요 경혈인 극문(85), 간사(86), 내관(87), 대릉(88), 노궁(89)혈을 쑥뜸하거나 지압 또는 안마한 뒤에 일찍 잠자리에 들어 푹 자고나면 열병이 사라지고 증상이 좋아집니다.

또한 아침에 일찍 일어나 약 20분간 정좌하면서 평안한 마음으로 심호흡을 하면서 기해, 관원, 족삼리 등을 교차로 이동하면서 도자기쑥뜸을 1장 정도 해주면 아주 좋아집니다. 그래도 호전반응 증상이 사라지지 않으면 도자기쑥뜸 양을 줄이거나 잠시 중단했다가 호전반응 증상이 사라지면 다시 실천합니다.

4) 도자기쑥뜸 직후에 목욕해도 괜찮습니까?

괜찮습니다. 온수나 온수 약초 목욕은 어느 때 하더라도 문제가 없습니다. 그러나 찬바람 속에서 냉수욕하는 것은 적절치 않습니다. 나의 큰딸은 영어교사인데, 도자기쑥뜸을 하면 면역력 정기가 극대화되어 심신의 건강에 매우 좋긴 하지만, 쑥 향기가 온몸에 배어들어 제자들 앞에서 수업하는 것이 늘 부담이었습니다. 그래서 딸에게 도자기 쑥뜸 후에 따뜻한 물로 목욕하고 청결한 의복으로 갈아입으면 쑥뜸 향기가 거의 나지 않으면서 온몸에 기운이 돋아나서 힘있고 가벼운 몸으로 즐겁게 수업할 수 있다고 안심시켜주었습니다.

5) 원적외선 조사기와 도자기쑥뜸의 효능에는 어떤 차이가 있습니까?

차이가 있습니다. 원적외선 조사기(照射器)는 물리치료와 같은 인공 조사(人工照射)작용을 하므로 쑥잎의 천연 약효 효능은 전혀 없습니다.

도자기쑥뜸시에 도자기의 온열과, 쑥잎이 연소할 때에 나오는 원적외선은 피부 깊숙이 침투하여 경락을 따뜻하게 통하게 하고, 전신의 기혈과 혈액순환을 촉진합니다. 또한 천연으로 독특하게 발생하는 쑥뜸향훈의 피톤치드와 아로마 요법의 치료 효과는 원적외선 조사기와는 효과가 전혀 다릅니다.

취침 직전에 용천혈 등 발바닥에 약 1~2장을 쑥뜸하고 나면, 평안하고 깊은 잠이 듭니다. 그리고 이튿날 새벽까지도 양쪽 발바닥이 따뜻하고 전신이 아주 상쾌함을 느낄 것입니다. 이것이 바로 도자기쑥뜸의 놀라운 효력입니다.

6) 유연쑥뜸(유연구有煙灸)과 무연쑥뜸(무연구無煙灸)는 어떤 차이가 있습니까?

유연 도자기쑥뜸(도자기 안의 애융경단에서 고유한 연기가 나는 쑥뜸)과 무연 쑥뜸(연기가 나는 성분을 제거한 쑥뜸재료)은 그 효과에 있어서 분명한 차이가 있습니다. 유연쑥뜸은 원적외선의 힘과 쑥뜸 향훈 등 다양한 약효와 성분이 풍부하게 들어있습니다. 그러나 두 가지 선택의 근거는 독자 여러분의 필요에 맡기겠습니다. 도자기에 손수건을 덮고 쑥뜸을 하면 연기가 아주 조금 발생하므로 뜨겁지 않고 다량의 향훈이 발생치 않으므로 무연쑥뜸과 거의 비슷합니다. 이 방법은 연약한 피부를 지닌 사람에게 미용 안마를 실행하는데 좋습니다. 때때로 피부가 민감한 사람은 이 무연쑥뜸이나, 애융 경단을 작게 하거나, 손수건으로 감싸서 강렬한 쑥잎의 향훈이 피부를 적게 자극하도록 하면 좋다고 저자는 생각합니다.

7) 삼복더위 여름날에 도자기쑥뜸을 해도 좋습니까?

삼복더위에 실행하는 도자기쑥뜸은 아주 좋습니다. 도자기쑥뜸은 연중 사계절 모두 이로운데, 특히 춘하추동의 환절기나 염천의 한 여름철에 적절하게 쑥뜸을 실천하면 보건증진과 더불어 한열풍과 건습냉기로 인한 질병들을 효과적으로 예방하고 치료할 수 있습니다.

전통 한의학에서 "동병하치(冬病夏治)라, 삼복애구(三伏艾灸), 치유동병신효야(治癒冬病神效也.) ; 겨울에 생긴 병은 여름에 치료하라. 삼복더위에 쑥뜸을 실천하면, 겨울에 쌓였던 병들이 신효하게 치유되느니라."라고 하였듯이, 삼복염천(三伏炎天)의 여름에는 만물이 생장하고 번성하여, 양기가 극성하므로 체내에 오랫동안 쌓인 한습사기의 병근들이 피부 모공으로 배출하기 쉽고, 전신의 경락과 기혈이 잘 통하므로 이때에 조용히 정양하면서 동병하치(冬病夏治)의 쑥뜸을 하면 이열치열(以熱治熱)로 풍한사기와 한독에 의한 각종 난치병들을 치료하기에 적합하고 유리합니다. 특히 현대인은 여름에 에어컨과 선풍기 및 냉장고의 냉음료나 빙과류와 찬 음식등을 즐기고, 냉동 냉장식품을 주로 먹으며 마치 겨울날처럼 생활하고 있습니다. 따라서 여름날에는 되도록 에어컨과 선풍기 바람을 피하여야 하며, 수면시에 이들을 장시간 사용하면 저체온증으로 풍한사기의 침습을 받아 대병을 초래하며 생명이 위험합니다.

중국 광주에 사시는 나의 장모님은 작년 여름 열대야를 못 견뎌 밤새도록 선풍기를 쐬고 주무시다가 다음날 전신이 창백해지고 시궐(尸厥)이라는 의식불명의 혼미상태에 빠져 하마터면 목숨을 잃을 뻔 했습니다. 그 이후 신체가 아주 허약해졌는데 도자기쑥뜸 정양으로 현재는 건강이 잘 회복되었습니다. 필자도 도자기쑥뜸을 실천하기 이전에는 여름날 에어컨이나 선풍기와 냉음료가 없으면 삼복 더위를 이겨내지 못하고, 늘 도한과 자한 및 땀띠가 났습니다. 그러나 도자기쑥뜸을 하면서부터 여름이 와도 에어컨이나 선풍기가 필요 없고, 도한과 자한이 없어졌으며 더위를 이겨내는 강인한 체력이 형성되어 여름을 겁내지 않고 지내고 있습니다.

〈편작심서(扁鵲心書)〉에 이르기를, "매하추지교, 즉작관원천장, 구구불외한서(每夏秋之交, 卽灼關元千壯, 久久不畏寒暑.) 즉, 해마다 여름철과 가을철에 거쳐 관원혈(단전)에 쑥뜸을 천장가량 사르면 오래토록 추위와 더위를 두려워하지 않으리라." 고 하였습니다. 이것이 바로 선현들의 무병건강 장수의 비결입니다.

아울러 고대 의서인 〈침구대성(鍼灸大成)〉 중에도 이르기를 "춘교하시, 하교추시, 구의구. 특별시위중풍예방, 노화방지, 편의급구족삼리,위신묘. (春交夏時, 夏交秋時, 俱宜灸. 特別是爲中風豫防, 老化防止, 便宜急灸足三里爲神 妙.) 즉, 봄과 여름을 거쳐 여름과 가을에 걸쳐 모두 쑥뜸을 하기에 좋습니다. 특별히 중풍의 예방과 노화를 방지하며, 족삼리를 간편하게 쑥뜸하면 그 효험이 신묘합니다." 라고 하였습니다. 그러므로 선현들의 실천 경험에 따라 환절기나 혹은 사계절 내내 특히 족삼리(21) 혈과 관원혈(129)에 쑥뜸을 실천하면 장수보건에 아주 좋습니다.

또한 삼복 여름날에 에어컨이나 선풍기를 장시간 사용하지 말고 자연 통풍을 활용하면서 도자기쑥뜸을 매일 30분 이상 실천하면 더위 먹을 때, 일사병, 허탈증을 예방 치료하고, 체내의 한독을 신속하게 배출하며, 오로칠상(五勞七傷)이나 허로손상을 빠르게 회복합니다.

8) 도자기쑥뜸할 때 발생하는 호전반응(好轉反應)에는 어떤 증상이 있습니까?

호전반응이란 도자기쑥뜸으로 병의 증상이 개선되고 나아지기 시작할 때, 병근(病根)이 사라지는 과정에서 간혹 발생하는 자연요법치유 과정의 각종 생체반응입니다.

호전반응의 증상으로는 오한(도자기쑥뜸의 양기보충이 더 필요할 때 발생 가능), 발열(백혈구의 병독식균시, 노폐물 제거시 또는 체내의 한독병마사기와 쑥뜸의 온열정기와의 전투 시에 발생 가능), 경련(특정 부위의 혈액순환 촉진을 위하여 일시적으로 발생), 피부발진 및 소양증(체내의 노폐물과 독소가 대소변으로 신속하게 배출되지 못하고 피부를 통하여 배출할 때 발생), 딸꾹질 및 트림(위장이 약한 사람이 위장 내 가스와 독소를 배출시킬 때 발생), 잦은 방귀(장내 가스와 독소 배출, 장내의 기능 회복 과정 시에 발생), 졸음 및 피곤, 권태증세와 근육통(산성 체질이 알칼리성 체질로 전환되고 탁한 핏속에 들어있는 체내의 독소가 정화되어 배출되는 과정에 발생), 변비와 두통(오장의 기능이 허약하고 수분과 섬유질 섭취가 부족할 때와 원기보충이나 영양보충을 원할 때 주로 발생), 쑥뜸할 때 나오는 습기와 땀(체내의 습기와 한독사기의 배출시 발생), 부종(각종 신진대사 촉진과정 및 체지방 연소과정에서 발생) 등의 증상이 있습니다.

허약한 사람이나 기가 약한 사람의 경우, 처음에 너무 강렬하게 오랜시간 도자기 쑥뜸을 하면, 간혹 어지럼증이 나거나 일시적으로 병증이 더 가중되거나, 잠을 많이 자려고 하거나, 정신이 흥분되어 잠을 못 이루거나, 긴장이 이완되어 무력감을 느끼거나, 하품이 자주 나는 등의 호전반응이 일어날 가능성도 드물게 있습니다.

과거에 앓았던 병들이 다시 재현하는 것 같은 경우도 있으나, 이 현상은 재발이 아니라 일과적(一過的)인 호전반응으로서. 과거의 병소에 잔재되어 있던 각종 독소들이 모두 배출되면서 사라지는 병근(病根)의 추억어린 통증입니다. 이 경우는 과거의 병근이 마침내 근원적으로 사라지는 현상입니다. 때로는 오슬오슬 춥고 감기 몸살기운이 일어나기도 하고, 며칠간 몸이 무겁고 나른해지기도 합니다. 며칠이 지나면 호전반응이 사라지면서 몸이 가벼워지고 정신이 상쾌하고 마음이 개운해집니다.

처음 도자기쑥뜸을 하고 난 후에 팔다리가 저리거나 쑤시고 찌르는 듯 아픈 경우도 있는데, 이는 꽉 막혔던 경혈들이 소통되어 기혈이 순조롭게 유통되는 과정에 생기는 호전반응 현상입니다. 처음 쑥뜸을 한 후에 그 부위가 일시적으로 더 아픈 것은 기혈이 소통하는 과정으로서, 하나의 막혀있던 경혈이 통하고 난 후에 백가지 경혈들이 점차로 다 뚫리면서 일어나는 현상이라고 필자는 생각합니다.

당뇨병환자의 경우, 때로는 안질이나 두통 및 치통 등 예측불허의 병증이 발생하기도 하고, 며칠간 몸이 가벼워지고 마음이 개운해 졌다가 다시 온몸이 나른하고 무거워질 때도 있으며, 설사가 나거나 변비가 일어나기도 하고 추위를 몹시 타다가 또 몹시 더위를 타기도 하며, 기침이 나오고 콧물이 쏟아지면서 짙은 가래를 토해내거나, 숙변이나 설사나 고름덩어리 같은 기름진 대변이 나오기도 하고, 간혹 전신이 반복하여 몹시 차다가 뜨거워지기도 합니다.

이 모든 호전반응 현상은 도자기쑥뜸의 기혈 충만한 생명력과 면역력을 최대한 발휘하는 인체의 자생자정능력(自生自淨能力)의 결과입니다. 이러한 호전반응에 대해 놀라지 말고 통증이 있는 아시혈 주변과 주요 경혈들을 더욱 집중적으로 정성껏 매일 쑥뜸을 실천하면서 지압안마와 괄사향훈요법도 함께 병행합시다. 호전반응의 통증은 참을 만하고, 호전반응이 지나는 동안 그 병의 증세들은 날로 좋아지고 대부분 저절로 낫게 됩니다.

그러나 호전반응이 아주 심하여 정말로 참을 수 없을 때는 도자기쑥뜸 시간과 쑥뜸 경단의 크기와 양을 줄이든지, 증세가 완화될 때까지 잠정적으로 중단하였다가 좋아지면 다시 실천하기 바랍니다.

호전반응은 대개 수일 내에 사라지지만, 수십 년간 축적되어온 암이나 난치성 고질병처럼 큰 병근을 갖고 있는 사람은 호전반응이 때로 수개월 내지 수년에 걸쳐 간헐적으로 발생하여 고생할 수도 있습니다.

9) 도자기쑥뜸은 마약처럼 중독이 됩니까?

중독성은 전혀 없습니다. 오히려 알코올 중독, 니코틴 중독, 습관성 약물중독 등을 해독하여 신속하게 독소들을 체외로 배출시켜주는 효능이 있습니다. 도자기 쑥뜸은 피곤하고 허약할 때, 기혈을 촉진시켜주고 싶을 때 양생과 보건증진을 위하여 하는 것이지 결코 마약처럼 중독되어 하는 것이 아닙니다.

도자기쑥뜸을 꾸준히 실천하면 자동적으로 술을 많이

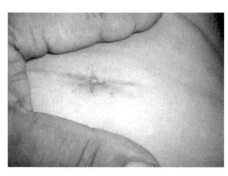

필자가 23년 전 맹장수술을 했던 부위가 이상스럽게 참기 힘들도록 가려웠으며 피고름이 조금씩 흘러나오기도 했습니다. 그러나 1주일 정도 향훈 쑥뜸하자 자연 치유되었습니다. 또한 이마 양쪽에 짙게 먹구름 같은 기미가 생겨나 약 1년 동안 서려 있다가 쑥뜸하는 동안 점점 사라졌습니다.

마시는 것, 찬 음료수와 아이스크림, 담배 등을 그다지 좋아하지 않게 됩니다. 현재 필자는 도자기쑥뜸을 통하여 지난날의 알코올 중독과 니코틴 중독증상들이 전부 없어졌습니다.

10) 고대 의서에 전해오는 바에 의하면 48개의 금구혈(禁灸穴 ; 쑥뜸을 해서는 안 되는 혈)이 있는데, 도자기쑥뜸에서는 혹시 금구혈에 쑥뜸을 해도 부작용이 없는지요?

본 도자기 쑥뜸은 잠깐 동안 교차적으로 이동하면서 뜨겁지 않게 온열을 활용한 간접구(間接灸)이므로 부작용이 없고 때로는 오히려 효과적입니다. 금구혈들은 바로 원초적 방식으로 아주 뜨거운 직접쑥뜸을 실행하여 화상을 입는 직접구(直接灸) 때의 혈들입니다. 필자는 이 책에 부작용이 없는 금구혈들의 주치효능들을 소개하였습니다.

예를 들면 위중, 영향, 음릉천, 하관, 천주 등인데, 본서 제4장에서 소개한 바와 같이 각종 질병의 예방과 치료에 탁월한 주치효능을 가지고 있습니다. 그러나 금구혈에 장시간 뜨거운 향훈을 가하면 당연히 좋지 않고 오히려 건강에 해롭습니다. 그러므로 잠깐 교차로 이동하는 간접구 방식의 온열 도자기 향훈쑥뜸을 하면 아주 효과적입니다.

11) 왜 도자기쑥뜸의 특효혈과 주치혈은 간단명료하지 않고 여러 개의 경혈들이 복잡하며, 아시혈과 함께 병행하면서 실천합니까?

오늘날까지 중국, 한국, 일본 등지의 쑥뜸 대가들은 대부분 전통적인 직접구 방식을 채택하고 있습니다. 직접구는 뜨거운 통증과 화상 위험 때문에 사람들이 공포를 느끼고 있습니다. 그런데 많은 경혈에 동시에 직접구를 한다면 화상에 대한 정신적 부담이 아주 커집니다. 그러므로 직접구는 특효가 있는 간단명료한 경혈 몇곳만 선택하여 중점적으로 치료하고 있다고 필자는 생각합니다.

그러나 이 도자기쑥뜸은 간접구 방식이므로 보다 많은 여러 주치 경혈과 아시혈(효과가 특히 좋은 압통점)들을 동시에 교차 이동하면서 쑥뜸합니다. 도자기 쑥뜸은 화상에 대한 공포감이 없으며, 온몸에 전해오는

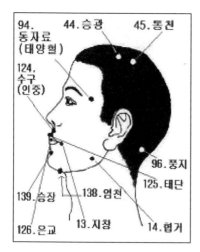

안면과 두부의 중요 경혈인 수구(인중), 태단, 은교, 지창, 승장, 염천 혈을 배합하여 쑥뜸하면 치은염과 치통을 예방하고 치료합니다.

그 느낌이 따뜻하면서도 상쾌하고 아주 시원합니다. 간단명료한 경혈을 좋아하는 애독자께서는 몇 개의 경혈만 스스로 선정하여 도자기쑥뜸을 해도 역시 효과적입니다.

2. 도자기쑥뜸체험기

송나라 왕초의 참회와 단전의 온기

송나라 시대 군졸이었던 왕초라는 이가 군대에서 탈영하여 산적 떼의 두목이 되었습니다. 그는 일찍이 우연히 한 기인(奇人)을 만나 단전(관원혈) 쑥뜸법을 전수받았으며, 날마다 쑥뜸을 실천하여 건강이 좋아지고 정력이 날로 강해졌다고 합니다.

90세에 이르도록 그는 유명한 산적두목으로서 온갖 강도질과 부녀자 납치, 강간 등을 자행하다가, 마침내 관군에게 체포되었습니다. 그는 참회의 눈물을 흘리면서 사형장에서 최후를 맞게 되었습니다. 단전 쑥뜸으로 얻은 막강한 진기와 정력을 일생동안 뜻있고 보람있는 일에 활용하지 않았음을 통절하게 뉘우치면서 참수형을 받았습니다. 그런데 죽은 지 며칠이 지났는데도 그의 단전에 딱딱한 사리 같은 것이 온기와 함께 남아있었다는 일화가 후세에 전해옵니다. 이 내용은 동의보감에도 간단히 기록되어 있습니다.

필자의 치통을 쑥뜸으로 극복

저도 사람인지라 때로 참 바보처럼 양생에 어긋나는 행동을 했습니다. 울릉도산 오징어를 불에 구어 고추장에 찍어 먹던 중, 막걸리 몇

병을 들고 서재를 찾아온 친구와 함께 이야기를 나누다 그만 소주까지 합하여 과음하고 말았습니다. 그날 한기가 들며 갖가지 병마사기에 전염되어 잠을 못 이루었지요. 그때까지 나는 2년 이상 건강을 잘 유지하여 병원에 가지 않고, 쑥뜸연구와 집필을 하는 중이었습니다.

그런데 그날 단 몇 시간의 불찰로 질긴 오징어를 마구 씹으며 방심하다가 그만 극심한 치통을 앓게 되었습니다. 수초 간 격차를 두고 치아와 잇몸이 욱신거리는 통증에 잠을 이루지 못하고 후회막심하다가, 치과에 가지 않고 도자기쑥뜸으로 이 고통을 이겨내기로 했습니다. 안면신경통과 치통을 진정시키는 명혈인 지창(13), 임맥과 독맥의 중요혈이요, 급소인 수구(인중124), 태단(125), 은교(126), 염천(138), 승장(139)과 안면 치아 부근을 두루 교차 이동하면서 약 2시간 동안 5장의 쑥뜸을 하고나자 잠이 들어 충분한 수면을 취할 수 있었습니다.

이틀이 지나자 어금니 등 치아에 힘이 생기며 통증이 씻은 듯이 사라졌습니다. 그 후부터 과음이나 밤을 지새우면서 집필하는 등의 과로를 삼가하고 있습니다.

도자기쑥뜸을 통하여 단 이틀 만에 극심한 치통과 치은염이 사라진 것에 내심 참으로 기뻤습니다.

아내의 용천혈과 족장 부위 쑥뜸체험

재작년 아주 추웠던 겨울 날, 아내는 TV를 시청하고 있었는데, 마음(심장) 깊이 추위가 느껴지고 발바닥과 발끝이 유난히 추웠다고 합니다. 그래서 아내는 도자기쑥뜸을 하기로 작정하고 큰 뚝배기에 애융 경단 1개를 태우면서 두 발바닥을 나란히 올려두고 주로 용천혈을 중심으로 교차로 쑥뜸을 계속했습니다. 그때는 두 발바닥이 따뜻하기를 바랐으나, 조금 지나자 차가웠던 발가락과 발등 부위가 기분 좋게 뜨거워지면서 상쾌해졌고, 하품이 나오면서 눈물이 저절로 흘러나왔답니다.

동시에 콧물이 주르르 흐르고 때때로 기침도 나왔다고 합니다. 약 2시간 동안 여러 장의 경단을 태우면서 쑥뜸을 계속하자, 온열 기운이

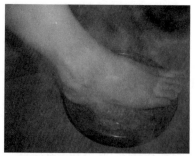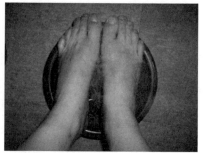

용천혈과 발바닥 전체 족장부위(足掌部位)를 쑥뜸하고 있습니다.

종아리에서부터 하체 전체에 골고루 퍼져 오르면서 기분이 더욱 좋아졌습니다. 그 자리에서 잠이 들었는데 3시간이나 달콤한 낮잠을 잤답니다. 일어나 보니, 여러 달동안 쌓였던 스트레스와 피로감이 사라지고 심신의 상태가 모두 정상으로 회복되었다고 합니다. 머리가 아주 맑아졌으며, 안색까지 홍조를 띠고 피부도 더욱 고와졌다고 합니다.

수많은 사람들이 불면증 극복

사람들 중에는 불면증에 고생하는 분이 참 많은 데, 용천혈과 발바닥 족장부위 전체를 잠들기 전에 1장 이상 쑥뜸해주면 매우 좋은 수면효과가 있으리라고 확신합니다. 선현들이 이르기를 "족한상심, 족온심평(足寒傷心, 足溫心平 ; 발이 차가우면 심장(또는 마음)이 상하게 되고, 발이 따뜻하면 심장이 평온해짐)"이라고 했습니다.

오늘날 많은 사람들은 복잡하고 바쁜 일에 신경을 너무 혹사하고 있으며, 온갖 생각과 걱정들로 인하여 상기(上氣)된 상태가 지속되고 있어 심화나 간화 등 화기가 상승하여 각종 질병을 초래하고 있습니다. 평소 화를 잘 내거나, 마음속에 화를 깊이 새겨두면서 응어리가 맺힌 채 살아가는 사람들, 또 평상시 다리를 거의 사용하지 않는 운동 부족자는 수족냉증이 쉽게 걸립니다. 하체가 허약하고 차가운 병약체질, 즉 동양의학에서 이르기를, "심신불교, 상열하한(心腎不交, 上熱下寒 ; 심장과 신장의 기운이 서로 교류하지 않고 상체는 뜨겁고 하체는 차가운 병)"의 증상으로 인하여 신경쇠약성 불면증과 풍습관절통, 요통 등의 고질병들이 발생하는 것입니다.

용천혈과 족장(발바닥) 부위 도자기쑥뜸은 불면증과 이상의 증상에 대해 좋은 효과를 나타냅니다. 필자는 신경쇠약성 불면증에 시달리는 여러 친지와 친우들에게 이 용천혈과 족장 부위 도자기쑥뜸을 소개하였는데, 거의 모두가 수면상태가 크게 개선되었다고 합니다.

전립선 비대증으로부터 헤어난 친구

전립선비대증을 앓고 있는 친구에게도 향훈 쑥뜸을 권한 결과, 소변이 힘차게 시원스레 잘 나오고 소변 양이 많아졌다고 매우 기뻐하였습니다. 그는 용천혈과 족장 부위를 쑥뜸하면서 그동안 고통스러웠던 습관성 편두통도 사라졌다고 합니다. 용천혈과 족장 부위 쑥뜸 시에는 가끔 호전반응도 일어났는데, 대장에서 꾸르륵 소리가 나고 대변 양이 많아졌다고 했습니다.

족삼리 혈은 예로부터 전해오는 유명한 노화방지혈로서, 전신의 보건과 피로회복 및 기력증진, 각종 질병예방과 치료를 위한 경혈입니다. 특별히 장수혈이라고 칭하는데, 기가 거슬러 올라가는 상기(上氣)를 미리 막아줍니다. 일본 역대 최고 장수 가문인 만평일가(萬平一家)는 3대에 걸쳐 6명이 100세 이상을 살았는데, 그들의 장수비결은 항상 만병예방과 치료에 큰 효험이 있는 이 족삼리에 쑥뜸을 해주는 것이었다고 합니다.

막역지우(莫逆之友) J기사(技師)의 쑥뜸 효과

3년 전 어느 날, 여수 시내를 운전하다가 병든 노인처럼 아주 느리게 절룩거리며 겨우 걷고 있는 막역한 고교동창 J를 오랜만에 만났습니다. 택시 기사인 그는 나보다 두 살 연상이며, 형님과도 같은 예비군 중대장 출신의 활달한 의리남아였습니다. 나의 시를 좋아하는 독자의 한 사람이기도 했지요.

밤중에 음주운전자와 충돌하여 후유증으로 전신마비가 되어, 무려 6

개월간 병석에 있다가 간신히 회복되어 겨우 걷는 중이라고 하였습니다. 이날 저는 친구를 서재로 데려가 도자기 향훈 쑥뜸 요법을 가르쳐주고, 뚝배기 도자기와 도자기 컵 1개씩과 말린 쑥잎 1근을 주었습니다.

그날 이후 친구 J는 내 말을 믿고 열심히 도자기 쑥뜸을 거의 매일 1~2시간 실천하였다고 합니다. 지난 해 건강해진 그를 만난 나는 그에게 중국에서 출판한 저서 〈쑥뜸양생서-무병장수의 길(艾灸養生書-無病長壽之道)〉도 1권 증정하였습니다. 그는 중국어를 읽지 못했지만, 책 속의 쑥뜸실천사진들과 경혈도를 보면서 족삼리, 신유, 지실, 명문, 용천혈 등 주요 경혈들과 아시혈을 쑥뜸했다고 했습니다.

약 두 달 후, 그는 아주 건강하고 활기찬 모습으로 찾아왔습니다. J는 처음에 경혈의 위치를 잘 모르기 때문에 그저 곰탕 그릇같은 뚝배기(지역 사투리로 투가리)를 사용하여, 저린 손발과 쑤시는 관절, 마비된 온몸을 돌아가면서 쑥뜸했답니다. 특히 통증이 심한 아시혈을 중심으로 손과 발, 겨드랑이, 목 부위, 허리와 척추, 배꼽부위와 단전 등을 정성껏 쑥뜸하자 기혈이 소통되고, 전신 무기력증과 피곤함이 점점 없어지고, 좀처럼 그치지 않던 감기증상이 어느덧 사라졌으며, 신경마비 증상과 관절 통증도 없어졌답니다.

그는 몸이 가벼워지자, 그가 사는 아파트 17층까지 운동 삼아 걸어서 오르내려도 그다지 숨이 차지 않게 되었습니다. 그는 다시 택시 기사로 일하면서 하루 400km 이상 운행하는데도 좀처럼 피곤하지 않고, 정력도 좋아져서 사는 맛이 난다고 했습니다. 처음에 반신반의하던 그의 아내도 이제는 도자기 쑥뜸의 즐거움을 함께 나누며 정답게 생활하고 있다고 했습니다. 저는 조상선현들의 귀중한 쑥뜸양생의 지혜와 경험 유산을 병고에 시달리던 친구에게 전해준 것을 참으로 보람찬 일로 여기고 있습니다. J는 애독자에게 이런 말을 남기고 싶다고 했습니다.

"도자기 쑥뜸을 결코 무시해서는 안 됩니다. 만신창이가 되어 고생하던 당시에 실로 지푸라기를 잡는 심정으로 친구의 말을 믿고 쑥뜸을 실천했습니다. 거의 무의식적으로 쑥뜸을 행했지만, 원적외선의 온열과 향훈의 기운이 해당 부위의 땀구멍, 털구멍 그리고 전신 세포의 기공으로 침투하여 병들을 낫게 해주었다고 생각합니다. 제 나이 예순이 가깝지만 건강에 자신감이 생기고 인생이 용기백배해져 이제는 사는 재미가 있습니다. 여러분도 저처럼 믿고 실천해 보세요. 놀라운 도자기쑥뜸 체험을 말입니다."

식당을 경영하는 K후배의 발병을 치료

현재 서울 인근에서 식당을 경영하는 절친한 후배가 있습니다. 그는 지난여름 휴가철에 아내와 함께 꽉 조이는 작은 등산화를 신고 무리하게 등산을 하고 돌아오니 두 엄지발가락이 부어오르면서 도저히 걷지 못할 정도로 아팠답니다. 종일 장시간 서서 일해야 하는 그는 주방 일을 할 수 없을 정도로 아프다면서 안부를 묻는 내게 전화로 호소했습니다.

나는 즉시 K에게 뚝배기를 사용하여 아시혈과 용천혈 등 발바닥 전체를 쑥뜸할 것을 권하고, 실천 요령을 가르쳐 주었습니다. 그는 당일 쑥잎을 건재상에서 구하여 지시한대로 애융 경단을 빚어서 의자에 앉은 자세로 2시간가량 뚝배기 위에 발을 올려놓고 통증이 가장 심하고 검붉게 변색된 엄지발톱 부위의 아시혈과 용천혈 등 발바닥 전체를 쑥뜸했답니다. 그러자 통증이 거의 없어져 그날 밤에는 오랜만에 푹 잤으며, 다음 날 아침에는 발가락의 피멍들이 거의 사라지고, 오래도록 서서 일해도 별로 아프지 않게 되었답니다.

그 후 5일간 밤마다 족장 부위 전체를 1~2시간가량 쑥뜸을 계속하여, 이제는 완전히 다 낫고 피곤함도 별로 느끼지 않으며, 몸도 가볍고 잠도 잘 잔다고 합니다. 반가운 목소리로 전화를 해주어 필자도 무척 흐뭇하였습니다.

필자가 행하는 '소주천 도자기쑥뜸 양생 호흡법'

양생도(養生道)란 항상 몸과 마음을 다스려 보중(保重)하고, 앞날에 닥쳐올 질병들을 미리 슬기롭게 예방 퇴치하여 몸과 마음을 수련(修鍊)하고 정양(靜養)하는 것입니다. 필자는 도자기쑥뜸으로 양생하며 생활하는 것은 바로 도(道)를 닦는 과정이라고 생각합니다.

도자기 쑥뜸 중에 천천히 숨을 들이쉬면서 천지우주의 음양 영기(靈氣)가 임맥의 승장혈(아랫 입술 바로 밑) 혈로 들어간다고 생각합니다. 이어서 천돌혈 →선기혈 →단중혈(즉 젖가슴 유두 사이의 중단전)→ 거궐혈로 향합니다. 이어 →중완혈 →신궐혈 →기해혈 →관원혈(하단전, 천지인의 정기가 한데 모이는 곳) →회음혈(천지인의 정기와 임맥의 음기가 합일하는 혈)을 관통하고, 이 때 가볍게 항문을 한번 수축한 후에 이제 천천히 숨을 내쉴 때에는 체내에서 형성된 따뜻한 기운이 회음혈에서 상승하여 체내의 양기를 총괄하는 독맥혈로 향한다고 생각합니다. 등줄기를 따라 독맥의 최초혈인 장강혈로 향합니다.

이어 장강혈을 출발하여 →명문혈(배꼽 바로 뒤편인 등줄기 혈. 이때 뜨거운 양기가 신장의 수기 : 水氣와 합하여 청량한 수기가 되어 상승함) →지양혈 →신도혈 →신주혈 →대추혈 →백회혈(정수리 부근. 이곳에서 청량한 수기가 기화 : 氣化되어 아래로 향함) →수구(인중)혈 →태단혈 →은교혈까지 가서 한차례의 소주천(小周天) 도자기쑥뜸양생호흡법을 마칩니다. 이때 입안에 고인 침(감로수진액甘露水津液)을 천천히 삼킵니다. 이러한 임독 양맥 일주 호흡과 도자기쑥뜸을 병행하는 것을 '소주천 도자기 쑥뜸 양생 호흡법'이라 나는 칭합니다.

숙련자는 이 호흡을 한 차례 하는데 1~2분이면 됩니다. 초보자가 소주천 도자기 쑥뜸 양생호흡법을 시작할 때 중도에 숨을 들이쉬거나 내쉴 때에 기가 부족함을 느끼면, 수시로 멈추고 다시 숨을 돌이켜서 호흡해도 됩니다. 자연 심호흡을 조정한 후에 다시 계속하면 됩니다. 고대 의서 〈의방집해(醫方集解)〉 안에 이 소주천 호흡 양생법이 소개되어 있는데, 나는 이 방법을 활용하여 '소주천 도자기 쑥뜸 양생 호흡법'을 자신의 방식으로 수행합니다.

그러나 구태여 이 호흡법을 어렵게 무리하면서 수행하지 않아도, 평안한 자연 심호흡상태에서 도자기 쑥뜸을 하면 저절로 만병을 예방하면서 무병장수의 길을 향할 수 있습니다. 공자께서 말씀하신, 한사존성(閑邪存誠 ; 사악한 기운의 오염을 스스로 예방하고, 항상 정성스러운 마음의 뜻을 지키며 살아라)하라는 말씀을 깊이 새기면서 틈틈이 방안에 홀로 앉아 도자기 쑥뜸 양생도를 즐겨 보시기바랍니다.

발바닥 안쪽의 심각한 어혈 종양을 치유

가까운 친척인 67세의 C부인은 비만증이 있는 분인데, 발바닥 안쪽 연곡혈 정맥 부위에 어혈이 뭉쳐 생긴 것 같은 계란만한 암흑색 종양이 발생하여 극심한 통증 때문에 걷지도 못하고 잠도 잘 못 이루었습니다. 이 소식을 듣고 도자기 쑥뜸 방법을 상세히 알려주었습니다.

C부인은 연곡혈 부위의 환부 아시혈과 용천혈 및 족장부 전체를 매일 3장(약 1시간)씩 정성껏 도자기 쑥뜸을 실천하였던 바, 약 1달 후에 암흑색 종양은 모두 사라지고 완치되었습니다. 뿐만 아니라 그 부인은 수년간 전신 피부소양증으로 고생했는데, 수많은 방법을 써보아도 낫지 않았으나, 도자기 쑥뜸을 아시혈과 수족장부와 복부, 등 부위 및 회음, 회양, 둔부의 좌훈구를 계속하자 그 병증들도 모두 사라졌다고 합니다. 지금 그녀는 가벼운 몸으로 잘 걸을 수 있으며, 불면증의 고통도 사라졌습니다. 지금은 아주 건강해져서 행복한 웃음을 짓는 그녀를 보면 필자는 큰 기쁨과 보람을 느낍니다.

한약사 Y여사의 쑥뜸 체험담

올해 45세인 Y여사는 나의 아내와는 오랜 친구요, 내게는 늘 친 여동생같이 따르는 사람입니다. 필자가 중국에서 집필생활을 할 때 그녀는 장기간 물심양면으로 나와 아내를 도와준 자비가 충만한 중의양생사(中醫養生師=한약사)입니다. 필자는 그녀에게 도자기 쑥뜸방법과 쑥잎,

대추, 생강, 홍당(갈색 설탕)차를 달여 마시면 기혈을 보충해주고, 체내의 한기를 몰아내는데 좋다고 소개하였습니다. 그 후 어느 날 그녀의 집에서 식사를 하고 즐겁게 담소하면서 하룻밤을 머물게 되었는데, 당시 그녀는 불면증에 몹시 시달리고 있었습니다.

그날 저녁 우리 세 사람이 함께 도자기 쑥뜸을 하고 각기 잠자리에 들게 되었는데, 그날 밤 그녀는 모처럼 기분 좋게 잠을 자게 되었습니다. 이후부터 Y여사는 그녀의 환자들에게 한약을 처방하면서 도자기 쑥뜸을 함께 병행하도록 권장하게 되었습니다. 그 후 Y여사는 그녀의 환자들에게서 발견한 도자기쑥뜸의 생생한 체험담을 몇 가지 우리 부부에게 알려주었습니다.

① 강력구한(强力驅寒 : 강력히 한기를 몰아냄)

Y여사는 작년 추운 음력 설 기간에 인근 온천으로 가족과 함께 휴가를 다녀왔는데, 긴 머리의 그녀가 장시간 노천 온천욕을 하고, 장거리 자동차여행을 한 탓으로 피로가 겹쳐 극심한 풍한감기에 걸렸답니다. 한약을 달여 먹고 좀 괜찮은 듯했지만, 여전히 목감기가 떠나질 않았고, 목 부위가 춥고 기관지염과 편도선염까지 걸려 몹시 고생하게 되었습니다.

그래서 이마의 인당과 태양혈 부위, 목 부위, 아시혈과 천돌혈 등을 약 1시간 교차로 도자기 쑥뜸을 하자, 즉시 치료 효과가 나타났다고 합니다. 그녀는 도자기 쑥뜸이 즉효를 본다는 것에 대해 찬탄을 금치 못했다고 이야기해 주었습니다.

② 극심한 요배통을 치료

Y여사의 남편인 W씨는 필자와도 절친하여, 만나면 아주 즐겁고 마음을 서로 터놓고 지냅니다. 그는 필자를 만나기 전, 허리의 비대증과 요배통(腰背痛 : 허리와 등의 통증)에 시달리면서 사업상 매월 두세 번씩 약 7백리나 떨어진 곳으로 운전하면서 오가야 했습니다. 요배통이 발작

할 때는 통증으로 도저히 걸을 수 없을 정도였으며, 여러 방면으로 치료를 해보았으나 병근이 좀처럼 사라지지 않았다고 합니다. 작년 봄에 증세가 재발하였는데, 마침내 그의 아내로부터 필자가 가르쳐준 도자기 쑥뜸을 권유받게 되었고, 매일 1시간 정도 허리와 신장 부위의 아시혈에 집중적으로 쑥뜸을 3일간 계속하였더니, 그 이후 지금까지 재발하지 않고 잘 지낸다고 합니다.

③ 한기로 인한 해수병(기침병)를 치료

Y여사에게 어느 날 찾아온 한 여성 환자의 이야기입니다. 그 환자는 폐의 한기로 인한 기침병이 3개월이나 지속되었으며, 여러 병원을 찾아가 다방면으로 약을 써보아도 낫지를 않아 결국 Y여사를 찾아왔답니다. Y여사는 그 환자에게 도자기 쑥뜸으로 등쪽의 심장과 폐 부위의 방광경의 배유혈인 심유혈과 폐유혈 및 고황혈 부위와 등줄기의 독맥 부위를, 그리고 임맥 부위인 턱밑의 염천혈과 천돌혈과 선기혈 및 단중혈 등을 매일 약 3시간 동안 도자기 쑥뜸을 해주었더니 3일후에 완치되었다고 합니다.

Y여사의 다른 체험담입니다. 신체가 허약하고 평소 한기가 심한 선병질(腺病質)의 환자가 있어 도자기 쑥뜸을 실시하게 되었답니다. Y여사는 쑥뜸을 시작하기 전에 환자에게 뜨거운 쑥잎, 대추, 생강, 홍당(갈색 설탕)을 함께 넣어 끓인 차를 마시도록 했습니다. 그러자 환자는 쑥뜸 후에 느끼곤 했던 현기증과 무기력과 권태감이 없어지고 원기가 보충되어 쑥뜸 효과가 배가되었다고 합니다. Y여사의 실제적인 도자기 쑥뜸체험담이 앞으로 더욱 기대됩니다.

L여사(금년 45세)의 도자기 쑥뜸 채험담

아내의 친지(親知)인 그녀는 17년 전 제왕절개수술로 딸을 출산한 일이 있었습니다. 2009년에 종합검진 결과, 직경 약 2.5cm되는 2개의 자궁종양을 발견하였는데, 수술비도 없고 또 사정이 복잡하여 방치하였다고 합니다. 2010년 봄, 열감기가 들었을 때 한성(寒性)을 지닌 양약과 한약을 많이 복용한 결과 감기는 좀처럼 낫지 않고 설상가상으로 냉대하증과 질염까지 발생하였답니다.

그녀의 음부에서는 흰색의 냄새가 좋지 않은 분비물이 속옷이 젖도록 흘러나왔으며, 음부 가려움증이 심하여 아주 고통스러웠다고 합니다. 필자가 그녀의 집을 방문했을 때, 그녀의 안색은 아주 창백하여 병색이 완연하였습니다. 그녀의 병세를 비밀로 들은 아내는 그날로 장강, 회양, 회음, 항문, 질 부위를 도자기 좌훈쑥뜸을 하도록 가르쳐주었습니다. 그녀는 이 방법을 따라 꾸준히 매일 약 1시간 동안 3장의 경단을 쑥뜸하였습니다.

그녀의 음부 가려움증은 첫날에는 사라지는 듯하다가 3일 후에 다시 가렵게 되었답니다. 그러나 호전반응에 대해 미리 알려주었기 때문에, 그녀는 두려워하지 않고 꾸준히 도자기 좌훈쑥뜸을 계속하였습니다.

필자는 그녀에게 아내를 통하여 옛날 한국의 여인네들은 요강에다 쑥불을 피우고 좌훈구를 했다는 사실도 알려주었습니다. 그녀는 일주일 정도 쑥뜸을 하는 사이에 위의 모든 증상들이 사라졌답니다. 뿐만 아니라 그녀는 중국판 저의 저서 〈艾灸養生書—無病長壽之道(쑥뜸양생서—무병장수의 길)〉를 읽고 본서의 내용대로 열심히 도자기쑥뜸을 계속하게 되었고, 3개월 후 건강검진 결과 2개의 자궁종양 중에 1개는 없어졌고, 나머지 1개는 아주 작아졌다고 좋아하면서, 전화로 반가운 희소식을 알려 왔습니다.

발가락 사이의 무좀을 치료한 사례

아내의 사촌 언니는 십년 이상 계속 반복하여 발생하는 발가락 사이의 무좀과 피부가려움증으로 무척 고생을 하였습니다. 발가락 사이가 벌어져 피가 나오도록 짓물렀으며, 발등에 균열이 생겨 그 통증으로 걷기도 어려웠고, 여름철에는 냄새가 더욱 심했습니다. 그녀에게는 심각한 각기병 증상도 있었습니다. 그녀는 본서를 읽고 매일 1시간가량 족장부위 및 좌훈 도자기 쑥뜸을 하면서, 육식은 가능한 삼가고 현미보리 오곡밥과 채소 과일을 주식으로 하여 약 3개월 후에는 그 심각한 증상들이 완치되어 말 못하던 고통들이 모두 사라졌다고 합니다.

쑥뜸으로 치료한 무릎 관절염

친척인 N여사는 추운 데서 장시간 서서 일하고, 무거운 짐을 들고 계단을 많이 오르내리는 일을 10년 이상 해왔습니다. 그 결과 무릎 관절염으로 특히 계단을 오르내릴 때 무척 고생하였는데, 도자기 쑥뜸을 알게 된 후 족삼리, 양구, 양릉천, 위중, 삼음교 등 다리 부위와 용천혈 등 족장 부위에 대해 쑥뜸을 강화하였습니다. 이후 그녀의 풍습성 무릎 관절염이 모두 완치되었다고 합니다.

쑥뜸으로 사라진 응어리와 안구 건조증

N여사는 어느 날 허리와 등 부위의 요배통을 갑자기 앓았는데, 이때 500원짜리 동전만한 기결(氣結 ; 맺힌 응어리)이 왼쪽 허리쪽 지실과 신유 부위 중간에 발생했답니다. 그녀는 매일 아시혈 부위와 신유 및 명문, 지실 부위를 정성껏 약 30분간씩 쑥뜸을 하자, 5일 후 그 증상이 완전 소멸되었다고 합니다. 그녀는 도자기 쑥뜸의 신묘한 효능에 찬탄을 금치 못하면서, 심신이 건강해지고 웃음이 절로 넘치니 남편의 사랑도 더욱 많이 받는다고, 작년 추석 무렵에 전해왔습니다.

N여사는 안구건조증으로 눈알이 거칠거려서 매우 고통스러웠는데, 틈틈히 눈을 감고 인당 부위와 태양혈 부위와 간장이 있는 기문혈 부위를 도자기 쑥뜸을 하였더니, 지금은 안구건조증이 사라지고 눈의 시력이 좋아졌다고 합니다. 뿐만 아니라 그녀의 17세 되는 딸아이의 눈병과, 근시로 인한 시력약화와 장시간 학습으로 인한 눈의 피로감도 이 방법으로 많이 해소되었다고, 지난 성탄절에 기쁜 소식을 우리 부부에게 알려 왔습니다.

손의 극심한 주부습진(일명 부귀수富貴手)에서 해방

중국 광주에 사는 60대의 한 아주머니는 필자가 중국 체류 중에 알게 된 마음씨가 곱고 인정 많은 분으로, 그녀의 집안에는 85세의 친정어머니와 94세의 시어머니가 함께 살고 있었습니다. 그녀는 두 노인을 봉양하면서 남편과 자식과 손자들까지 뒷바라지하지만, 조금도 짜증내지 않고 항상 웃으면서 사는 이 시대에 보기 드문 중국 전통의 전형적인 효부(孝婦)였습니다.

이처럼 어질고 낙천적이며 착한 마음을 가진 주부인데, 수십 년을 두고 인체에 해로운 합성세제를 사용하는 빨래와 설거지, 물을 많이 만지는 집안 일로 인하여 양손이 모두 갈라지고 진물이 터져 흐르는 주부습진으로 고통을 받고 있었습니다.

이를 알고 우리 부부가 손 부위와 아시혈 등에 하루 약 30분간 도자기 쑥뜸을 하도록 권하였더니, 당일로 손의 진물이 멈추고 주부습진 증상이 가라앉기 시작했다고 기뻐했습니다. 그러나 화공약품인 합성세제를 사용하여 빨래를 하니 자꾸만 재발한다고 하기에, 앞으로는 반드시 고무장갑을 끼고 빨래나 설거지를 하고, 도자기 쑥뜸을 매일 1시간 정도 계속하라고 당부하였지요. 그 후 그녀는 꾸준히 실천하여 이제는 주부습진이 모두 사라지고, 자신의 피로회복과 건강증진은 물론 집안 노인들과 손자 그리고 다른 가족들의 건강생활에도 향훈 쑥뜸을 폭넓게 활용하고 있다고 기뻐하였습니다.

지네에 물렸을 때 쑥뜸으로 응급처지

독사나 지네 등의 독충에게 물렸으나 특별히 좋은 약이 없거나 즉시 병원에 갈 형편이 아니라면, 쑥잎으로 다음과 같이 응급처치를 합니다. 신선한 쑥잎을 입으로 충분히 씹어 타액즙처럼 되도록 합니다. 물린 자리를 양손가락으로 누르거나 입으로 빨아 독혈을 얼른 짜내고, 그 자리에 타액즙을 붙인 다음 붕대로 싸맵니다. 가능하다면 상처 부위에 쑥뜸(도자기쑥뜸 포함)을 해주면 신속하게 상처를 해독하고 부작용 없이 치료할 수 있습니다. 옛날 전쟁터에서 창, 칼, 화살촉 등에 부상당했을 때도 역시 이 방법이 함께 쓰였습니다. (TV 연속극 주몽(朱蒙), 대조영(大祚榮), 허준(許浚) 등에서도 나는 여러 장면을 목격하였습니다.)

나와 한때 각별(恪別)했던 대학 후배는 지금으로부터 약 30년 전에 섬마을 총각선생님으로 부임하였는데, 어느날 자다가 지네에 물려 응급처치도 제대로 못한 채, 구급배에 실려 여수의 병원으로 오던 중에 그만 사망하고 말았습니다. 다재다능하던 사람이 젊은 나이에 요절하여 마음이 무척 아팠습니다. 만약 당시에 쑥잎과 쑥뜸향훈의 응급처치요령을 제대로 알았더라면 지금도 제자들을 가르치고 있을 터인데!

또 지난해 여름에 친구 C가 낮잠을 자다가 지네에 복부를 물렸는데, 다행히 중독상태가 심하지 않았지만, 아픔을 호소하기에 쑥차를 마시고, 쑥잎을 씹어서 그 즙을 환부에 바르고, 아울러 도자기향훈 쑥뜸을 하라고 간단한 요령을 가르쳐 주었습니다. 그랬더니 아시혈 부위와 해독의 명혈인 삼음교 바로 위에 축빈혈을 이동하면서 단 1장을 향훈쑥뜸하고 나니 빨갛게 붓고 따끔거리던 아픈 증상이 당일로 사라졌다고 합니다.

그 친구의 집은 나무가 많고 축축한 전통가옥이라 방안까지 지네가 곧잘 들어온다고 했습니다. 이런 집에서는 도자기에 마른 쑥잎을 담아 태우면 쑥잎 향기가 실내 공기 정화와 소독, 병마사기는 물론 지네와 같은 독충을 물리치는 효과가 있다고 전해주었습니다. 그 후 그 친구 역시 도자기 향훈 쑥뜸 애호가가 되었습니다.

화장실에서의 쑥뜸은 기혈순환과 배설 촉진

나와 아내는 좌변기에 앉아 용천혈과 족장 부위와 복부 등에 도자기 쑥뜸을 실천하여 쾌변의 상쾌함과 건강의 즐거움을 함께 누리고 있습니다. 타인의 방해 없이 좌변기에 앉아 명상하면서 도자기 쑥뜸을 실천하면, 특히 만성 변비와 숙변 제거, 불면증과 비만증 등의 성인병 예방에 아주 좋습니다. 또한 도자기쑥뜸을 마치고 나서 온수목욕을 하면 쑥뜸 향훈으로 인한 냄새 걱정도 일소되었습니다. 애독자 여러분도 한번 체험해보시면 그 놀라운 효과를 바로 느낄 것입니다.

통풍의 도자기쑥뜸 양생법

통풍(痛風)은 관절, 연골, 근육, 골격, 신경 등에 요산이 축적되어 극심한 통증을 일으키는 신진대사장애 질환입니다. 통풍의 주원인은 냉한 독기로, 독감을 얻었거나 많은 생각과 번민으로 잠을 못 이루고 과로와 각종 스트레스, 과음, 과식, 과색으로 인한 신허(腎虛) 등의 증상입니다. 요산(尿酸)과 풍한냉독이 체내에 정체되어 극심한 통증을 유발하고 관절 변형, 어혈 정체, 관절 부종 등이 발생하는 이 병은 일명 황제병(皇帝病)이라고도 합니다.

통풍의 통증을 부작용 없이 신속하게 치료하기 위해서는 아래의 약초와 천연식품을 적극 권장하니, 취사선택하여 적당한 양을 일상적으로 섭취하기 바랍니다. 물론 도자기 쑥뜸을 병행하면 그 치료 효과가 더욱 좋아집니다.

골쇄보, 갈근, 생강 또는 건강, 영지, 산약, 백복령, 백출, 감초, 하수오, 두충, 의이인(율무), 인삼, 황기, 진피(秦皮), 목통 등은 기혈 순환과 요산 및 어혈 등의 독소배출을 촉진하여 통풍을 해소하는 약초들입니다. 이들 중에 몇 가지를 선정하여 각 5~10g을 수시로 차로 달여 마십니다.

아울러 발아 현미, 발아시킨 검은 콩, 발아 보리(겉보리 또는 맥아) 등을 혼합하여 지은 발아한 현미콩보리밥을 상식할 것과, 과일과 채소섭취도 적극 권장합니다. 통풍 치료에는 절대로 안정이 필요하고, 충분한 휴식과 수면과 식이요법이 꼭 필요합니다. 특별히 중요한 것은 금주, 과로, 과색, 육식, 특히 동물의 내장 섭취를 삼가해야 합니다. 가능한 수분을 대량 섭취하여 통증의 원흉인 축적된 요산과 요독을 신속히 배출할 필요가 있습니다.

필자는 통풍이 발생했을 때, 처음에는 병원 처방약을 복용했습니다.

그러나 양약을 복용하자 안면 창백, 전신 무기력, 간과 신장 이상 등의 부작용이 심하게 나타났습니다. 더구나 입맛까지 너무 없어져서 여러 날 단식하는 중에, 물을 대량 섭취하면서 도자기 쑥뜸을 병행하자, 극심한 통풍 증상도 사라지면서 빠르게 건강이 회복되었습니다.

통풍과 급성신장염, 신우염, 부종, 신장방광 결석, 요도염, 관절염 등 통풍과 유사한 증상들의 종합적인 예방 및 치료에 효과적인 경혈들은 대추, 관원, 족삼리, 현종, 합곡, 곡지, 양릉천, 음릉천, 삼음교, 태충, 중완, 수분, 기해, 중극, 경문, 폐유, 고황, 간유, 신유, 거궐, 천추, 수도, 태계, 지실, 기문(期門), 신문, 심유, 격유, 담유, 비유, 용천, 팔풍혈, 백회, 혈해, 요양관, 방광유, 삼초유, 경골, 대맥, 팔료혈, 수족장부 전체, 이부(耳部), 요복배부, 좌훈구, 아시혈 등입니다.

요배통과 좌골신경통의 도자기쑥뜸 치료법

신허(腎虛) 요통, 어혈정체, 내상외감(內傷外感) 요통, 척추골 염증, 척추 결핵, 추간판 돌출(허리디스크), 변형성 요추질환, 신우신염, 신장결석 요통, 기체 요통, 각종 부인과 질환, 골다공증 등은 오랜 병중에 신장의 정기를 상실하여 기혈이 잘 통하지 않고 근골이 쇠약해진 것이 주원입니다. 또 풍습사기 등 병마가 침습하거나 타박상(외상)이나 갑자기 무리한 힘을 주면 허리 부위에 염좌(삔 증상)가 생겨 요통이 발생합니다.

허리 부위는 신장의 보금자리이므로 족소음신경을 위주로 통증 부위 아시혈과 기타 허리 질병의 특효 혈인 간유, 방광유, 폐유, 격유, 비유, 삼초유, 소장유, 혈해, 지실, 신유, 대장유, 질변, 경문, 회음, 환도, 승산, 장강, 요양관, 명문, 대추, 위중, 승부, 음릉천, 양릉천, 중봉, 양로, 중극, 수도, 풍지, 태양, 곤륜, 신도, 근축, 광명, 팔료, 족입읍, 현종, 양구, 기문(期門), 풍시, 족삼리, 삼음교, 완골(腕骨), 중저, 곡지, 관원, 기해, 중완, 천추, 대거, 내관, 고황, 백회 등을 적절하게 매일 1~3장(20분~1시간) 쑥뜸해주면 그 효과는 참으로 좋습니다. 도자기 쑥뜸 중 쑥뜸 부위에 체내의 한독이 땀으로 배출될 때는 수건으로 즉시 닦아서 피부가 건조된 후에 계속하면 치유효험이 더욱 좋아집니다.

필자 자신의 치유 경과

(1) 비만증 : 2005년 쑥뜸 실천 이전에는 85kg이었으나 2007년에는 78kg, 2009년 2월 72kg, 2009년 6월 26일 74kg(당시 수개월간 과식과 운동부족 및 도자기쑥뜸을 게으르게 하여 2kg 증가), 2009년 8월, 다시 72kg, 2010년 5월 68kg이 된 이후 2011년 1월 현재 68～70kg을 유지하고 있습니다. 종합적으로 지난 5년간에 무려 17kg이 감량되었습니다.

(2) 빨라진 걸음 : 걸음걸이가 상쾌하고 빨라졌으며, 몸이 가뿐해지고 가벼워졌습니다. 종전에는 식후에 항상 피곤하였고, 전신이 무겁고 나른하였는데, 그 증상이 모두 사라졌습니다.

(3) 30대의 젊음 : 정력은 30대 때와 같은 정도로 증강되었습니다.(단, 과도한 방사는 수명을 단축시키고 각종 난치성 질병을 야기하므로 절제가 필요하다는 것을 늘 인식하고 있습니다.)

(4) 고지혈증 : 5년 전의 총 콜레스테롤 지수는 280mg, 2007년에는 222mg, 2009년에는 239mg이었는데, 집필하느라 운동량이 절대로 부족하고, 육식과 과식을 한 탓으로 다시 높아졌습니다. 그러나 총 콜레스테롤 지수는 239mg 이하의 정상 수치범위에 있습니다. 이후부터 육식과 과식 및 운동부족에 주의하고 있습니다.

(5) 당뇨병 : 5년 전 공복 시 혈당치는 290mg이었으나 2007년 이후 도자기 쑥뜸을 한 후 96mg으로 내려갔으며, 2011년 현재 94mg(정상수치는 70～110 mg)을 유지하고 있습니다. 나의 당뇨병은 이제 모두 퇴치되었습니다.

(6) 밝아진 시력 : 2005년 좌우 시력은 0.7과 0.8이었으나, 2007년에는 시력이 1.2와 1.2, 2009년에는 1.5와 1.2로 호전되었습니다. 그러나 노안으로 인해 약간 원시가 되었습니다. 현재 노안 현상까지 없애보려고 적절한 경혈과 아시혈 등에 쑥뜸을 실천하는 중입니다.

(7) 혈압 : 5년 전에는 175～90mmHg이었는데, 2007년에 119～77mmHg, 2011년 현재는 120～87mmHg(139～89mmHg가 정상)을 유지하

고 있습니다.

(8) 통풍 : 지난 20여 년간 고질적 난치병인 통풍이 매년 수차례 발작하여, 수주일 간 문밖출입을 못할 정도로 극심한 통증을 겪어야 했습니다. 그러나 2006년 이후 도자기 쑥뜸을 실천한 이래 거의 재발하지 않았습니다. 혹 연일 과음하고 과식하여 통풍 증세가 오더라도 과거와 달리 아주 경미할 뿐입니다. 쑥뜸을 하면 통풍 증상은 당일에 바로 사라졌습니다.

(9) 전신부종 : 전신부종이 현저히 개선되었습니다. 특히 얼굴의 부종이 거의 사라졌습니다.

(10) 울화병 : 간화(肝火)와 울화병이 현저히 개선되었으며, 숙면을 하게 되어 마음이 개운하고 두뇌는 맑아졌습니다. 기억력과 창조력도 증가되고 있다고 느낍니다.

(11) 관절염 : 관절염과 신경통이 전혀 없으며, 피부가 청결해졌고, 눈빛과 안색이 밝아졌습니다.

(12) 피부 가려움증 : 등 부위와 전신 피부의 가려움증이 사라졌습니다. 종전에는 가려움증 때문에 매우 고생했습니다. 대나무 효자손을 사용하여 가려운 곳을 실컷 긁지 않고서는 잠을 이룰 수가 없었는데, 현재는 완전히 없어졌습니다. 동시에 땀내와 구취 등 좋지 않은 체취도 사라졌습니다.

(13) 복부 냉증 : 복부와 팔다리의 냉증이 현저히 개선되었습니다. 다한증과 피부의 습기 등 체내의 한독이 점차 사라지고 피부가 윤택해졌습니다.

(14) 피부의 탄력 : 전신의 피부가 탄력이 좋아지고, 굳은살과 피부 결절이 모두 사라졌습니다. 종전에는 겨울에 손과 발바닥 피부가 균열되고, 발꿈치가 터져 아파서 잘 걷지 못하도록 고생했는데, 현재는 손발의 각질 피부와 균열이 모두 없어졌습니다.

(15) 청력 : 청력이 강화되었으며, 비염 및 코막힘과 편도선염 및 기관지염 등의 증상들이 사라졌습니다.

(16) 간 지수 : 폭음, 폭식하는 악습관이 점차 사라졌으며, 현재는 발아현미 오곡밥을 좋아하고, 고기는 적게 먹고 과일과 채식을 많이 한 결과 독소가 체외로 배출되어 간이 좋아지고 혈액이 맑아졌습니다. 혈액검사 결과 간장 질환지수가 전부 정상수치에 있습니다. AST 25(40 이하 정상), ALT 27(35 이하 정상), GPT 33(남 11~63, 여 8~35 정상)

(17) 변비 : 변비와 장염으로 대변 상태가 좋지 않았는데, 현재 하루 평균 두 번씩 대변을 상쾌하게 보고 있습니다.

(18) 불안감 : 종전에는 늘 불안하고 심장이 두근거리며 조급증이 있었는데, 도자기 쑥뜸 이후 그런 증상이 모두 사라졌습니다. 마음이 평안해지고 여유가 생겨 달관한 심경으로 유유자적 대자연 속을 소요하게 되었습니다. 현재는 자신감과 희망, 행복감이 충만하고, 세상만물을 향한 자비심이 생겨납니다. 자기 분수를 지키며 사는 것이 참된 행복이라고 생각하게 되었습니다. 항상 만족하는 마음을 갖고, 가난 속에서도 마음이 즐거우므로 저절로 한가해지고 인내력과 절제심이 더욱 강해졌으며, 자연에 순응하는 경건하고 평정한 마음을 얻게 되었습니다.

(19) 백발 : 백발까지 조금씩 줄어들고 점점 흑발로 변하고 있습니다.

(20) 치아 : 치아가 강해지고 풍치와 치은염이 사라졌으며, 잇몸이 튼튼해져 소화력이 증강되었습니다.

(21) 조기 기상 : 일찍 자고 일찍 일어나는 생활습관이 도자기 쑥뜸 실천을 통하여 양성되었으며, 밤늦도록 과음 과식하던 지난날의 악습관들이 점차 고쳐졌습니다.

(22) 복부 비만 : 수십 년 된 나의 복부 비만증이 점점 사라지고 있습니다. 복부비만과 수명은 밀접한 관계가 있으므로 건강장수를 위해서는 반드시 도자기 쑥뜸으로 복부의 비만을 예방하고 치료해야 합니다. 저녁 식사는 가능한 일찍 하고, 과음과식을 하지 않으며, 하루 30분 이상 적당한 운동을 규칙적으로 하고, 도자기 쑥뜸을 병행하면 복부비만증이 점차로 사라집니다.

(23) 빈혈증상 : 도자기 쑥뜸 이전에는 혈색이 좋지 않았으며, 경미한

빈혈증상도 있었는데, 쑥뜸 실천 후에는 혈액순환이 좋아지고 혈색소가 호전되어 빈혈증상이 아주 사라졌습니다. 2011년 나의 혈색소는 13.2g/dL 입니다.(남 12.5~16.5 g/dL, 여 11~15.5 g/dL가 정상 혈색소 수치)

아내의 지난 5년간 쑥뜸양생 체험

아내는 원래 병역체질로서, 폐가 무척 약하여 십육칠세 때 임파선 결핵과 만성 인후염을 2년 동안이나 앓아서, 병원에서 치료하면서 사경을 헤매었다고 합니다. 그 후에도 약 20년간을 수족냉증, 이명증, 해수, 변비, 심장병, 신경쇠약, 불면증, 빈혈, 현기증 등 수많은 지병들로 병마에 시달려 왔었는데, 지난 5년간 필자와 함께 동거동락하면서 집안에서 거의 날마다 꾸준히 정성껏 도자기향훈 쑥뜸을 실천하면서, 발아현미보리 오곡밥 등 채식위주의 자연식과, 일찍 자고 일찍 일어나는 생활습관 등 양생을 통하여 그동안 병원에서 주사 1대, 항생제 1알 먹지 않고도 비교적 건강하게 지내왔습니다.

2010년 12월 31일에 의료보험공단의 지원으로 실시한 여천 전남병원의 만40세 생애전환기 건강진단결과 통보서에 의하면, 정상 A로 판정되어 우리 부부는 도자기 향훈 쑥뜸요법에 대한 선현들의 가르침에 감사하면서 참으로 기뻤습니다. 참고로 간략하게 아내의 건강검진결과를 독자여러분에게 알려주겠습니다.

신장 156.2 cm, 체중 47.3kg, 허리둘레 71cm, 체질량지수 19.3kg/m2 (18.5~24.9 정상 A 범위), 시력 좌 1.2 우 1.0 청력 정상, 혈압 90/60mmHg (120미만/80미만 정상 A 범위), 요단백 음성(정상 A), 빈혈측정 혈색소 14.3 g/dL(여 : 12 ~15.5 정상 A), 당뇨측정 공복혈당 76mg/dL (100미만 정상 A), 고혈압, 동맥경화, 고지혈증 측정을 위한 총콜레스테롤 172mg/dL(200미만 정상 A), HDL콜레스테롤 56mg/dL(40~59 정상 B), 트리글리세라이드 80mg/dL(100~150미만 정상 A), LDL-콜레스테롤 100mg/dL (130미만 정상 A), 만성신장질환의 측정을 위한 혈청크레아티닌 0.7mg/dL (1.5 이하 정상 A), 간장질환측정을 위한 AST(SGOT) 18 U/L (40 이하 정상 A), ALT(SGPT) 16 U/L (35 이하 정상 A), 감마(ϒ)GPT 16U/L (여 8~35 정상 A), B형 간염 음성(정상A) 표면 정밀항체 567 mlu/mL(10이상 정상 A), 간염검사결과─면역자(정상 A) 흉부방사선(X-ray PACS)─정상 그 외 유방암 및 자궁경부암 모두 정상 판정을 받았습니다.

후기(後記)

논어 〈위정〉편에 공자께서 "옛것을 익혀서 새로운 것을 배워 아는 사람은 가히 스승이라 할 만하다(溫故而知新, 可以爲師矣)"고 말씀하셨듯이, 나는 도자기 쑥뜸양생을 통하여 선현들의 예지와 경험의 유산을 배우게 되어 늘 감사하는 마음으로 살아갑니다. 동양의술이든 서양의술이든 전통 민간자연요법이든 인류의 건강과 질병의 예방과 퇴치에 이바지한다면, 다 축복받을 훌륭한 인술(仁術)이라고 필자는 생각합니다.

본서에서 도자기 쑥뜸은 스스로의 힘으로 만병을 예방하고 치료할 수 있다고 기술되어, 과장된 표현이라고 여기신 분이 계신다면, 이 지면을 통해 넓은 이해와 관용을 구합니다. 본서의 진정한 취지는 명의(名醫) 선현들이 남겨주신 고귀한 양생문화를 선양하면서, 나의 진솔한 도자기 쑥뜸 양생 체험기를 소개하여 각종 병마사기로 고통받고 있는 수많은 사람들이 보다 건강한 심신으로 생활하기 바라는 좋은 뜻으로 여겨주시면 충심으로 감사하겠습니다.

이 책은 언제 어디서나 별다른 치료비용을 들이지 않고 건강을 유지하고 난치병을 치료할 수 있는 도자기 쑥뜸양생법에 관심을 갖고 있는 모든 분에게 적극 권장하고자 집필한 것입니다. 저자는 면허를 소지한 전문 의사나 약사가 아니므로, 향후 일체의 질병에 대한 독자의 진료 요청은 정중히 사질합니다. 각종 중환자들께서는 전문 의료기관의 전문의에게 우선적으로 적절한 진료를 받으시기 바랍니다.

필자는 독자 여러분의 건강증진은 물론 향후 인류의 무병장수와 행복한 삶에 미력이나마 기여하려는 마음뿐 입니다. 여러분의 지혜로운 취사선택과 올바른 판단을 바라면서 본서의 집필을 마칩니다. 애독자 여러분의 무병장수와 가내 행복을 진심으로 축원합니다. 끝까지 애독하여 주셔서 대단히 감사합니다.

찾아보기

무병장수의 길
도자기 향훈 쑥뜸 요법

찍은 날 : 2011년 3월 25일
펴낸 날 : 2011년 4월 10일

지은이 : 임용백
펴낸이 : 손영일

펴낸 곳 : 전파과학사

출판등록 : 1956. 7. 23 (제10-89호)
주소 : 120-824 서울 서대문구 연희2동 92-18
전화 : 02-333-8855 / 333-8877
팩스 : 02-333-8092
홈페이지 : www.s-wave.co.kr
전자우편 : chonpa2@hanmail.net
ISBN : 978-89-7044-274-7 93510